Verzeichnis der Abkürzungen in den schematischen Zeichnungen

A	Abszeß
Cs	Cavum serosum
H	Hämatozele
Ho	Hoden
Hy	Hydrozele
Mt	Mediastinum testis
N	Nebenhoden
Nk	Nebenhodenkopf
Ns	Nebenhodenschwanz
Py	Pyozele
S	Skrotalhaut
Sp	Spermatozele
Ss	Septum scroti
T	Tumor
Z	Zyste

Bildorientierung

Zur besseren räumlichen Orientierung ist jedem sonographischen Bild eine kleine Skizze mit Darstellung der Schallkopfposition beigefügt. Der linke Bildrand weist bei einem Längsschnitt durch das Skrotum stets nach kranial und bei einem Querschnitt durch das Skrotum zur rechten Körperhälfte.

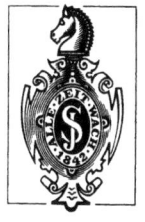

Bernd Hamm

Sonographische Diagnostik des Skrotalinhalts

Lehrbuch und Atlas

Unter Mitarbeit
von Franz Fobbe, Wolfgang Kramer
und Klaus-Peter Dieckmann

Geleitwort von H. Huland und K.-J. Wolf

Mit 169 zum Teil farbigen Abbildungen
in 221 Einzeldarstellungen

Springer-Verlag

Berlin Heidelberg New York
London Paris Tokyo
Hong Kong Barcelona
Budapest

Priv.-Doz. Dr. med. BERND HAMM
Universitätsklinikum Steglitz der Freien Universität Berlin
Radiologische Klinik
Hindenburgdamm 30, 1000 Berlin 45
Bundesrepublik Deutschland

Mitarbeiter

Priv.-Doz. Dr. med. FRANZ FOBBE
Universitätsklinikum Steglitz der Freien Universität Berlin
Radiologische Klinik, Hindenburgdamm 30, 1000 Berlin 45
Bundesrepublik Deutschland

Dr. med. WOLFGANG KRAMER
Urologische Klinik der Johann Wolfgang-Goethe-Universität
Theodor-Stern-Kai 7, 6000 Frankfurt/Main 70 (W)
Bundesrepublik Deutschland

Dr. med. KLAUS-PETER DIECKMANN
Universitätsklinikum Steglitz der Freien Universität Berlin
Urologische Klinik, Hindenburgdamm 30, 1000 Berlin 45
Bundesrepublik Deutschland

ISBN-13: 978-3-642-74653-6   e-ISBN-13: 978-3-642-74652-9
DOI: 10.1007/978-3-642-74652-9

Die Deutsche Bibliothek – CIP-Einheitsaufnahme
Hamm, Bernd: Sonographische Diagnostik des Skrotalinhalts : Lehrbuch und Atlas / Bernd Hamm.
Unter Mitarb. von Franz Fobbe ... Mit einem Geleitw. von Hartwig Huland und Karl-Jürgen Wolf. –
Berlin ; Heidelberg ; New York ; London ; Paris ; Tokyo ; Hong Kong ; Barcelona ; Budapest :
Springer, 1991

Dieses Werk ist urheberrechtlich geschützt. Die dadurch begründeten Rechte, insbesondere die
der Übersetzung, des Nachdrucks, des Vortrags, der Entnahme von Abbildungen und Tabellen,
der Funksendung, der Mikroverfilmung oder der Vervielfältigung auf anderen Wegen und der
Speicherung in Datenverarbeitungsanlagen, bleiben, auch bei nur auszugsweiser Verwertung,
vorbehalten. Eine Vervielfältigung dieses Werkes oder von Teilen dieses Werkes ist auch im
Einzelfall nur in den Grenzen der gesetzlichen Bestimmungen des Urheberrechtsgesetzes der
Bundesrepublik Deutschland vom 9. September 1965 in der jeweils geltenden Fassung zulässig.
Sie ist grundsätzlich vergütungspflichtig. Zuwiderhandlungen unterliegen den Strafbestimmungen des Urheberrechtsgesetzes.

© by Springer-Verlag Berlin Heidelberg 1991
Softcover reprint of the hardcover 1st edition 1991

Die Wiedergabe von Gebrauchsnamen, Handelsnamen, Warenbezeichnungen usw. in diesem
Werk berechtigt auch ohne besondere Kennzeichnung nicht zu der Annahme, daß solche
Namen im Sinne der Warenzeichen- und Markenschutz-Gesetzgebung als frei zu betrachten
wären und daher von jedermann benutzt werden dürften.

Produkthaftung: Für Angaben über Dosierungsanweisungen und Applikationsformen kann
vom Verlag keine Gewähr übernommen werden. Derartige Angaben müssen vom jeweiligen
Anwender im Einzelfall anhand anderer Literaturstellen auf ihre Richtigkeit überprüft werden.

Satz-, Druck- und Bindearbeiten: Appl, Wemding
10/3145-543210 – Gedruckt auf säurefreiem Papier

Was ist das Schwerste von allem?
Was Dir das Leichteste dünket:
Mit den Augen zu sehen
Was vor den Augen Dir liegt

JOHANN WOLFGANG VON GOETHE

Geleitwort

Die sonographische Diagnostik des Skrotalinhalts hat vergleichsweise zögerlich Eingang in den praktisch/klinischen Alltag gefunden. Besonderheiten der Untersuchungstechnik können hierfür als Begründung genannt werden, jedoch ist nicht zuletzt der Mangel an didaktisch aufbereitetem, praktisch orientiertem Lehrmaterial zu nennen. Das vorgelegte Buch von Bernd Hamm und Mitarbeitern erfüllt alle Voraussetzungen eines Standardwerkes der Urologie und Radiologie auf diesem Gebiet. Möglichkeiten und Stellenwert sonographischer Diagnostik bei den häufigsten Erkrankungen des Skrotalinhalts werden dargestellt. Das vorgelegte Werk besticht durch die Präzision der Darstellung, die Übersichtlichkeit im Aufbau sowie durch die umfassende Themenbearbeitung. Die sorgfältig ausgesuchten sonographischen Originalabbildungen werden in didaktisch hervorragender Weise durch klare informative Skizzen dem Leser nahegebracht.

Indikation, Gerätetechnik, Methodik der Untersuchung werden ebenso berücksichtigt wie die normale Sono-Anatomie. Die krankheitsbezogenen Kapitel zeigen die praktischen Möglichkeiten der Ultraschalldiagnostik auf.

Der Autor hat einen Atlas mit umfangreichen Kasuistiken und interessantem Bildmaterial zugefügt, so daß der interessierte Leser sich weiterbilden und gleichzeitig seinen Wissensstand überprüfen kann. Damit wird dieses Buch allen Anforderungen der Fort- und Weiterbildung gerecht. Wir sind sicher, daß dieses Werk beim praktizierenden Urologen und Radiologen eine hohe Akzeptanz finden wird.

Berlin   HARTWIG HULAND
                                                                         KARL-JÜRGEN WOLF

Vorwort und Einführung

Bei den Erkrankungen des Skrotalinhalts ist und bleibt die klinische Untersuchung richtungweisend für Diagnose und Therapie. Die sonographische Untersuchung hat sich jedoch in den letzten Jahren zu einer bedeutenden diagnostischen Hilfe entwickelt, sei es, daß eine klinische Verdachtsdiagnose durch dieses bildgebende Verfahren untermauert wird oder therapierelevante wichtige Zusatzinformationen gewonnen werden.

Das vorliegende Buch basiert auf zwei Pfeilern – einem Lehrbuch und einem Atlas. Das *Lehrbuch* ist in klassischer Weise gegliedert und schildert die klinische und vor allem die sonographische Diagnostik der verschiedenen Erkrankungen des Skrotalinhalts. Sollte der Leser bereits die klinisch/urologische Diagnostik beherrschen, so kann er sich auf die sonographischen Untersuchungsbefunde konzentrieren, da eine klare Trennung zwischen Klinik und Sonographie in jedem Kapitel eingehalten wurde.

Um dem Benutzer dieses Buches ein schnelles Nachlesen zu ermöglichen, wurden die wichtigsten klinischen und sonographischen Kriterien der verschiedenen Erkrankungen des Skrotalinhalts durch Rasterunterlegungen besonders hervorgehoben.

Eine vollständige Auflistung der wissenschaftlichen Literatur wurde im Rahmen dieses klinisch orientierten Buches nicht angestrebt. Der interessierte Leser findet jedoch in den Schriftenverzeichnissen, welche themenbezogen gegliedert sind, neben der zitierten auch weiterführende Literatur.

Mit dem *Atlas,* der 98 Kasuistiken umfaßt, soll ein didaktischer Weg in Richtung Analyse und Verständnis sonographischer Befunde des Skrotalinhalts gebahnt werden. Der Leser kann mit dem Atlas sein Wissen in Form von praxisbezogenen Übungen überprüfen und ergänzen. Die Kasuistiken beinhalten jeweils den klinischen Untersuchungsbefund, sonographisches Bildmaterial mit entsprechender Beschreibung und Interpretation sowie die endgültige Diagnose.

Die Auswahl der präsentierten Fälle erfolgte in erster Linie entsprechend der klinischen Häufigkeit und Relevanz und weniger mit dem Ziel, das gesamte sonographische Spektrum von Erkrankungen des Skrotalinhalts vorzustellen.

Um den Lerneffekt zu steigern, wurden die Kasuistiken nicht nach Krankheitsbildern geordnet, sondern sie folgen in beliebiger Reihenfolge (allerdings nach Schwierigkeitsgraden gestaffelt). Tips zur Arbeit mit dem Atlas finden sich auf Seite 127.

Mein besonderer Dank gilt den Mitautoren dieses Buches. Herr Priv.-Doz. Dr. F. Fobbe beteiligte sich intensiv an den sonographischen Untersuchungen und der entsprechenden Dokumentation. Zudem leistete er Pionierarbeit auf dem Gebiet der farbkodierten Duplex-sonographie. In enger Zusammenarbeit mit unseren urologischen Kollegen, Dr. K.-P. Dieckmann und Dr. W. Kramer, versuchten wir, die Indikationen, Möglichkeiten und Grenzen der Sonographie bei der Diagnostik des Skrotalinhalts nicht wertfrei sondern unter kritischer Sicht des Klinikers darzustellen.

Mein Dank gilt den Kollegen der Urologischen Klinik und des Institutes für Pathologie im Universitätsklinikum Steglitz der Freien Universität Berlin für die freundliche und aufgeschlossene Zusammenarbeit. Frau B. Beutler danke ich für die vielen engagierten Stunden bei der Niederschrift des Manuskriptes. Ein spezielles Dankeschön schulde ich Frau H. Lappöhn für die fotografische Bearbeitung des sonographischen Bildmaterials sowie Herrn L. Oehring für die makroskopischen Aufnahmen der Operationspräparate.

Berlin   BERND HAMM

Inhaltsverzeichnis

1	**Anatomie**	1
1.1	Embryonalentwicklung	1
1.2	Descensus testis	3
1.3	Anatomie des Skrotalinhalts	4
	Literatur	7
2	**Die sonographische Untersuchung des Skrotalinhalts**	8
2.1	Indikationen	8
2.2	Gerätetechnik	9
2.3	Durchführung der Untersuchung	11
2.3.1	Klinische Untersuchung des Skrotalinhalts	11
2.3.2	Sonographische Untersuchung des Skrotalinhalts	13
2.3.3	Volumetrie des Hodens	14
2.4	Risiken des Ultraschalls, Bioeffekte	15
	Literatur	16
3	**Normale Sonoanatomie**	17
	Literatur	21
4	**Erkrankungen des Hodens**	22
4.1	Kongenitale Anomalien	22
4.1.1	Maldescensus testis	22
4.1.2	Aplasie	26
4.1.3	Anorchie	26
4.1.4	Polyorchie	27
4.1.5	Makroorchie	27
	Literatur	27

4.2	Hodentumoren	28
4.2.1	Klinische Stadieneinteilung der malignen Hodentumoren	28
4.2.2	Keimzelltumoren	31
4.2.3	Tumoren des Gonadenstromas	35
4.2.4	Tumoren des lymphatischen und hämatopoetischen Systems sowie sekundäre Tumoren	35
4.2.5	Tumorähnliche Veränderungen	36
4.2.6	Sonographie	36
4.2.7	Anhang: Tumoren im Kindesalter	47
	Literatur	49
4.3	Sonderformen testikulärer Strukturstörungen	53
4.3.1	Hodenzysten	53
4.3.2	Fibrosen der Tunica albuginea	55
4.3.3	Echodichte intratestikuläre Veränderungen	55
	Literatur	57
4.4	Orchitis	58
4.4.1	Klinik	58
4.4.2	Sonographie	59
	Literatur	64
4.5	Hodenatrophie	65
4.5.1	Klinik	65
4.5.2	Sonographie	65
4.6	Hodeninfarkt/Hodennekrose	66
4.6.1	Klinik	66
4.6.2	Sonographie	66
	Literatur	67

5 Erkrankungen des Nebenhodens ... 68

5.1	Kongenitale Anomalien	68
5.2	Nebenhodentumoren	68
5.2.1	Klinik	68
5.2.2	Sonographie	69
	Literatur	71
5.3	Epididymitis	72
5.3.1	Klinik	72
5.3.2	Sonographie	73
	Literatur	77

5.4	Spermatozele	78
5.4.1	Klinik	78
5.4.2	Sonographie	78

6 Erkrankungen des paratestikulären Gewebes (ohne Nebenhoden) und des Samenstrangs … 80

6.1	Tumoren	80
6.1.1	Klinik	80
6.1.2	Sonographie	80
	Literatur	82
6.2	Hydrozele, Funikulozele	82
6.2.1	Klinik	82
6.2.2	Sonographie	83
	Literatur	86
6.3	Entzündungen des paratestikulären Gewebes (ohne Nebenhoden)	86
6.3.1	Klinik	86
6.3.2	Sonographie	88
	Literatur	90
6.4	Varikozele	90
6.4.1	Klinik	90
6.4.2	Bildgebende Diagnostik	91
	Literatur	94
6.5	Leistenhernie	94

7 Akutes Skrotum … 96

7.1	Hodentorsion	97
7.1.1	Klinik	97
7.1.2	Apparative Diagnostik	100
	Literatur	104
7.2	Hydatidentorsion	105
7.2.1	Klinik	106
7.2.2	Apparative Diagnostik	106
	Literatur	109
7.3	Trauma	109
7.3.1	Klinik	109
7.3.2	Sonographie	109
	Literatur	112

7.4	Inkarzerierte Leistenhernie		113
7.4.1	Klinik		113
7.4.2	Sonographie		113
	Literatur		114

8	**Bildartefakte**	115

9	**Zuverlässigkeit der Skrotalsonographie (wissenschaftliche Daten)**	117
	Literatur	118

10	**Anhang: Farbkodierte Duplexsonographie**	120
	Klinische Anwendung	121
	Literatur	123

11	**Atlas**	125
	Tips zur Benutzung des Atlas	127

Anhang: Operationspräparate zu dargestellten Fällen . . 224

Verzeichnis der sonographischen Abbildungen 229

Sachverzeichnis 231

1 Anatomie

Die Hoden benötigen für ihre Funktion der Samen- und Hormonproduktion eine um 2–4°C unter dem Körperdurchschnitt liegende Temperatur, die mit der aus dem Deszensus resultierenden extraabdominalen Position erreicht wird.

1.1 Embryonalentwicklung

Die anatomische Struktur des Skrotalinhalts wird aus der Embryonalentwicklung verständlich. Spezifisch männliche Strukturen sind ab der 7. Embryonalwoche an der Gonadenanlage nachweisbar. Bis zu diesem Zeitpunkt bilden sich an der Dorsalwand der primitiven Bauchhöhle beidseits lateral des Mesenterialansatzes die *Genitalleisten* in Form einer Zölomepithelproliferation und einer darunter gelegenen Verdichtung des lockeren Mesenchyms (Abb. 1.1 a). Der Keimstrang entwickelt sich daraus durch Einwachsen der Zölomepithelzellen. Die Vorläufer der samenbildenden Zellen sind die primordialen Keimzellen (Urkeimzellen), die sich ursprünglich in der Wand des Dottersacks entwickeln und dann von dort über die Keimbahn aktiv-amöboid in das sich differenzierende Gewebe der Keimstränge einwandern [11]. In der 6. Embryonalwoche sind die ersten primordialen Keimzellen im Keimstrang nachweisbar [14]. In der 7. Embryonalwoche verlieren die Keimstrangepithelien den Kontakt zum dorsalen Zölomepithel. Eine feine mesenchymale Schicht bildet dort zunächst eine lockere Trennlinie, die sich später zur straffen fibrösen Tunica albuginea verdichtet. Die anfangs wenig strukturierten Keimstränge ordnen sich nach Einwandern der primordialen Keimzellen parallel an in Form von feinen Kompartimenten aus Epithelsäulen und umrandendem Mesenchym. Diese, nun *Hodenstränge* genannten Strukturen, sind die Vorläufer der Tubuli seminiferi (Samenkanälchen). Sie nehmen durch starkes Längenwachstum schließlich eine hufeisenförmige Anordnung an. Auf der dem Zölom abgewandten Seite der Gonadenanlage bildet sich der Hilus mit einem feinen Netzwerk dünner Zellstränge, dem späteren Rete testis, das mit den Hodensträngen in enger Verbindung steht. Die in den Hodensträngen enthaltenen ursprünglichen Zölomepithelien differenzieren sich zu den Sertoli-Stützzellen [10]. Die Leydig-Zwischenzellen entstehen im Mesenchym zwischen den Hodensträngen. Sie proliferieren stark im 3.–5. Fetalmonat und bilden somit eine erste Leydig-Zell-Generation, die eine starke Testosteronproduktion und damit die männliche Entwicklung der indifferenten Gonadenanlage bewirkt.

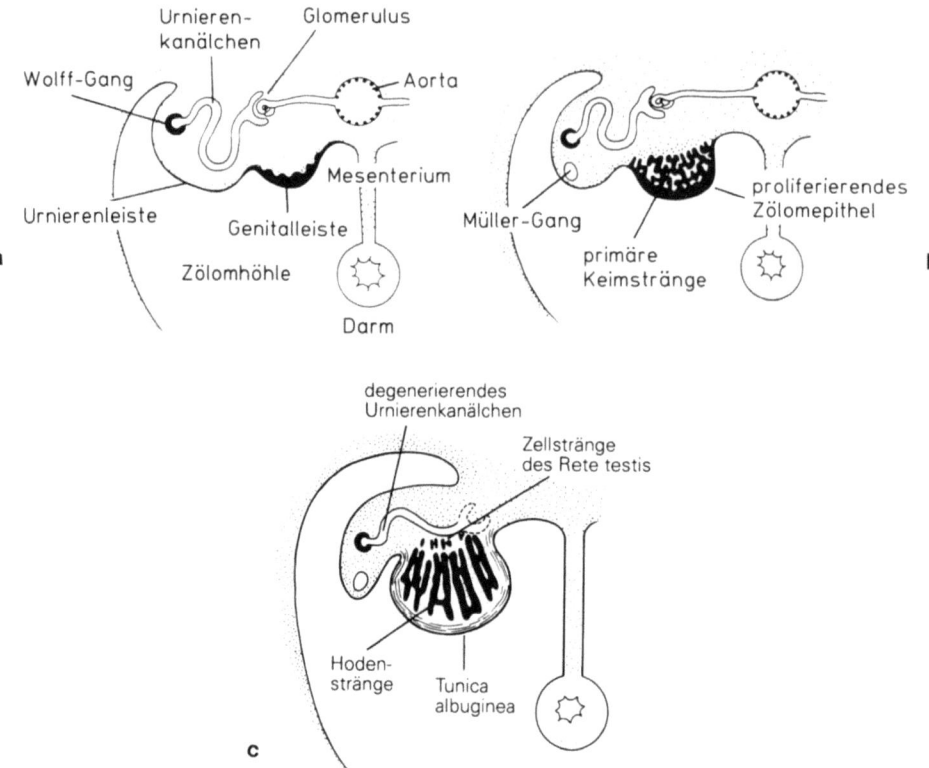

Abb. 1.1 a–c. Normale Entwicklung der männlichen Gonaden (anatomischer Querschnitt Lumbalregion; nach Langman 1989 [10]) **a** Embryo, 4 Wochen alt; **b** Embryo, 6 Wochen alt; **c** Embryo, 8 Wochen alt, Entwicklung des Rete testis

Unmittelbar lateral der Genitalleisten hat sich bis zur 6. Embryonalwoche die Urniere gebildet, die nach kranial über die Keimdrüsenanlage hinaus reicht und nach kaudal in den Urnierengang oder Wolff-Gang mündet. Bis zur 8. Woche bilden sich die Glomerula und die meisten Kanälchen der Urniere zurück. Die Kanälchen des mittleren Abschnitts bleiben erhalten und nehmen eine Verbindung auf mit dem Hilus der Gonadenanlage (Abb. 1.1 c). Diese Urnierenkanälchen mit Anschluß an den Vorläufer des Rete testis bilden in der späteren Entwicklung die Ductuli efferentes, die ihrerseits in den Urnierengang einmünden. Häufig bleiben kranial der Verschmelzungsstelle von Urnierengang und Gonadenhilus einige Urnierenkanälchen erhalten, die dann als Appendix epididymis noch beim Erwachsenen nachweisbar sind (Morgagni-Hydatide). Der Urnierengang (Wolff-Gang) entwickelt sich unter dem Einfluß des in den Zwischenzellen gebildeten Testosterons zum Ausführungsgang der Gonaden. Zunächst kommt es unterhalb der Verbindung mit den Ductuli efferentes zur starken Verlängerung und Windung des Ganges. Damit entsteht der Nebenhoden, in dessen Schwanzanteil der Wolff-Gang eine äußere Muskelschicht erhält und zum Ductus (Vas) deferens wird. Der Gang zieht nach kaudal und mündet in die Kloake neben den Müller-Gängen, die sich beim männlichen Fetus zurückbilden und nur noch als Utriculus prostaticus erhalten bleiben.

Die strukturell-anatomische Entwicklung des Hodens und Nebenhodens ist am Ende des 4. Monats abgeschlossen. Parallel und nachfolgend vollziehen sich die anatomisch-topographische Entwicklung sowie die weitere innere Ausreifung.

1.2 Descensus testis

Während die Gonade mit den Urnierenkanälchen fusioniert, entsteht am unteren Pol der Anlage das kaudale Keimdrüsenband, das direkt unter dem Zölomepithel in Richtung der zukünftigen Inguinalregion verläuft und im Mesenchym der Skrotalwülste endet [10]. Aus diesem Keimdrüsenband wird durch Mesenchymverdichtung das Gubernaculum testis. Im 2. Monat schreitet das Größenwachstum des Embryos rasch fort, während das Gubernaculum testis sich nicht ausdehnt. Aufgrund seiner Verankerung am Gubernaculum wandert die Gonade bis zum dritten Monat passiv nach kaudal bis zur Leistenregion. Der Hoden zieht die in der ursprünglichen Segmenthöhe angelegten Blut- und Lymphgefäße mit, so daß auch die Arteria und Vena testicularis von der lumbalen Aorta bzw. Vena cava abzweigen. Im 3. Monat bildet die Zölomhöhle im kaudalen, ventralen Anteil zwei symmetrische Ausstülpungen entlang dem Gubernaculum testis bis hin in die Skrotalwülste. Hierbei handelt es sich um die Processus vaginales. Der Hoden selbst ruht noch bis zum 7. Monat vor dem inneren Leistenring. Erst danach vollzieht sich der eigentliche Descensus durch den Leistenkanal. Mit der Geburt erreicht der Hoden das Skrotum. Dort wird die Gonade dann von den beiden Wänden des Processus vaginalis umhüllt, so daß ein parietales und ein viszerales seröses Blatt entsteht. Die schmale schlauchförmige Verbindung des Processus vaginalis mit der Bauchhöhle obliteriert. In einigen Fällen persistiert die Verbindung und bildet damit eine kongenitale Leistenhernie (offener Processus vaginalis). In anderen Fällen obliteriert der Verbindungsschlauch nur partiell und bildet so eine Funikulozele.

Die übergeordneten Steuermechanismen für den Descensus testis sind nicht endgültig geklärt [8]. Eine hormonale Regulation durch die mütterlichen Gonadotropine und das Testosteron aus dem eigenen Hoden ist als Teil der übergeordneten Steuerung gesichert [5]. Mechanische und neurogene Faktoren [7] sind weitere wichtige Glieder in der Steuerungskette. Ist der Descensus bis zur Geburt nicht abgeschlossen, so handelt es sich um einen Maldescensus testis, der bei 10–30% der Frühgeborenen und bei ca. 5% aller am Termin geborenen Knaben beobachtet wird. Im ersten Lebensjahr tritt bei vielen dieser Fälle noch ein verspäteter Spontandeszensus ein, so daß zu Beginn des 2. Lebensjahrs nur noch bei 0,7–1,8% ein behandlungsbedürftiger Maldeszensus vorliegt [8].

1.3 Anatomie des Skrotalinhalts

Das Skrotum ist aus der Verschmelzung der beiden Skrotalwülste entstanden und weist als Folge dieser Entwicklung eine äußerliche Raphe und ein inneres Septum auf, das den gesamten Skrotalinhalt in zwei Fächer unterteilt. Beide Fächer enthalten jeweils Hoden, Nebenhoden und den Funiculus spermaticus mit den dazugehörigen Blut- und Lymphbahnen (Abb. 1.2). Das gefältelte Hautrelief wird durch den muskulaturenthaltenden Wandaufbau der *Skrotalhaut* verständlich. Mikroskopisch können mindestens 5 Schichten differenziert werden: Epidermis, Subkutis (mit Talgdrüsen und Haarbälgen), Tunica dartos, Musculus-cremaster-Schicht und Tunica vaginalis parietalis. Hoden und Nebenhoden werden umhüllt von der serösen Flüssigkeit des *Cavum serosum testis* (Abb. 1.2). Die Beweglichkeit des Hodens innerhalb des Skrotalsacks wirkt als Ausweichraum und Schutz bei Traumen. Das Hodenparenchym wird äußerlich begrenzt durch die derbe *Tunica albuginea*, die zahlreiche fibröse Trennwände senkrecht in das Hodenparenchym abgibt. Daraus resultiert eine Septierung des Hodens in ca. 200–250 Hodenlobuli (Abb. 1.3). In diesen Läppchen befinden sich jeweils bis zu 4 *Hodenkanälchen* (Tubuli seminiferi). Jeder dieser Tubuli ist ein in sich geschlossenes, schleifenartiges Schlauchsystem mit internen Querverbindungen. Die beiden Enden jedes Tubulus drainieren in das Rete testis, wobei sich die beiden Enden häufig vorher zu einem Tubulus rectus vereinigen [6].

Histologisch ist ein normaler Tubulus zu 15% aus den Sertoli-Stützzellen aufgebaut. Die Keimzellen mit den verschiedenen Stufen der Spermiogenese bilden die andere zelluläre Komponente. Ein Lumen zur Aufnahme und Fortleitung der samenhaltigen Flüssigkeit entwickelt sich in den Tubuli erst wäh-

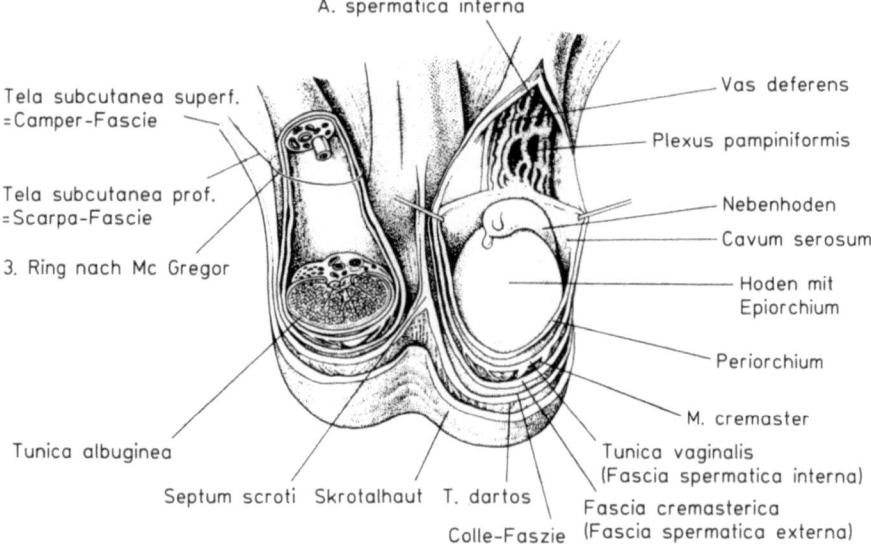

Abb. 1.2. Anatomie des Skrotums. (Nach Zornow u. Landes 1981 [17])

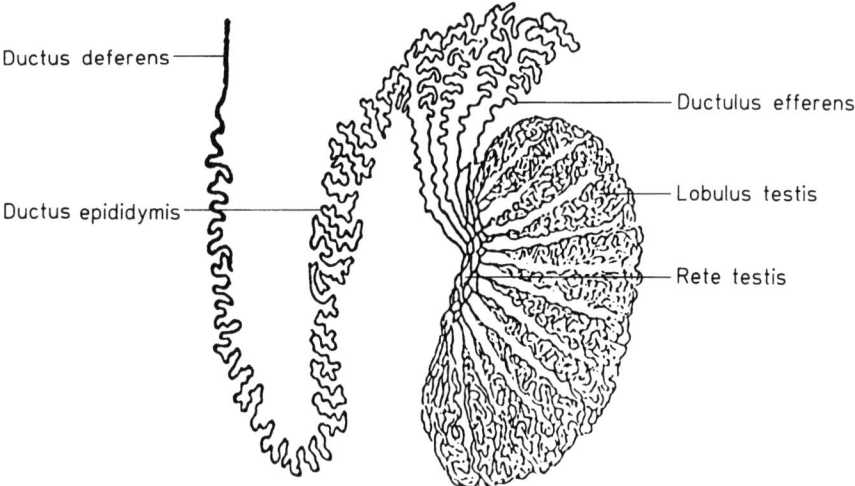

Abb. 1.3. Schematische Darstellung der Kanälchen des Hodens und Nebenhodens. (Nach Holstein 1988 [6])

rend der Pubertät. Die androgenproduzierenden Leydig-Zwischenzellen liegen im peritubulären Interstitium. In einem histologischen Querschnitt finden sich im Erwachsenenalter durchschnittlich etwa 4 Leydig-Zellen in der Umgebung eines Tubulus.

Das *Rete testis* ist ein System unregelmäßig miteinander anastomosierender Schläuche, das dorsokranial im Hilusbereich der Gonade liegt. Histologisch sind die kavernenartigen Schlauchsysteme von einem kubischen Epithel und abschnittsweise von Plattenepithel ausgekleidet. Das Rete testis fungiert wie ein Schwamm, der fortwährend den samenzellenenthaltenden Flüssigkeitsstrom aufnimmt. An der großen Kontaktfläche zwischen den Wandungen des Rete und der Flüssigkeit im Lumen laufen zahlreiche Austauschvorgänge ab [6]. Das Rete testis drainiert mit 10–15 Ductuli efferentes in den Nebenhodengang (s. Abb. 1.3).

Der makroskopisch als *Mediastinum testis* angesprochene Organteil enthält außer dem Gerüstbindegewebe und dem Rete testis noch zwei Gefäße der A. testicularis und die zentripetal verlaufenden Venen und Lymphgefäße der Lobuli, die sich hier zu größeren abführenden Gefäßen vereinigen [2].

Der Nebenhodengang weist eine Gesamtlänge von etwa 3–4 m auf [1], beansprucht aber aufgrund seiner ausgeprägten Windung und Spiralisierung nur ein Minimum von etwa 2–3 cm effektiver Länge [6]. Ähnlich wie im Hoden findet sich im Nebenhoden eine Läppchenbildung durch Bindegewebssepten, die von der äußeren Bindegewebskapsel des Nebenhodens ausgehen. Der *Nebenhodengang* ist ausgekleidet mit einem zweireihigen Epithel, das nach außen von einer Bindegewebshülle und einer glatten Muskelschicht begrenzt wird, deren Schichtdicke in der Nähe des Ductus deferens ansteigt.

Als Ganzes betrachtet, liegt der *Nebenhoden* dem Hoden kappenartig dorsal auf und ist makroskopisch in den Nebenhodenkopf (Caput epididymis),

Nebenhodenkörper (Corpus epididymis) und Nebenhodenschwanz (Cauda epididymis) gegliedert. Am Nebenhodenkopf findet sich ein ca. 2 mm langes, kolbiges Anhangsgebilde, die *Appendix epididymis,* die ein Rudiment der Urnierenkanälchen darstellt. Davon zu unterscheiden ist die *Appendix testis,* ein ähnlich aussehendes Anhangsgebilde am oberen Hodenpol, das aber entwicklungsgeschichtlich vom Müller-Gang abstammt [6]. Vom Kliniker werden beide Anhangsgebilde als „Hydatide" bezeichnet und wegen der Gefahr der Stieldrehung bei der Differentialdiagnose des akuten Skrotums beachtet. Die anatomische und funktionelle Verbindung von Hoden und Nebenhoden erfolgt am Mediastinum testis sowie zusätzlich durch dünne bindegewebige Bandstrukturen am Kopf- und Schwanzanteil des Nebenhodens (Lig. epididymis). Der Nebenhoden spielt neben der Transport- und Reservoirfunktion für die spermienführende Flüssigkeit eine Rolle bei der Ausreifung der Spermien [1].

Die arterielle Versorgung der intraskrotalen Organe erfolgt durch die A. testicularis, die mit dem Funiculus das Skrotum erreicht und kurz vor Eintritt in den Hodenhilus einen größeren Ast zur Versorgung des Nebenhodens abgibt. Ebenfalls noch im extratestikulären Verlauf werden kleinere Verbindungsäste zur A. ductus deferentis und zur A. cremasterica abgegeben. Der Hauptast der A. testicularis zieht nach Erreichen des Organs am Hodenhilus in der inneren Schicht der Tunica albuginea zunächst zum unteren Hodenpol. Auf dem gesamten Verlauf werden kleinere Versorgungsäste abgegeben, die innerhalb der Läppchensepten in das Innere des Organs ziehen. Die venöse Drainage des Hodenparenchyms erfolgt ebenfalls in zentripetaler Flußrichtung: die in den Läppchensepten verlaufenden Venen sammeln sich im Mediastinum testis und bilden von dort das größere abführende Venengeflecht, den Plexus pampiniformis.

Ein wesentlicher Bestandteil des *Samenstrangs* (Funiculus spermaticus) ist der Ductus deferens, der die Fortsetzung des Nebenhodengangs ist und in seinem Anfangsteil noch einen stark gewundenen Verlauf nimmt. Histologisch weist der Ductus eine ca. 1,5 mm dicke Muskelschicht auf, die den aktiven Samentransport bewirkt und für den typischen „drehrunden" Palpationsbefund verantwortlich ist. In unmittelbarer Nachbarschaft verläuft die sehr kleine A. ductus deferentis (A. deferentialis). Etwas abgesetzt davon findet sich das Samenstranggefäßbündel, das den venösen Plexus pampiniformis enthält und die A. testicularis. Als drittes arterielles Gefäß findet sich die kleine A. cremasterica als ernährendes Gefäß der Hodenhüllen und des Samenstrangs. Anastomosen zwischen den drei arteriellen Gefäßen des Skrotums sind häufig, aber unregelmäßig [3]. Weitere Bestandteile des Samenstrangs sind die Fasern des M. cremaster, Nerven- und Lymphgefäße sowie Fettgewebe und Bindegewebe. Eingehüllt werden sämtliche Strukturen durch die dünne Fascia spermatica.

Hinsichtlich der Funktionen der intraskrotalen Organe muß auf die weiterführende Literatur verwiesen werden, da eine ausführliche Beschreibung den Rahmen dieses Buches sprengen würde.

Literatur

1. Cosentino MJ, Cockett ATK (1986) Review article: structure and function of the epididymis. Urol Res 14: 229–240
2. Ferner H, Zaki C (1969) Mikroskopische Anatomie des Hodens und der ableitenden Samenwege. In: Conrad K, Ferner H, Gisel A et al. (Hrsg) Anatomie und Embryologie. Springer, Berlin Heidelberg New York (Handbuch der Urologie, Bd I, S 411–475)
3. Gisel A (1969) Hoden, Nebenhoden. In: Conrad K, Ferner H, Gisel A et al. (Hrsg) Anatomie und Embryologie. Springer, Berlin Heidelberg New York (Handbuch der Urologie, Bd I, S 389–410)
4. Gondos B (1987) Development of the testis and associated disorders. In: Gondos B, Riddick DH (eds) Pathology of infertility. Thieme, New York, pp 219–241
5. Hadziselimovic F (1983) Cryptorchidism. Springer, Berlin Heidelberg New York Tokyo
6. Holstein AF (1988) Die männlichen Geschlechtsorgane. In: Fleischhauer K (Hrsg) Kreislauf und Eingeweide. Urban & Schwarzenberg, München (Benninghoff-Anatomie. Makroskopische und mikroskopische Anatomie des Menschen, 13. Aufl, Bd 2, S 460–514)
7. Hutson JM, Beasley SW, Bryan AD (1988) Cryptorchidism in spina bifida and spinal cord transsection: a clue to the mechanism of transinguinal descent of the testis. J Pediatr Surg 23: 275–277
8. Kleinteich B (1979) Klinische Problematik. In: Kleinteich B, Hadziselimovic F, Hesse V, Schreiber G (Hrsg) Kongenitale Hodendystopien. Thieme, Leipzig, S 15–107
9. Kormano M, Suoranta H (1972) Microvascular organization of the human testis. Anat Rec 170: 31–40
10. Langman J (1989) Medizinische Embryologie, 8. Aufl. Thieme, Stuttgart
11. Neville AM, Grigor KM (1976) Structure, function and development of the human testis. In: Pugh RCB (ed) Pathology of the testis. Blackwell, Oxford, pp 1–37
12. Nistal M, Paniagua R (1984) Testicular and epididymal pathology. Thieme Stratton, New York
13. Tanagho EA (1986) Anatomy of the lower urinary tract. In: Walsh PC, Gittes RF, Permutter AD, Stamey TA (eds) Campbell's Urology, 5th edn. Saunders, Philadelphia, pp 46–74
14. Teilum G (1971) Special tumors of ovary and testis. Munksgaard, Kopenhagen
15. Tonutti E, Weller O, Schuchardt E, Heinke E (1960) Die männliche Keimdrüse. Thieme, Stuttgart
16. Wensing CJG (1988) The embryology of testicular descent. Horm Res 30: 144–152
17. Zornow DH, Landes RR (1981) Scrotal palpation. Am Fam Physician 23: 150–154

2 Die sonographische Untersuchung des Skrotalinhalts

2.1 Indikationen

1. Jede unklare intraskrotale Raumforderung
   (Zuordnung der Raumforderung zu Hoden, Nebenhoden oder übrigem Skrotalinhalt und Beurteilung, ob es sich um eine liquide oder solide Struktur handelt)
2. Fehlende palpatorische Beurteilbarkeit des Hodens (z.B. bei Hydrozele oder Epididymitis)
3. Verdacht auf Hodentumor
   (zur Klärung, ob es sich um eine tumorverdächtige intratestikuläre Läsion handelt)
4. Ausschluß eines Hodentumors
   (z.B. bei retroperitonealen Lymphomen, Gynäkomastie etc., beste Methode zum Ausschluß einer möglichen testikulären Neoplasie)
5. Suche nach maldeszendiertem Hoden (insbesondere zwischen innerem Leistenring bis Skrotalfach und gleichzeitig Ausschluß einer malignen Entartung des maldeszendierten Hodens)
6. Fehlende palpatorische Differenzierbarkeit von Hoden und Nebenhoden
7. Verdacht auf Abszedierung im Rahmen einer Entzündung
8. Verlaufskontrolle bei schweren Entzündungen
9. Skrotaltrauma
   (Nachweis einer Hämatozele; Nachweis bzw. Ausschluß einer Hodenruptur)
10. Ungeklärte endokrine Abnormalität oder Gynäkomastie
    (Nachweis bzw. Ausschluß eines okkulten endokrin-aktiven Hodentumors)
11. Karzinophobie
    (seltene Indikation; jedoch äußerst beruhigender Effekt für den Patienten durch die gute Dokumentation der normalen morphologischen Verhältnisse)

Fragliche Indikationen

1. Varikozele
   (Sonographie besser als Palpation; farbkodierte Duplex-Sonographie jedoch Methode der Wahl)
2. Torsion
   (Veränderungen im Sonogramm unspezifisch, farbkodierte Duplex-Sonographie inzwischen Methode der Wahl).

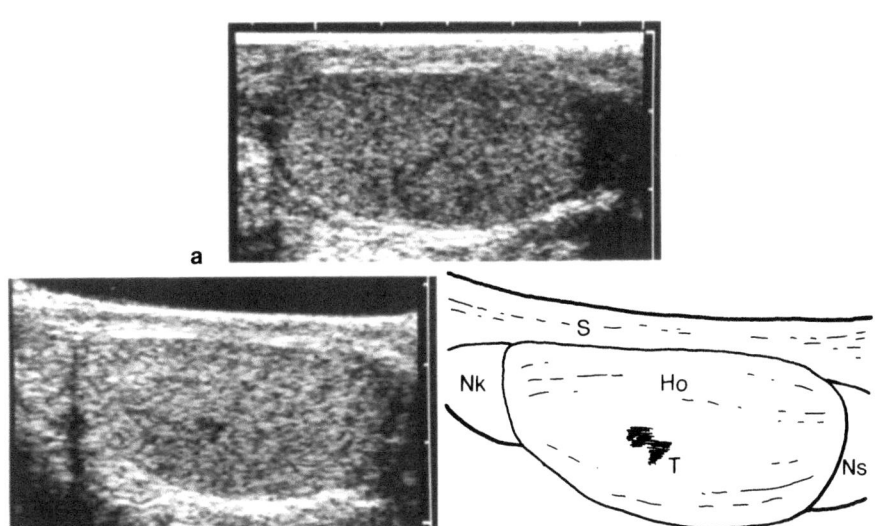

Abb. 2.1 a, b. Kleiner, 3 mm durchmessender Tumor im Zentrum des Hodens (histologisch: reifes Teratom). **a** 5 MHz *ohne* Wasservorlaufstrecke; die intratestikuläre Läsion ist nicht exakt zu erkennen (man beachte ebenfalls die schlechte räumliche Auflösung in den ventral gelegenen Hodenabschnitten sowie an den Konturen des Hodens zum Nebenhodenkopf bzw. Nebenhodenschwanz **b** 5 MHz *mit* Wasservorlaufstrecke; der kleine, zentral gelegene Tumor *T* läßt sich sicher erfassen

2.2 Gerätetechnik

Die sonographische Untersuchung des Skrotalinhalts sollte nur mit hochauflösenden Real-time-Geräten erfolgen, entsprechend einer Frequenz von 5 bis 10 MHz. Gegenüber den statischen Compoundscannern haben sich die Real-time-Geräte ausgezeichnet bewährt, da sie einen hervorragenden Überblick über die anatomischen Verhältnisse bieten, die Organe vollständig erfassen lassen und gleichzeitig eine erhebliche Zeitersparnis bieten. Sowohl Linear- als auch Sektorschallköpfe können benutzt werden, aufgrund der besseren räumlichen Auflösung im Nahbereich ist jedoch dem Linearschallkopf der Vorzug zu geben.

Außerdem sollte *eine Wasservorlaufstrecke* verwendet werden zur besseren Fokussierung der schallkopfnahen Strukturen und zur einfachen und nahezu kompressionsfreien Ankopplung des Schallkopfs an das Skrotum (Abb. 2.1). Die flexible Wasservorlaufstrecke paßt sich der konvexen Oberfläche des Hodens sehr gut an. Tumoren werden nicht komprimiert, sondern mit ihrem raumfordernden Charakter dargestellt (Abb. 2.2). Selbst die Untersuchung bei der sehr schmerzhaften und druckempfindlichen Nebenhodenentzündung ist unter Verwendung einer Wasservorlaufstrecke kein Problem.

Gegenüber anderen Verfahren, die ein Wasserbad als Vorlaufstrecke benutzen, favorisieren wir die einfache Methode des wassergefüllten Fingerlings (oder Kondoms), der vor dem Schallaustrittsfenster fixiert wird (Abb. 2.3).

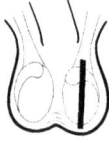

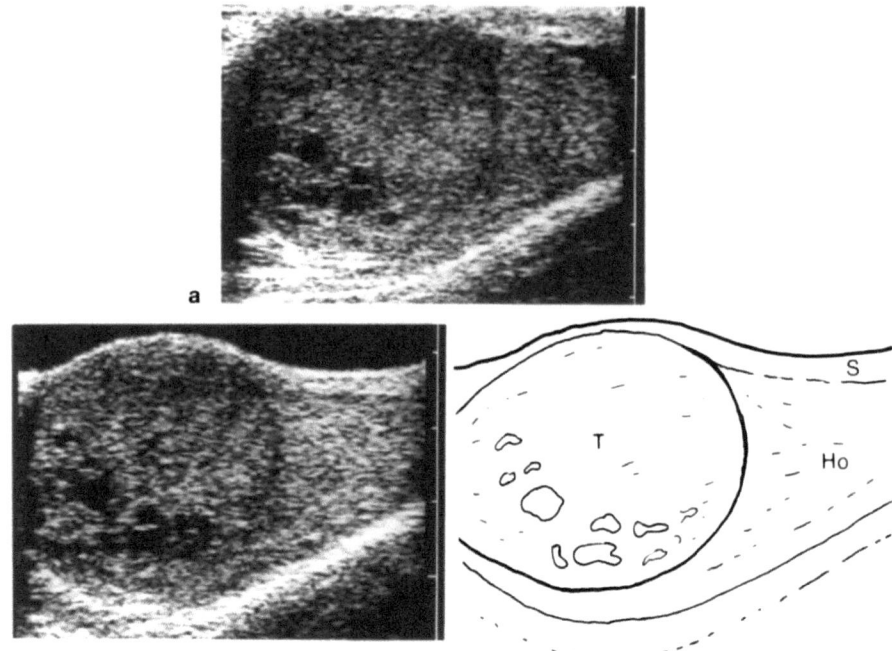

Abb. 2.2 a, b. Solide testikuläre Raumforderung (histologisch: Seminom). Vergleich der sonographischen Untersuchung (5 MHz, Linearschallkopf) ohne (**a**) und mit flexibler Wasservorlaufstrecke (**b**). Bei Verwendung der Wasservorlaufstrecke wird der Tumor *(T)* nicht komprimiert und sein raumfordernder Charakter kommt besser zur Darstellung (die kleinen, zystisch erscheinenden Areale im Tumor entsprechen verflüssigten Nekrosen des Seminoms). (*Ho* Hoden, *S* Skrotalhülle)

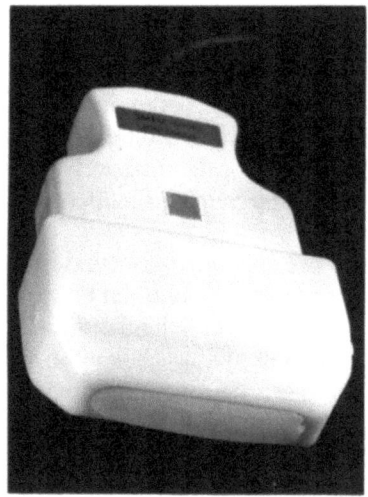

Abb. 2.3. Linearschallkopf mit kombinierter Wasservorlaufstrecke. (Eine Teflonkappe fixiert den wassergefüllten Fingerling als Wasservorlaufstrecke vor dem Schallaustrittsfenster)

Auf diese Weise ist der Schallkopf mit der Wasservorlaufstrecke frei beweglich, die Untersuchung kann sowohl im Liegen als auch im Stehen durchgeführt werden, und die Möglichkeit der gezielten Palpation während der sonographischen Untersuchung bleibt erhalten.

2.3 Durchführung der Untersuchung

Die Diagnose einer sonographischen Untersuchung des Skrotalinhalts darf nicht allein auf dem sonomorphologischen Befund beruhen, sondern sie muß die klinischen Daten unbedingt einbeziehen. Dementsprechend sind Palpation und Anamneseerhebung wesentliche Bestandteile des Untersuchungsgangs. Wir empfehlen, die Palpation stets vor der sonographischen Untersuchung durchzuführen. Hierdurch verschafft man sich einen Überblick über die anatomischen Verhältnisse, die Konsistenz der Hoden und pathologischer Befunde, und auch kleine suspekte Tastbefunde – die im Sonogramm nicht sofort zu erkennen sind – können registriert und daraufhin gezielt dargestellt werden. Die Anamnese wird am besten während der sonographischen Untersuchung erhoben, hierdurch spart man Zeit und kann gezielte Fragen stellen.

2.3.1 Klinische Untersuchung des Skrotalinhalts

Die klinische Untersuchung des Skrotalinhalts umfaßt Anamnese, Inspektion und Palpation sowie – fakultativ – die Diaphanoskopie.

Bei der *Anamnese* wird zunächst auf die aktuelle Vorgeschichte eingegangen, d. h. welche skrotalen Symptome zum Arztbesuch geführt haben und wie lange sie schon bestehen. Der Charakter und bisherige zeitliche Verlauf einer etwaigen Schmerzsymptomatik muß erfragt werden. Ebenso ist nach einer begleitenden Harnwegsinfektion mit Brennen oder anderen Beschwerden bei der Miktion zu fahnden, um schon anamnestisch Hinweise für kanalikulär entstandene Nebenhodenentzündungen zu erhalten. Gleichzeitig bestehendes Fieber gibt ebenfalls Hinweise auf entzündliche Erkrankungen. Bei schmerzlosen Hodenvergrößerungen ist wegen des Tumorverdachts nach metastasenbedingten Allgemeinsymptomen zu fragen.

Die weitere anamnestische Befragung gilt der Ermittlung früherer skrotaler bzw. testikulärer Erkrankungen oder Operationen. Insbesondere ist nach früheren Lageanomalien und einer eventuellen Hormonbehandlung zu fahnden sowie nach Traumen und früheren Entzündungen im Skrotalbereich. Im Hinblick auf die Funktion der Hoden kann – in Abhängigkeit von der klinischen Situation – nach Potenz und Fertilität gefragt werden.

Nach der Anamneseerhebung – oder bereits während der Befragung – wird das äußere Genitale inspiziert. Die Untersuchung erfolgt am liegenden Patienten bei entspannter Lage und in warmer Umgebung, um eine für die Untersuchung ausreichende Erschlaffung des Skrotalsacks zu gewährleisten. Bei der *Inspektion* achtet man zunächst auf größere Volumendifferenzen zwischen den Skrotalhälften bzw. auf eine Vergrößerung des gesamten Skrotums. Wichtig ist die Beurteilung der Skrotalhaut, die im Normalzustand gefältelt und behaart ist. Entzündungen des Skrotalinhalts gehen oft mit einer Rötung, Schwellung und Überwärmung der Skrotalhaut einher, wobei die Fältelung in der Regel aufgehoben ist. Eigenständige Erkrankungen der Skrotalhaut sind selten; gelegentlich treten Atherome oder Mykosen auf.

Bei der *Palpation* sind 2 Grundsätze zu beachten:

1. Die Palpation sollte immer bimanuell durchgeführt werden.
2. Der erhobene Befund muß stets mit der Gegenseite verglichen werden (Seitenvergleich).

Zunächst wird die Lokalisation beider Hoden ermittelt. Dabei geht es um die Frage einer Lageanomalie oder um das Fehlen eines Hodens.

Der Hoden ist aufgrund der Einbettung im Cavum serosum testis beweglich. Die eine Hand erfaßt von kaudal den Hoden und fixiert ihn sanft, so daß mit den Fingern der anderen Hand eine Palpation vorgenommen werden kann. Dabei wird der Hoden zwischen 2 bzw. 3 Finger der palpierenden Hand genommen und auf seine Konsistenz hin überprüft. Indurationen und Knotenbildungen im Inneren des Testikel sowie an der Tunica albuginea sind tumorverdächtig. Größe und Form des Hodens werden ermittelt und jeweils mit dem kontralateralen Organ verglichen. Die Größe ist interindividuell verschieden und hat wenig Bedeutung für die Funktion. Sehr kleine und weiche Hoden entsprechen einer Atrophie. Größenzunahmen bei erhaltener äußerer Kontur sind eher selten, stets jedoch tumorverdächtig. Wichtig ist die selektive Untersuchung des Nebenhodens, der dorsal dem Hoden kappenartig aufliegt und bei Entzündungen bis auf Fingerstärke verdickt sein kann. Fast immer wird die Palpation des Nebenhodens vom Patienten als sehr unangenehm empfunden, auch wenn keine Entzündung vorliegt. Bei einer Epididymitis ist der Nebenhoden meist so dolent, daß eine eingehende Palpation unmöglich wird. Der Nebenhoden wird auf seine Konsistenz hin untersucht, wobei auf zystische und solide Veränderungen geachtet wird.

Bei der Untersuchung des Samenstrangs wird zunächst nach dem Ductus deferens gesucht. Er hat eine harte, zylindrische Form, ähnlich einem Drahtkabel und ist durch Hin- und Herrollen als „drehrunde" Struktur zwischen zwei Fingern unschwer zu erkennen. Bei Fertilitätsproblemen ist die Frage entscheidend, ob der Ductus überhaupt angelegt ist oder ob eine Aplasie besteht. Im Samenstrang kann man häufig noch das Gefäßbündel neben dem Ductus als weiche Struktur ertasten. Zystische Strukturen (Funikulozele) und solide Veränderungen (Samenstrangtumoren) sind sehr selten; sie sind palpatorisch aber leicht (Seitenvergleich!) zu erkennen. Zu achten ist auf die variköse Erweiterung des Plexus pampiniformis. Dieses als Varikozele bezeichnete Krankheitsbild läßt sich bei ausgeprägtem Befund schon am liegenden Patienten erkennen. Besser gelingt der Nachweis allerdings beim stehenden Patienten. Die prall gefüllten Varizen füllen dann oft eine gesamte Skrotalhälfte aus und treten manchmal beim Preßversuch nach Valsalva noch stärker hervor.

Ebenfalls im Stehen werden abschließend die inguinalen Bruchpforten geprüft, indem man mit dem Zeigefinger die Skrotalhaut in Richtung des äußeren Leistenrings einstülpt, dessen scharfkantige Faszienränder deutlich zu identifizieren sind. Beim Husten trifft ein evtl. vorhandener Bruchsack auf den tastenden Finger. Bei einem weit offenen inneren und äußeren Leistenring kann sich ein Bruchsack auch im Ruhezustand bis in das Skrotum vorwölben. Dieser als Skrotalhernie bezeichnete Zustand kann in der Regel bei Kopftieflage vollständig reponiert werden.

Letzter Schritt der klinischen Untersuchung ist die *Diaphanoskopie* (Transillumination), die bei der Abklärung von unklaren intraskrotalen Raumforderungen angewandt wird. In einem abgedunkelten Raum wird eine starke, fokussierte Lichtquelle (z. B. Kaltlichtkabel) von dorsal gegen den Skrotalsack gehalten. Bei einer zystischen Raumforderung (Hydrozele, große Spermatozele) leuchtet die Skrotalhälfte nun auf wie eine schwache Glühlampe. Bei soliden Raumforderungen fehlt das durchscheinende Licht. Diese Untersuchung hat im Zeitalter der Sonographie an Bedeutung verloren, kann jedoch dem Erstuntersucher nach wie vor wichtige Hinweise geben.

2.3.2 Sonographische Untersuchung des Skrotalinhalts

Die sonographische Untersuchung ist in Rückenlage des Patienten am einfachsten durchzuführen. Das Skrotum ruht auf den adduzierten Oberschenkeln und der Patient fixiert den Penis nach kranial. Ein „Hodenbänkchen" oder andere Hilfsmittel zur Lagerung des Skrotums sind nicht erforderlich. Eine zusätzliche Untersuchung des Skrotalinhalts am stehenden Patienten ist bei der Diagnostik einer Varikozele oder einer Inguinalhernie angebracht.

Das Auftragen des Kontaktgels sollte nicht zu sparsam erfolgen, da die Skrotalbehaarung häufig zu bläschenförmigen Lufteinschlüssen führt und somit vertikale Streifenartefakte hervorruft (s. Kap. 8). Diese Luftbläschen lassen sich jedoch durch Verstreichen des Kontaktgels rasch beseitigen. Durch das Auftragen des Kontaktgels sowie die mechanische Manipulation während der Untersuchung kann eine Kontraktion des M. cremaster ausgelöst werden, so daß der Hoden in den Leistenkanal zurückrutscht. Dies ist gerade bei der Untersuchung von Kindern und bei der Abklärung eines möglicherweise retinierten Hodens zu berücksichtigen. Bei der Untersuchung von Säuglingen und Kleinkindern empfiehlt sich zudem die Verwendung von angewärmtem Kontaktgel, um die Kinder nicht unnötig zu irritieren.

Die Justierung des Ultraschallgeräts (Einstellung von Fokus und Verstärkung) gelingt am besten anhand eines Längsschnitts durch einen Hoden. Der gesunde Hoden sollte in allen Abschnitten eine homogene, mittelreflexive Echotextur zeigen (s. Abb. 3.1).

Die anschließende sonographische Untersuchung umfaßt eine kontinuierliche Darstellung des Skrotalinhalts im Längs- und Transversalschnitt. Dabei sollte darauf geachtet werden, daß der gesamte Hoden erfaßt wird. Bei Verwendung von Schallsonden mit kurzem Schallfenster muß demzufolge der Hoden stufenweise durchschallt werden. Während sich im sonographischen

Längsschnitt die anatomischen Grenzen zwischen Hoden und Nebenhoden gut erkennen lassen, bietet der Transversalschnitt die Möglichkeit, die Echotextur beider Hoden direkt miteinander zu vergleichen. In der Regel reicht die longitudinale und transversale Führung des Schallkopfs für eine vollständige und korrekte Befunderhebung aus. Nur in seltenen Fällen (z. B. bei sehr großen Raumforderungen) führt eine zusätzliche Darstellung des Skrotalinhalts von dorsal oder seitlich zu einem weiteren Informationsgewinn.

Eine besondere Beachtung sollte die gezielte Palpation finden, da kleine tumorverdächtige Resistenzen gelegentlich erst durch den tastenden Finger im Sonogramm geortet werden können. Die Bilddokumentation des sonographischen Befundes sollte einen Längsschnitt von jedem Hoden und einen Transversalschnitt durch beide Hoden beinhalten. Je nach pathologischem Befund sind weitere Bilddokumentationen erforderlich, dies gilt insbesondere bei Krankheitsbildern, welche konservativ behandelt werden und bei denen mit Verlaufskontrollen zu rechnen ist.

Beim Nachweis bzw. Verdacht eines Hodentumors sollte gleichzeitig ein orientierendes Staging der ersten Lymphknotenstationen erfolgen. Dies sind die retroperitonealen Lymphknoten in Höhe und unterhalb der Nierenhili sowie in seltenen Fällen auch die Lymphknotengruppe der Iliaca-communis-Region (s. Abb. 4.5). Die durchschnittliche Untersuchungsdauer einer Skrotalsonographie ist inklusive Palpation, Anamneseerhebung und Dokumentation mit 10–15 min zu veranschlagen.

2.3.3 Volumetrie des Hodens

Sonographisch läßt sich das Hodenvolumen am ehesten als Rotationsellipsoid berechnen:

$$V = a \cdot b \cdot c \cdot f$$

V: Volumen
a: Länge
b: Höhe
c: Breite
f: Korrekturfaktor

Als Korrekturfaktor f ist der Wert 0,65 einzusetzen [2]. Insgesamt ist bei Anwendung dieser Methode mit einem Fehler von 15% zu rechnen. Während bei großen Volumina die Meßgenauigkeit zunimmt, verschlechtert sie sich bei kleinen Volumina (unter 4 ml) und erreicht einen Fehler bis zu 50% [2]. Zu berücksichtigen ist, daß der Hoden während der sonographischen Ausmessung nicht durch den Schallkopf komprimiert werden darf und daß die maximale Längs- und Querachse eingestellt wird. Aus klinischer Sicht ist jedoch die Größenbestimmung eines normal entwickelten Hodens des Erwachsenen nur von untergeordneter Bedeutung. Krankhafte Veränderungen sind in erster Linie anhand der Echotextur zu erfassen, wobei der Seitenvergleich zum gesunden, kontralateralen Hoden weitaus hilfreicher ist als eine Volumenbestimmung. Interessant kann jedoch die Volumetrie des Hodens nach behandeltem Maldescensus testis oder bei einer Varikozele sein. Verläßliche Angaben hierüber liegen jedoch nicht vor. An dieser Stelle sei als Alternative die einfache palpatorische Volumenbestimmung nach Prader erwähnt. Der Untersucher palpiert den Hoden des Patienten und vergleicht dessen Größe mit verschiedenen Modellen von Rotationsellipsoiden vorgegebener Größe (Orchidometer nach Prader).

2.4 Risiken des Ultraschalls, Bioeffekte

Der Ultraschall gründet seinen Ruf als für den Patienten risikoloses Untersuchungsverfahren auf der Tatsache, daß bisher keine eindeutig schädigende Wirkung beschrieben wurde. Die Diskussion zu diesem Thema ist teilweise verwirrend, da Einheiten und eingesetzte Energien verschieden definiert werden können. Da dem Hoden als Keimzellorgan besondere Aufmerksamkeit bei der Frage einer möglichen Schädigung zukommt, hier eine kurze Beschreibung der relevanten Fakten:

Ultraschallwellen können über verschiedene Mechanismen die Zelle schädigen:

a) Bei der Absorption der Energie im Gewebe entsteht Wärme. Mit wesentlich höheren Energien als beim diagnostischen Ultraschall üblich (Faktor 10^2) wird diese auch therapeutisch eingesetzt.
b) Durch die Beschallung von Gewebe können darin Hohlräume entstehen, die entweder durch ihre Expansion oder beim Kollabieren die anliegenden Zellen schädigen.
c) Eine dritte Möglichkeit ist der direkte mechanische Effekt auf die Zelle. Bei der Transmission der Schallwellen kommt es zu Beschleunigungs- und Verzögerungseffekten auf das Gewebe. Auch dies kann die Zelle schädigen, wobei insbesondere eine Veränderung an den Chromosomen möglich ist.

Eine Energie die über eine größere Zeit und auf eine größere Fläche einwirkt dürfte eine geringere Wirkung an der Zelle haben als eine die nur kurze Zeit auf einen Punkt wirkt. Die gebräuchlichsten Größen werden hier vorgestellt: –I_{SATA}: spatial average time average intensity (zeitlicher und räumlicher Mittelwert der Intensität), –I_{SPTA}: spatial peak time average intensity (räumliche Spitzenintensität bei zeitlicher Mittelung), –I_{SATP}: spatial average time peak intensity (Intensität des Impulses bei räumlicher Mittelung), –I_{SPPA}: spatial peak – pulse average (Intensität der Energie eines Impulses über der Schallkeule). Die Einheit der Energie ist mWatt, die der Intensität mWatt/cm². Dies ist nur eine Auswahl der möglichen Größen – es zeigt die Komplexität und die Irrtumsmöglichkeiten der Intensitätsmessungen auf. Für einen gegeben Wert von z. B. 5 mW/cm² I_{SATA} ergibt sich für einen handelsüblichen Transducer ein Wert für die I_{SPTA} von 15 mW/cm².

Entscheidend für eine Schädigung des Gewebes ist die Energie pro Fläche und Zeiteinheit. Hier wurde in vielen Tierexperimenten versucht, einen

Grenzwert zu finden, ab dem eine Schädigung mit Sicherheit auszuschließen ist. Dies ist jedoch wegen der Vielzahl der möglichen Veränderungen und der problematischen Vergleichbarkeit mit dem Menschen schwierig. Die am häufigsten zitierte Arbeit zu diesem Thema ist die Empfehlung des AIUM (American Institute for Ultrasound in Medicine) zuletzt von 1984. Hier wird postuliert, daß keine biologischen Wirkungen zu erwarten sind, wenn Gewebe einer Intensität von weniger als 100 mW/cm^2 (räumliche Spitzenintensität bei zeitlicher Mittelung) ausgesetzt ist. Bei höheren Intensitäten werden auch dann keine Schädigungen erwartet, wenn das Produkt aus Intensität und Beschallungszeit kleiner als 50 W/cm^2 ist. Gängige Ultraschallgeräte arbeiten mit Intensitäten um 40 mW/cm^2 mit Spitzenwerten von 200 mW/cm^2 (I_{SPTA}). Bei den Überlegungen ist auch zu berücksichtigen, daß bei einer Untersuchung durch die fortwährende Bewegung von untersuchtem Organ und Schallkopf jedes Areal nur kurze Zeit beschallt wird. Die in experimentellen Situationen erfaßten Daten sind deshalb nur beschränkt auf die konkrete Untersuchungssituation zu übertragen.

Zusammenfassend kann man sagen, daß es bisher keine begründeten Hinweise für die Möglichkeit einer gesundheitlichen Schädigung beim diagnostischen Einsatz des Ultraschalls gibt [1, 5, 6, 10–12].

Literatur

1. American Institute of Ultrasound in Medicine (AIUM) (1984) Safety considerations for diagnostic ultrasound. Bioeffects committee
2. Doernberger V, Doernberger G, Eggstein M (1986) Volumetrie des Hodens mittels Real-time-Sonographie. Ultraschall Med 7: 300–303
3. Fendel H, Stieve FE (Hrsg) (1988) Schutz in der nuklearmedizinischen und sonographischen Diagnostik bei Kindern. NCRP-Bericht. Hoffmann, Berlin
4. Friedrich M (1987) Einfache Vorlaufstrecke für die Nahbereichssonographie. ROFO 146: 223–231
5. Haerten R (1980) Technische Größen von Ultraschallgeräten und ihre Bestimmung. Ultraschall 1: 1–11
6. Hagen-Ansert SL (1989) Textbook of diagnostic ultrasonography. Mosby, St. Louis
7. Krestel E (1980) Bildgebende Systeme für die medizinische Diagnostik. Siemens, Berlin
8. Kuttruff H (1988) Physik und Technik des Ultraschalls. Hirzel, Stuttgart
9. Ludwig GD, Struthers FW (1949) Project M.M. 004, 001, report 4. US Naval Medical Research Institute, p 1
10. Miller DL (1987) A review of the ultrasonic bioeffects of microsonation, gas-body activation, and related cavitation-like phenomena. Ultrasound Med Biol 13: 443–470
11. Powis RL, Powis WJ (1984) A thinker's guide to ultrasonic imaging. Urban & Schwarzenberg, Baltimore
12. Rott HD (1981) Zur Frage der Schädigungsmöglichkeit durch diagnostischen Ultraschall. Ultraschall 2: 56–64

3 Normale Sonoanatomie

Der geschlechtsreife Hoden (Testis) hat eine ovale Form, sein Längsdurchmesser beträgt 3–5 cm bei einem Querdurchmesser von 2–3 cm. Die Echotextur des gesunden Hodens ist mittelreflexiv, feingranulär und homogen (Abb. 3.1). Die homogene Struktur darf im Normalfall nur vom Mediastinum testis und einzelnen Hodensepten durchbrochen werden. Das Mediastinum testis ist als hyperreflexives Band zu erkennen. Es verläuft in kaudokranialer Richtung (d. h. es verbreitert sich geringfügig im kranialen Abschnitt des Hodens) und liegt exzentrisch im Hoden unter der Tunica albuginea an der dem Nebenhoden zugewandten Seite (Abb. 3.2). Die Breite des hyperreflexiven Mediastinum testis variiert interindividuell sehr stark und auch intraindividuell zwischen linkem und rechtem Hoden. Manchmal ist es im Ultraschall gar nicht zu erkennen. Die Nachweisbarkeit des Mediastinum testis im Sonogramm und dessen Dicke ist diagnostisch völlig unbedeutend, wichtig ist allein, daß diese Struktur nicht als pathologischer Befund fehlinterpretiert wird.

Hodensepten werden vom Untersucher nur in einzelnen Fällen registriert, selten als zarte, lineare Streifen, gelegentlich nur indirekt in Form von Refraktärschatten. Letztere lassen sich durch leichte Kompression beseitigen bzw. sind bei Änderung der Schallrichtung nicht mehr nachweisbar.

Sehr selten findet man beim gesunden Patienten kleine, echodichte Punkte im Hodenparenchym, diese bedürfen jedoch einer genauen Analyse von Anamnese, Palpations- und Ultraschallbefund, bevor man sie als Normvariante einstuft (s. 4.3.3). Die Tunica albuginea, welche das Hodengewebe kapselförmig umgibt, ist gewöhnlich nicht als eigenständige Struktur zu erkennen.

Der Nebenhoden (Epididymis) hat eine längliche Form und liegt dem Hoden sattelförmig dorsal auf. Durch leichte Rotation von Hoden und Nebenhoden kann der Nebenhoden auch in seitlicher Position zum Hoden darstellbar sein. Die Länge des Nebenhodens ist diagnostisch unbedeutend, wichtig ist jedoch die exakte Differenzierung von Hoden und Nebenhoden. Dies gelingt am besten im sonographischen Längsschnitt. Der Nebenhodenkopf (Globus major) ist dabei als kleine, kappenförmige Struktur zu erkennen, die dem oberen Hodenpol aufsitzt. Form und Größe des Nebenhodenkopfs, der sonographisch fast immer zu erkennen sein sollte, darf variabel sein (dreieck-, sichel- oder tropfenförmig), sein Durchmesser bewegt sich zwischen 5 und 12 mm (Abb. 3.3). Der Nebenhodenkörper ist schlank, sehr flach (Durchmesser ca. 2–4 mm) und im Normalfall nicht immer vom übrigen paratestikulären Gewebe zu unterscheiden. Der Nebenhodenschwanz (Globus minor) liegt dem unteren Hodenpol sichelförmig an, auch er ist mit ca. 2–5 mm Durchmesser sehr flach. Die Echotextur des Nebenhodens ist der des Hodens vergleich-

18 Normale Sonoanatomie

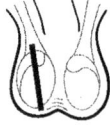
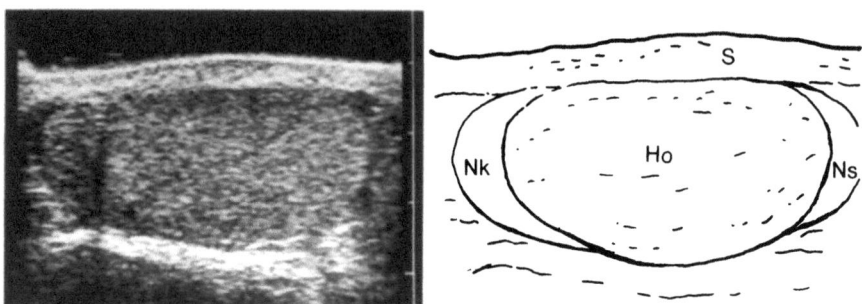

Abb. 3.1. Normalbefund (sonographischer Längsschnitt durch Hoden und Nebenhoden eines Erwachsenen). Homogenes Reflexmuster des testikulären Gewebes, Hoden und Nebenhoden gut zu differenzieren

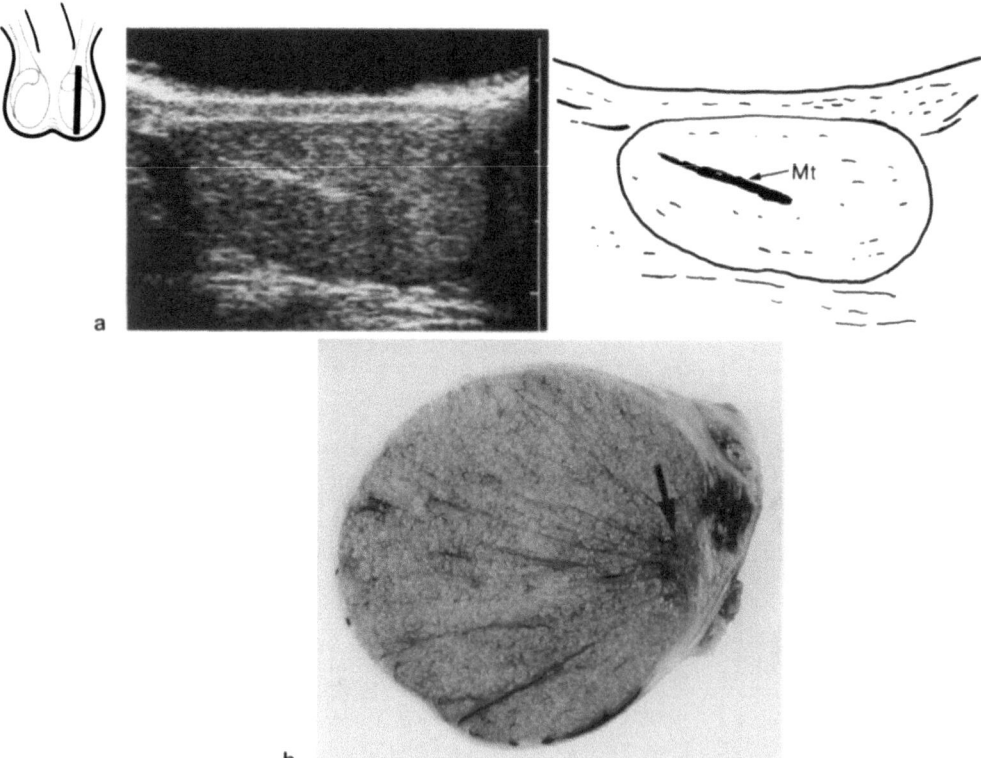

Abb. 3.2a, b. Mediastinum testis. **a** Sonographischer Normalbefund (Längsschnitt) mit Darstellung des Mediastinum testis als kleines, hyperreflexives intratestikuläres Band. **b** Makroskopisches Präparat (Normalbefund, Querschnitt). Das Mediastinum testis (→) liegt exzentrisch im Hoden, dem Nebenhoden zugewandt. Hodensepten laufen auf das Mediastinum testis zu

Normale Sonoanatomie

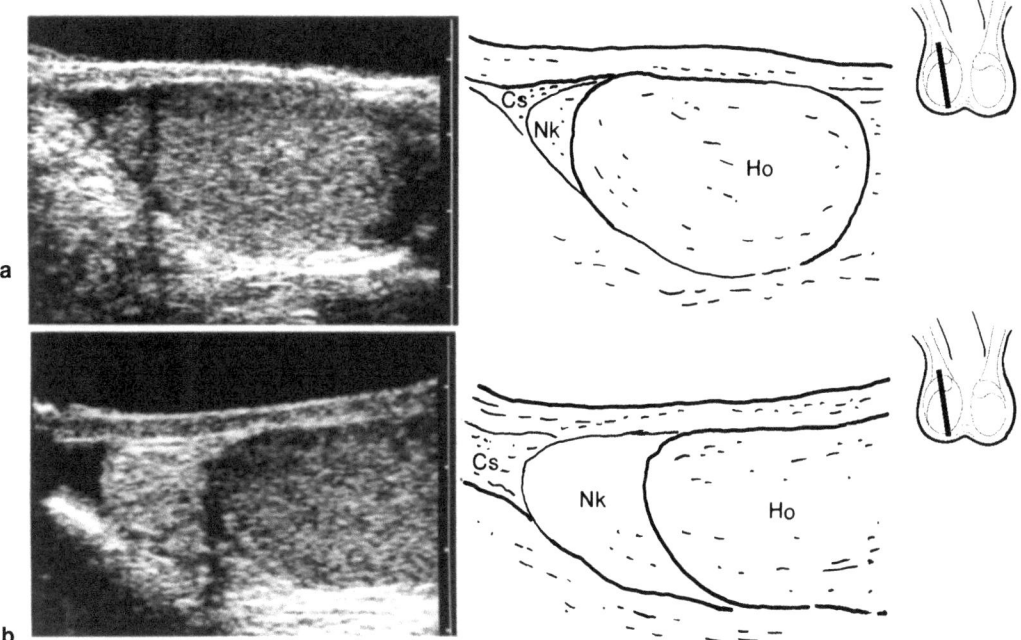

Abb. 3.3 a, b. Sonographische Normalbefunde des Nebenhodenkopfs. Der Nebenhodenkopf kann in Form, Größe und Reflexivität variieren. Wichtig ist die gute Differenzierung zwischen Nebenhodenkopf und oberem Hodenpol. (Man beachte eine geringe, physiologische Flüssigkeitsansammlung innerhalb des Cavum serosum)

bar, gelegentlich kann sie dichter sein. Die Differenzierung von Hoden und Nebenhoden im Sonogramm wird durch die konvexe Oberfläche des oberen und unteren Hodenpols begünstigt, da sich durch die Streuung der Schallwellen an diesen schräg verlaufenden Grenzflächen ein hyporeflexives Band zwischen dem testikulären Gewebe und dem Nebenhodenkopf bzw. -schwanz abzeichnet (Abb. 3.3).

Appendix testis und Appendix epididymis sind normalerweise nicht zu erkennen, da sie zu klein sind (zwischen 1 und 4 mm) und somit im übrigen paratestikulären Gewebe untergehen. Bei Vorliegen einer Hydrozele sind sie gelegentlich als kleine gestielte Gebilde am oberen Hodenpol darstellbar.

Hoden und Nebenhoden sind vom Cavum serosum testis umgeben. In diesem spaltförmigen Hohlraum kann sich auch unter normalen physiologischen Bedingungen eine geringe Flüssigkeitsmenge befinden, die sonographisch am ehesten in der Umgebung des Nebenhodenkopfs als schmaler (1–3 mm) echofreier Saum nachweisbar und nicht bereits als Hydrozele zu interpretieren ist.

Der Funiculus spermaticus beinhaltet den Ductus deferens, Arterien, Venen, Lymphgefäße, Nerven, Fett- und Bindegewebe, er wird von der Fascia spermatica umschlossen. Entsprechend den verschiedenen anatomischen Strukturen ist das sonographische Bild des Samenstrangs als inhomogenes, längliches und formvariables Band zu umschreiben. Sonographisch läßt sich der Funiculus spermaticus nach kranial bis zum inneren Leistenring sicher beurteilen. Diagnostisch hilfreich ist die Verschieblichkeit des Funiculus spermaticus (z.B. beim Valsalva-Manöver). Während Ductus deferens, Arterien, Lymphgefäße und Nerven nicht als eigenständige Strukturen abgegrenzt werden können, imponieren die Venen des Plexus pampiniformis als geschlängelt verlaufende, hyporeflexive Gebilde von 1–2 mm Durchmesser. Formkonstante, knotige Veränderungen innerhalb des Funiculus spermaticus sind als pathologisch anzusehen.

Die im Sonogramm erkennbare Skrotalhülle besteht aus Anteilen des M. cremaster, der Fascia spermatica externa, der Tunica dartos und der Haut. Im Transversalschnitt ist zwischen beiden Hoden das Septum testis als vertikale Struktur mit dorsaler Schallabschwächung zu erkennen.

Besonderheiten im Kindesalter

Bei Säuglingen und Knaben zeigt sich eine im Vergleich zum Erwachsenen hyporeflexive Echogenität des Hodens (Abb. 3.4) (vgl. Abb. 3.1). Diese Hyporeflexivität des präpubertären Hodens sollte jedoch ebenfalls homogen strukturiert sein. Erst in der Pubertät, d.h. im Alter zwischen 9 und 16 Jahren, kommt es zu einem signifikanten Anstieg der testikulären Echogenität (Abb. 3.5) [2]. Als Ursache ist das Wachstum der Tubuli seminiferi anzusehen mit Vergrößerung ihres Durchmessers und Ausbildung eines Lumens. Der Nebenhodenkopf ist selbst bei Kleinkindern häufig zu erkennen. Postnatal kann eine physiologische Hydrozele vorliegen, welche sich langsam zurückbildet. Bei Säuglingen und Knaben wird die sonographische Beurteilbarkeit des Skortalinhalts im allgemeinen dadurch erschwert, daß die Organe noch sehr klein und zudem recht mobil sind. Die sonographische Diagnostik kann dementsprechend bei Kindern nicht mit derselben Sicherheit erfolgen wie bei Erwachsenen.

Zusammenfassend läßt sich unter diagnostischen Gesichtspunkten für die normale Sonoanatomie des Skrotalinhalts folgendes festhalten:

- Wesentliches Kriterium des gesunden Hodens ist die homogene mittelreflexive Echotextur, die Größe des Organs ist von untergeordneter Bedeutung.

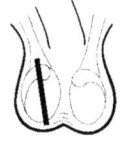
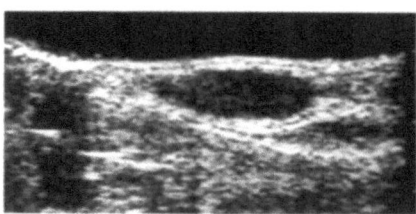
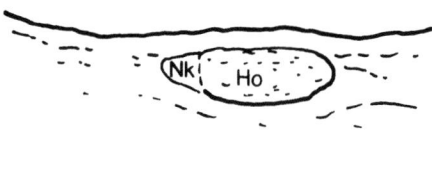

Abb. 3.4. Sonographischer Normalbefund des Hodens eines siebenjährigen Knabens. Das testikuläre Gewebe ist noch deutlich hyporeflexiv. Kranial des oberen Hodenpols befindet sich der Nebenhodenkopf

Normale Sonoanatomie 21

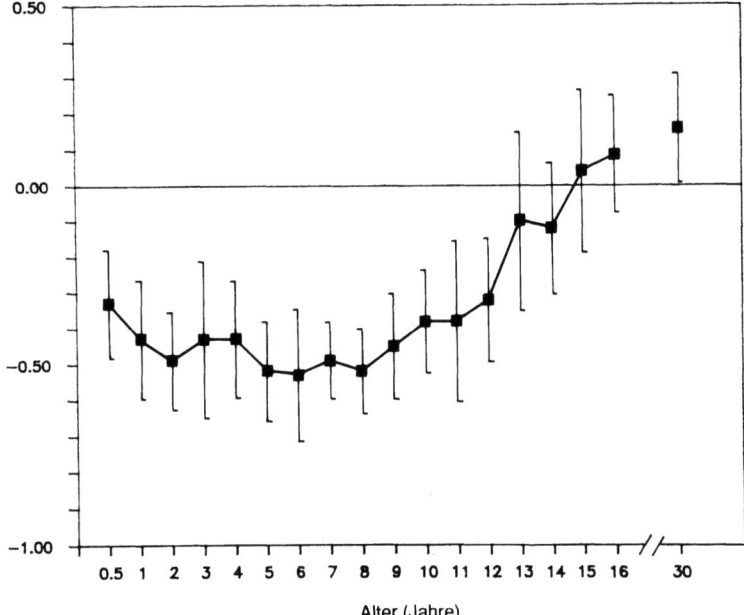

Abb. 3.5. Graphische Darstellung der testikulären Echogenität im Verhältnis zur Echogenität eines Standards in Abhängigkeit vom Alter. Der präpubertäre Hoden ist im Vergleich zum reifen Hoden deutlich hyporeflexiv. Ein Anstieg der Echogenität findet sich ab dem neunten Lebensjahr und insbesondere während der Pubertät zwischen dem 12. und 15. Lebensjahr. Eine weitere Veränderung des reifen Hodens, dargestellt in der Gruppe der 16- und 30jährigen, findet nicht statt

- Der Nebenhoden muß nicht in allen Abschnitten darstellbar sein, eine Vergrößerung des Organs ist als pathologisch anzusehen.
- Hoden und paratestikuläre Strukturen (inklusive Nebenhoden) sollten sicher zu differenzieren sein.
- Nicht alle anatomischen Strukturen (z. B. Tunica albuginea, Ductus deferens) sind sonographisch zu erkennen.
- Bei der Untersuchung von Säuglingen und Knaben ist die Hyporeflexivität des unreifen Hodens ein normaler Befund.

Literatur

1. Fakhry J, Khoury A, Barakat K (1989) The hypoechoic band: a normal finding on testicular sonograhpy. Am J Roentgenol 153: 321–323
2. Hamm B, Fobbe F, Dietzel M, Winter S (1988) Maturation of the testis: Ultrasound evaluation with histopathological correlation. The American Roentgen Ray Society, 88th Annual Meeting, Book of Abstracts 125
3. Hricak H, Filly RA (1983) Sonography of the scrotum. Invest Radiol 18: 112–121
4. Krone KD, Carroll BA (1985) Scrotal ultrasound. Radiol Clin North Am 23: 121–139
5. Leung ML, Gooding GAW, Williams RD (1984) High-resolution sonography of scrotal contents in asymptomatic subjects. Am J Roentgenol 143: 161–164
6. Rifkin MD (1987) Scrotal ultrasound. Urol Radiol 9: 119–126
7. Schwerk WB, Schwerk WN (1989) Sonographie des Skrotalinhaltes. In: Braun B, Günther R, Schwerk WB (Hrsg) Ultraschalldiagnostik. Ecomed, Landsberg, S 1–28

4 Erkrankungen des Hodens

4.1 Kongenitale Anomalien

4.1.1 Maldescensus testis

Klinik

Die Ursachen und die Steuerung des physiologischen Descensus testis sind noch nicht völlig geklärt. Die Lagevarianten des Hodens gehören zu den häufigsten Fehlbildungen bei der Geschlechtsdifferenzierung des Mannes. 2–3,4% aller reifen Neugeborenen zeigen einen Maldeszensus, der im frühen Säuglingsalter noch keinen Krankheitswert hat [23]. Mit Abschluß des 1. Lebensjahrs haben ca. 1,8% aller Knaben einen dann therapiebedürftigen Maldescensus testis, der bei bis zu 80% der Fälle mit einer kongenitalen Leistenhernie verbunden ist (Processus vaginalis peritonei persistens) [15].

Als Maldeszensus (Dystopie) werden alle Formen der kongenitalen Lagevarianten bezeichnet. Entsprechend ihrer topographisch-anatomischen Anordnung werden 2 Formen unterschieden: Als *Retentio testis* wird die Fehllage an einem Ort des physiologischen Deszensuswegs bezeichnet. Dabei lassen sich folgende Lokalisationen unterscheiden:

- Abdominelle Retention (8%): der Hoden befindet sich retroperitoneal zwischen dem kaudalen Nierenpol und dem inneren Leistenring, ist also nicht palpabel.
- Inguinale Retention (63%): der Hoden liegt zwischen innerem und äußerem Leistenring.
- Präskrotale Retention (24%): der Hoden befindet sich im Bereich des Skrotalansatzes jenseits des Leistenkanals vor dem Skrotalfach.

Die weitaus seltenere Fehllage des Hodens abseits des physiologischen Deszensuswegs wird als *Ectopia testis* bezeichnet. Am häufigsten ist die epifasziale, inguinale Ektopie. Seltene Formen (1–5% aller Maldeszensusfälle) sind perineale, femorale, krurale, pubopenile sowie die gekreuzte skrotale Ektopie (Abb. 4.1) [4].

Neben einer vermehrten Torsionsneigung dystoper Hoden zeigen diese gegenüber orthotopen Hoden 4- bis 8mal häufiger eine maligne Entartung, auch nach konservativer oder operativer Korrektur der Dystopie (!). Etwa 10% aller Hodentumoren entstehen in einem maldeszendierten Organ.

Als klinisches Zeichen der extraskrotalen Hodenlage imponiert bei der Inspektion das hypoplastische, nicht entfaltete, leere Skrotum mit fehlender oder geringer Fältelung der Skrotalhaut. Epifaszial-inguinale Hoden sind sub-

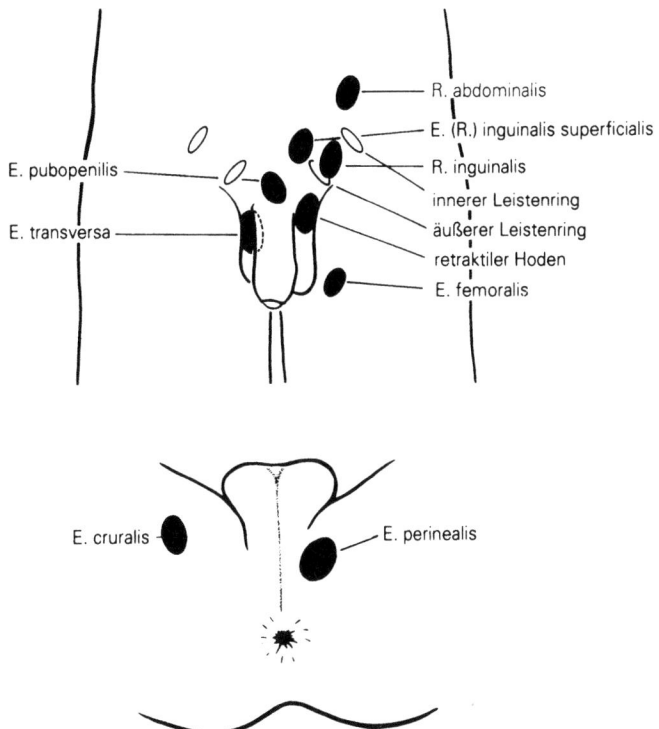

Abb. 4.1. Die verschiedenen Formen der Retentio testis *(R.)* und Ectopia testis *(E.)*

kutan palpabel. Ist weder in der Inguinalregion noch im Skrotum ein Hoden palpabel, so ist zunächst eine Inspektion und Palpation der typischen Ektopielokalisationen (s. oben) vorzunehmen.

In Anbetracht der Torsionsneigung maldeszendierter Hoden, sollte bei akuten abdominellen Schmerzen und ipsilateralem leerem Skrotalfach auch an die Möglichkeit eines intraabdominell torquierten Hodens gedacht werden. Beim Erwachsenen liegt der Torsion des maldeszendierten Hodens in der Mehrzahl der Fälle ein Tumor zugrunde, der durch die Volumenzunahme des Organs die Torsion auslöste.

Die häufigste Ursache, die fälschlicherweise zur Diagnose eines maldeszendierten Hodens führt, ist seine Retraktion durch den Cremasterreflex. Dieser kann sowohl durch die manuelle als auch durch die sonographische Untersuchung ausgelöst werden und bewirkt, daß der Hoden in den Leistenkanal rutscht. Dieses Phänomen tritt vor allem im präpubertären Alter auf und erschwert die Beurteilung bei bis zu 20% der Untersuchungen. Bei unklarem Befund empfiehlt sich somit eine Kontrolluntersuchung.

Sonographie

Bei maldeszendierten Hoden ergeben sich 3 Indikationen für die sonographische Untersuchung:

1. Suche des Hodens,
2. Verlaufskontrolle des Deszensus während einer Hormontherapie,
3. Tumorausschluß.

Bei der Suche nach einem maldeszendierten Hoden im Säuglings- und Kindesalter empfiehlt es sich, zunächst den regelrecht deszendierten Hoden anzusehen, um anschließend nach einer vergleichbaren Struktur auf der kontralateralen Seite zu suchen. Der maldeszendierte Hoden besitzt ebenfalls eine ovale Form und eine homogene hyporeflexive Echotextur (Abb. 4.2). Häufigste Lokalisation des maldeszendierten Hodens ist der Leistenkanal. Gerade durch die gute räumliche Auflösung und die freie Wahl der Schichtebene (parallel zum Verlauf des Leistenkanals) besitzt die hochauflösende Realtime-Sonographie eine hohe Treffsicherheit bei der Erfassung des Hodens auf der Strecke zwischen innerem Leistenring und Skrotalfach. Selbst sehr kleine Hodenanlagen von 10 mm Durchmesser sind auf dieser Strecke des Deszensus zu erkennen. Die gelegentlich auftretende Schwierigkeit einer Differenzierung zwischen Hoden und fraglicher Leistenhernie läßt sich durch die Betrachtung während eines Valsalva-Manövers bzw. Hustens oder eines künstlich ausgelösten Cremasterreflexes (Bestreichen der Oberschenkelinnenseite) klären. Gelegentlich kann die Pars infravaginalis des Gubernaculum testis einen atrophierten Hoden vortäuschen, da sie eine noduläre Form besitzt und hyporeflexiv ist [21]. Eine sichere Differenzierung zwischen Hoden und Gubernaculum gelingt mit dem Nachweis eines zarten hyperreflexiven intratestikulären Bandes entsprechend dem Mediastinum testis (Abb. 4.2). Bei Säuglingen kann die Suche nach dem kleinen maldeszendierten Hoden durch die Unruhe des Kindes erschwert werden, hier empfiehlt sich die Untersuchung, während das Kind das Fläschchen nimmt, oder eine nochmalige Kontrolle.

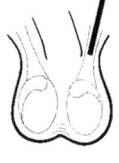 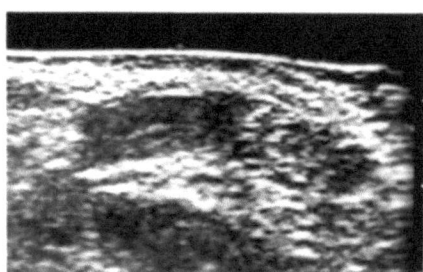 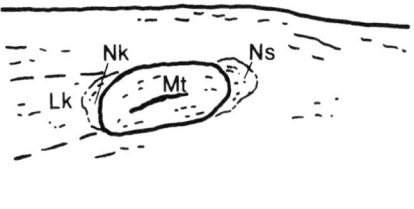

Abb. 4.2. Maldeszendierter linker Hoden eines 2jährigen. Der Hoden, welcher sich am unteren Rand des Leistenkanals *(Lk)* befindet, besitzt eine homogene, hyporeflexive Echotextur. Man kann das Mediastinum testis als kleines hyperreflexives Band erkennen

Unbefriedigende Ergebnisse zeigt die Sonographie bei der Suche nach maldeszendierten Hoden kranial des inneren Leistenrings, d. h. im Falle eines retinierten intraabdominellen Hodens oder eines ektopen Hodens im Becken. Als Ursache ist die Überlagerung mit Darmgas und die sehr schwierige Differenzierung des kleinen Hodens von anderen abdominellen Strukturen zu nennen. Ist der maldeszendierte Hoden nicht im Leistenkanal oder Skrotalansatz zu finden, sollte noch eine Untersuchung der suprapubischen, perinealen oder femoralen Region (s. Abb. 4.1) erfolgen, um eine entsprechende Hodenektopie auszuschließen.

Unter hormoneller Therapie kann ein erfolgreicher Deszensus des Hodens verfolgt werden, eine Änderung der testikulären Echotextur findet sich unter dieser Therapie nicht.

Beim Erwachsenen hat die Sonographie das Ziel, den maldeszendierten Hoden zu lokalisieren (z. B. für eine geplante Operation), im Vordergrund steht jedoch der Ausschluß einer malignen Entartung. Wie beim Kind ist der maldeszendierte Hoden sehr gut ab dem inneren Leistenring zu erkennen, nicht jedoch bei abdomineller Lage. Der maldeszendierte Hoden des Erwachsenen zeigt sonographisch wesentliche Unterschiede im Vergleich zum gesunden Organ. Aufgrund der Schädigung bzw. unzureichenden Entwicklung des Keimepithels ist der maldeszendierte Hoden klein und meist echoarm. Im Leistenkanal kann der Hoden statt einer ovalen auch eine längliche Form annehmen, wichtig ist jedoch, daß seine Echotextur homogen bleibt. Jede Inhomogenität oder fokale Läsion des testikulären Gewebes ist tumorverdächtig.

Andere diagnostische Verfahren

Bei der Diagnostik des maldeszendierten Hodens sind neben Palpation und Sonographie weitere Untersuchungsmethoden zu erwähnen. Hierzu zählen Computertomographie (CT), Arteriographie, retrograde Phlebographie der V. testicularis, Laparoskopie, explorative Laparotomie und Magnetresonanztomographie (MRT).

Der Computertomographie kann bei der Erfassung des maldeszendierten Hodens im Leistenkanal eine ebenso gute Treffsicherheit (>90%) bescheinigt werden wie der Real-time-Sonographie. Bei abdomineller Lage erzielt die CT bessere Ergebnisse [25]. Die CT verursacht allerdings höhere Kosten, eine längere Untersuchungszeit (was möglicherweise eine Sedierung bei Kleinkindern erfordert) und eine Strahlenexposition. Auch kann bei Kindern durch das wenig vorhandene Fettgewebe die Differenzierung des Hodens zu abdominellen und pelvinen Strukturen erschwert werden.

Unter den angiographischen Verfahren ist die Methode der retrograden, selektiven Phlebographie am weitesten verbreitet [1, 3, 9]. Die Erfolgsrate der retrograden Phlebographie liegt zwischen 50 und 90%. Diese Methode erfordert eine hohe angiographische Erfahrung des Untersuchers. Indiziert ist die radiologische Darstellung der testikulären Gefäße bei Verdacht auf abdominelle Lage des Hodens. Neben der Strahlenexposition, welche ca 5- bis 10mal höher ist als bei der CT, ist zu berücksichtigen, daß diese Methode invasiv ist und bei Kleinkindern eine Sedierung oder Narkose voraussetzt. Gleiches gilt für die Laparoskopie.

Die Vorteile der Magnetresonanztomographie als neuestem bildgebenden Verfahren liegen in der fehlenden Invasivität, dem hohen Weichteilkontrast, der freien Wahl der Schichtebene und der fehlenden Strahlenexposition, andererseits ist dieses Verfahren sehr kostenintensiv und zeitaufwendig. Die Treffsicherheit der MRT bei der Lokalisation eines maldeszendierten Hodens ab dem inneren Leistenkanal ist mit der einer Sonographie oder CT vergleichbar [6]. Intraabdominell gelegene Hoden entgehen derzeit auch der MRT.

Maldescensus testis

(Retention bzw. Ektopie möglich)

Klinik:
– Leeres Skrotalfach
– Inguinale Retention am häufigsten

Risiken:
– Torsion
– Irreversible Schädigung des samenbildenden Epithels
– Maligne Entartung

Sonographie:
– Gute Erfassung des maldeszendierten Hodens ab dem inneren Leistenring
– Schlechte Treffsicherheit bei intraabdomineller oder pelviner Lokalisation
– Häufig Echoarmut des maldeszendierten Organs
– Inhomogenitäten bzw. fokale Läsionen sind tumorverdächtig!

4.1.2 Aplasie

Als Aplasie wird das unilaterale Fehlen einer Hodenanlage bezeichnet, das in ca. 4% aller Maldeszensusfälle beobachtet wird [16]. Die Diagnostik beinhaltet die unter 4.1.1 aufgeführten Schritte. Die Diagnose „Aplasie" darf nur dann gestellt werden, wenn intraoperativ ein blind endendes rudimentäres Vas deferens gefunden wird. Ursachen der Aplasie sind unter anderem die intrauterine Hodentorsion oder andere vaskuläre Versorgungsprobleme des Hodens während des Deszensus.

4.1.3 Anorchie

Als Anorchie wird das vollständige beidseitige Fehlen der männlichen Gonaden bezeichnet. Dieser Zustand tritt bei nur ca. 0,6% aller Maldeszensusfälle auf [16]. Klinisch zeigen die genetisch und somatisch männlichen Patienten ein kleines, leeres und nicht pigmentiertes Skrotum, einen Mikropenis sowie eine Pubertas tarda. Die Anorchie kann durch den HCG-Stimulationstest gesichert werden; der beim gesunden Knaben durch die Gabe von HCG erzielte Testosteronanstieg fehlt bei bilateraler Anorchie.

4.1.4 Polyorchie

Die Polyorchie (testikuläre Duplikation) ist ein sehr seltener Befund (bisher ca. 70 Fälle in der Literatur). Als Ursache der Polyorchie werden Peritonealfalten angeführt, die die primäre Gonadenanlage teilen [18]. Der überzählige Hoden ist klein, das samenableitende System ist hypoplastisch oder fehlt.

Palpatorisch ist diese Fehlbildung von Tumoren oder Zysten schwer zu unterscheiden.

Sonographisch kann der Verdacht einer Hodenduplikation entstehen, wenn die vermutete Raumforderung eine homogene, hodenähnliche Echotextur besitzt, sie kann iso- oder hyporeflexiv im Vergleich zum gesunden Hodengewebe sein. Wegen der Seltenheit einer Polyorchie sollte zunächst jedes Krankheitsbild, welches den Befund einer Hodenduplikation vortäuschen kann, ausgeschlossen werden. Eine chirurgische Exploration erscheint zudem erforderlich.

4.1.5 Makroorchie

Eine Makroorchie (asymptomatische Hodenvergrößerung) wird gehäuft bei geistig-behinderten Patienten beobachtet, insbesondere wenn das Krankheitsbild eines „fragilen X-Chromosoms" vorliegt [19]. Mit Ausnahme der Organvergrößerung findet sich weder palpatorisch noch sonographisch ein pathologischer Befund. Die Echotextur bei Makroorchie ist homogen und mittelreflexiv. Ein Risiko der malignen Entartung liegt nicht vor.

Literatur

1. Amin M, Wheeler CS (1976) Selective testicular venography in abdominal cryptorchidism. J Urol 115: 760–761
2. Bjerklund Johansen TE, Larmo A (1988) Ultrasonography in undescended testes. Acta Radiol Oncol 29: 159–163
3. Diamond AB, Meng CH, Kodroff M, Goldman SM (1977) Testicular venography in the nonpalpable testis. Am J Roentgenol 129: 129–135
4. Dieckmann KP, Düe W, Fiedler U (1988) Perineale Hodenektopie. Urologe A 27: 358–362
5. Friedland GW, Chang P (1988) The role of imaging in the management of the impalpable undescended testis. Am J Roentgenol 151: 1107–1111
6. Fritzsche PJ, Hricak H, Kogan BA, Winkler ML, Tanagho EA (1987) Undescended testis: value of MR imaging. Radiology 164: 169–173
7. Giyanani VL, McCarthy J, Venable DD, Terkeurst J, Fowler M (1987) Ultrasound of polyorchidism: case report and literature review. J Urol 138: 863–864
8. Goldberg RM, Chilcote W, Kay R, Bodie BH (1987) Sonographic findings in polyorchidism. J Clin Ultrasound 15: 412–415
9. Greenberg SH, Ring EJ, Oleaga J, Wein AJ (1979) Gonadal venography for preoperative localization of nonpalpable testis in adults. Urology 13: 453–455

10. Gritzmann N, Haller J (1988) Hochauflösende Sonographie bei Kryptorchismus. Urologe A 27: 279–282
11. Hederstroem E, Forsberg L, Kullendorff CM (1985) Ultrasonography of the undescended testis. Acta Radiol 26: 453–456
12. Hinman F (1987) Survey: localization and operation for nonpalpable testes. Urology 30: 193–198
13. Hutton L, Rankin RM, Pozsinyi J (1985) High resolution ultrasound of macro-orchidism in mental retardation. J Clin Ultrasound 13: 19–22
14. Khademi M, Seebode JJ, Falla A (1980) Selective spermatic arteriography for localization of an impalpable undescended testis. Radiology 136: 627–634
15. Kleinteich B (1979) Klinische Problematik. In: Kleinteich B, Hadziselimovic F, Hesse V, Schreiber G (Hrsg) Kongenitale Hodendystopien. Thieme, Leipzig, S 15–76
16. Levitt SB, Kogan SJ, Engel RM, Weiss RM, Martin DC, Ehrlich RM (1978) The impalpable testis: a rational approach to management. J Urol 120: 515–520
17. Madrazo BL, Klugo RC, Parks JA, Di Loreto R (1979) Ultrasonographic demonstration of undescended testis. Radiology 133: 181–183
18. Nacey JN, Urquhart Hay D (1987) Polyorchidism. Br J Urol 59: 280
19. Nielsen KB, Tommerup N (1981) Macroorchidism, mental retardation and the fragile X. N Engl J Med 305: 1348
20. Rifkin MD, Kurtz AB, Pasto ME, Gordberg BB (1983) Polyorchidism diagnosed preoperatively by ultrasonography. J Ultrasound Med 2: 93–94
21. Rosenfield AT, Blair DN, McCarthy S, Glickman MG, Rosenfield NS, Weiss R (1989) The pars infravaginalis gubernaculi: importance in the identification of the undescended testis. Am J Roentgenol 153: 775–778
22. Ruvalcaba RHA, Myhre SA, Roosen-Runga EC, Beckwith JB (1977) X-linked mental deficiency megalotestes syndrome. JAMA 238: 1646–1650
23. Scorer CG, Farrington GH (1979) Congenital anomalies of the testis. In: Harrison JH, Gittes RF, Perlmutter AD, Stamey TA, Walsh PC (Hrsg) Campbell's urology, 4th edn. Saunders, Philadelphia, pp 1549–1565
24. Turner G, Daniel A, Frost M (1980) X-linked mental retardation macro-orchidism and the Xq (27) fragile site. J Pediatr 96: 837–841
25. Wolverson MK, Houttuin E, Heiberg E, Sundaram M, Shields JB (1983) Comparison of computed tomography with high-resolution real-time ultrasound in the localization of the impalpable undescended testes. Radiology 146: 133–136
26. Wright JE (1986) Impalpable testes: a review of 100 boys. J Pediatr Surg 21: 151–153

4.2 Hodentumoren

Es ist zwischen den Keimzelltumoren, den Tumoren des Gonadenstromas, den Tumoren des lymphatischen/hämatopoetischen Systems sowie sekundären Tumoren (Metastasen) zu unterscheiden; hinzu kommen tumorähnliche Veränderungen des Hodens. Die Keimzelltumoren stellen jedoch mit etwa 95% aller intratestikulären Tumoren den weitaus größten Anteil dar. Die nichtgerminalen Tumoren gehören dagegen zu den Seltenheiten.

4.2.1 Klinische Stadieneinteilung der malignen Hodentumoren

Wie bei allen anderen Tumoren gibt es auch für die Hodentumoren eine TNM-Klassifikation [40], die allerdings in der Klinik wenig Akzeptanz gefunden hat. So ist die Stadieneinteilung des Primärtumors (T-Stadium; Abb. 4.3) von untergeordneter Bedeutung, da alle Hodentumoren durch eine hohe in-

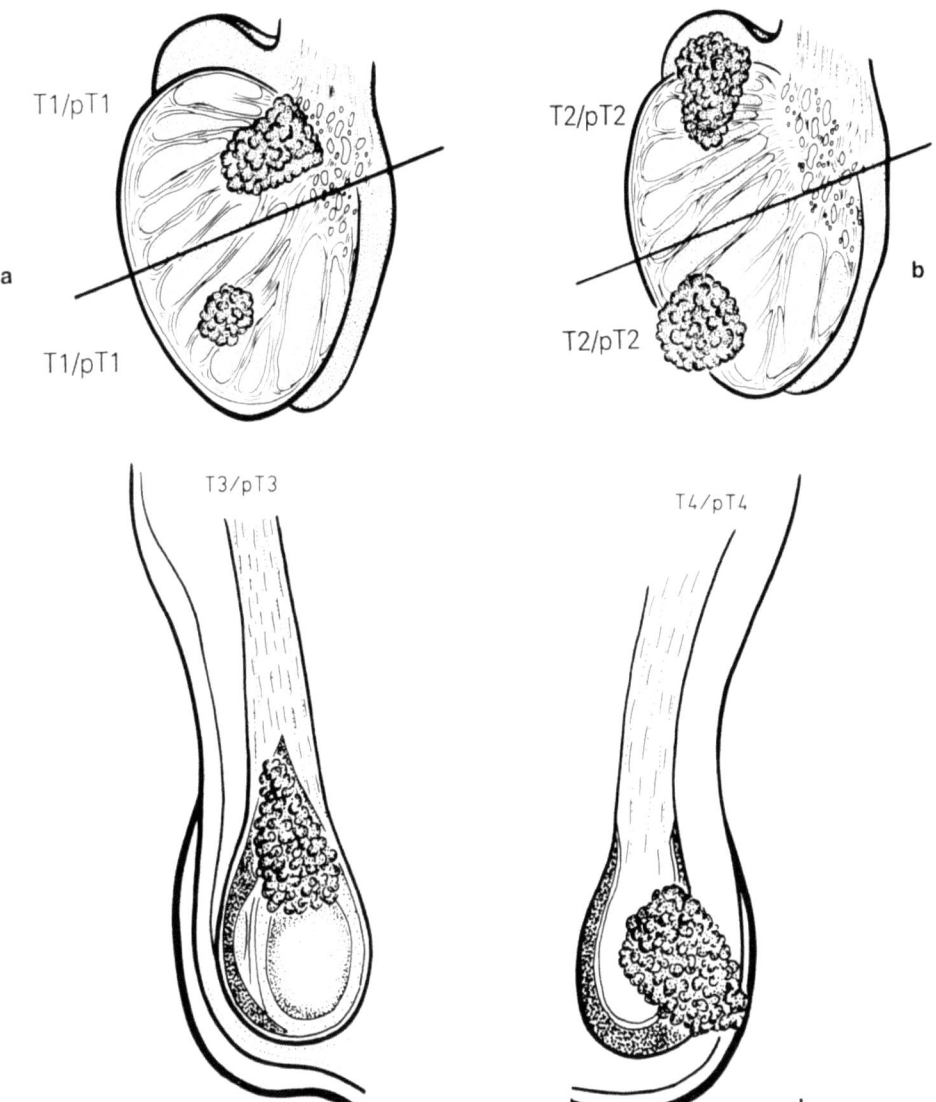

Abb. 4.3 a–d. T-Stadien des Hodentumors (UICC 1987). **a** Tumor beschränkt sich auf den Hoden/bzw. infiltriert das Rete testis. **b** Tumor infiltriert die Tunica albuginea/bzw. den Nebenhoden. **c** Tumor infiltriert den Samenstrang. **d** Tumor infiltriert das Skrotum

guinale Freilegung operiert werden. Gebräuchlicher sind die sogenannten klinischen Stadieneinteilungen, von denen die modifizierte Einteilung nach Boden und Gibb die weiteste Verbreitung gefunden hat (Abb. 4.4) [86]. In klinisch-onkologischen Studien werden die metastasierten Tumoren je nach Tumorlast und anderen Prognosekriterien unterteilt in „good risk" und „poor risk" bzw. nach der Indiana-Klassifikation in „minimal -", „moderate -" oder „advanced disease" [1]. Im Unterschied zu den meisten anderen malignen

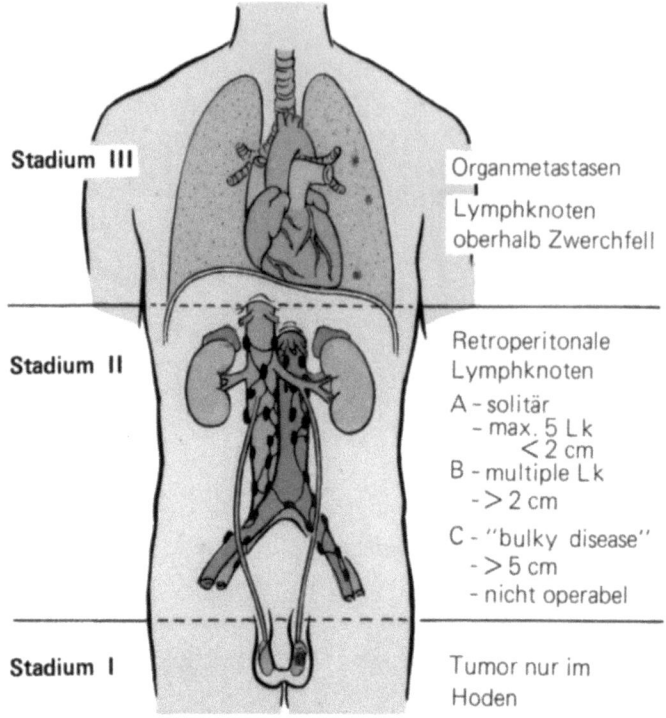

Abb. 4.4. Klinische Stadieneinteilung des Hodentumors

Tumoren gibt es bei den Keimzelltumoren kein Grading-System zur Beschreibung morphologischer Differenzierungsstufen der Tumorzellen.

Für die klinische Stadieneinteilung sind nach der Semikastration und der histologischen Beurteilung des lokalen Tumorstadiums (pT-Stadium) weitere bildgebende Untersuchungsverfahren erforderlich. Durch abdominale Sonographie und CT wird nach einer möglichen Metastasierung im Retroperitoneum sowie im Bereich der Oberbauchorgane gefahndet. Die einfache Röntgen-Thoraxaufnahme in 2 Ebenen genügt in der Regel zur Beurteilung der pulmonalen Situation. Wird durch die abdominale CT jedoch eine Tumormanifestation im Retroperitoneum nachgewiesen oder zeigen die Tumormarker β-HCG und α-Fetoprotein nach der Semikastration keinen Rückgang, so werden zur Abklärung des Mediastinums und zur weiteren Metastasendiagnostik ein Thorax- und ein Schädel-CT sowie ein Skelettszintigramm angeschlossen. (Tumormarker β-HCG und α-Fetoprotein müssen unbedingt vor der Operation bestimmt werden, als Ausgangswert für weitere Verlaufskontrollen im Rahmen der Nachsorge!)

Da die CT Lymphknotenmetastasen nur ab einer Größe von 1 cm Durchmesser nachweisen kann, muß in etwa 20% der Fälle mit falsch-negativen Befunden gerechnet werden [59, 73]. Da diese Rate auch durch die Lymphographie nicht wesentlich zu verbessern ist, wird in den meisten Zentren bei Nichtseminomen eine diagnostische retroperitoneale Lymphadenektomie

(RLA) durchgeführt [84]. Lassen sich durch intraoperative Schnellschnittuntersuchungen keine Lymphknotenmetastasen im ipsilateralen Abstrombereich nachweisen, so erfolgt der Eingriff als Staging- oder modifizierte RLA unter Verzicht auf eine systematische Entfernung aller retroperitonealen Lymphknoten [83].

4.2.2 Keimzelltumoren

Epidemiologische Basisdaten

Mangels eines zentralen Tumorregisters ist die Inzidenz der Keimzelltumoren in der Bundesrepublik Deutschland nicht genau bekannt, jedoch erscheint die Schätzung von jährlich ca. 2500 neuen Fällen realistisch. In den USA beträgt die Häufigkeit 2,4 bis 2,92 auf 100000 männliche Einwohner pro Jahr. Seit ca. 4 Jahrzehnten wird weltweit eine ansteigende Inzidenz beobachtet [61]. In der Gruppe der 20- bis 34jährigen Männer ist der Keimzelltumor der häufigste maligne Tumor. Bezogen auf alle Altersklassen ist der Keimzelltumor mit 1% aller malignen Tumoren jedoch eher selten. Der Anteil kindlicher Hodentumoren beträgt ca. 3,5%. Die Prognose hat sich nach Einführung der cisplatinhaltigen Chemotherapie sowie durch moderne diagnostische Methoden stark verbessert: Innerhalb der letzten Dekade ist die Überlebensrate von 50% auf 95% angestiegen [22].

Symptomatik und Metastasierung der Keimzelltumoren

Mit 95% stellen die Keimzelltumoren den weitaus größten Anteil aller intratestikulären Tumoren dar. Das Kardinalsymptom des Hodentumors ist die schmerzlose, derbe, knotige Schwellung des Hodens, die unterschiedlich rasch an Größe zunehmen kann. Etwa zwei Drittel aller Patienten geben eine Anamnesedauer von bis zu 3 Monaten an [83]. Vor allem bei den Seminom-Patienten können noch längere Symptomintervalle beobachtet werden [16]. In ca. 27% der Fälle imponiert gleichzeitig eine akute oder chronische skrotale Schmerzsymptomatik, so daß das Vorhandensein von Schmerz niemals die Diagnose Hodentumor ausschließt. Ein Teil der Patienten klagt über ein Schweregefühl des betroffenen Hodens. In etwa 10% aller Fälle sind extraskrotale, durch Metastasen bedingte Symptome, wie Rückenschmerzen oder Hämoptysen, das erste Anzeichen der Tumorerkrankung [17].

Die Metastasierung des malignen Keimzelltumors erfolgt in der Regel zunächst lymphogen – gemäß den entwicklungsgeschichtlich angelegten Lymphbahnen – direkt in die retroperitonealen Lymphknotenstationen [82], (Abb. 4.5). In der Mehrzahl der Fälle werden zunächst die ipsilateralen Stationen befallen, jedoch werden regelmäßig im weiteren Verlauf und in einigen Fällen auch schon zu einem frühen Zeitpunkt die kontralateralen retroperitonealen Lymphknoten erfaßt [84]. Mediastinale, linkssupraklavikuläre und zervikale Lymphknoten sind die weiteren lymphogenen Metastasenstationen. In diesem Tumorstadium sind in den meisten Fällen auch schon hämatogene Organmetastasen vorhanden.

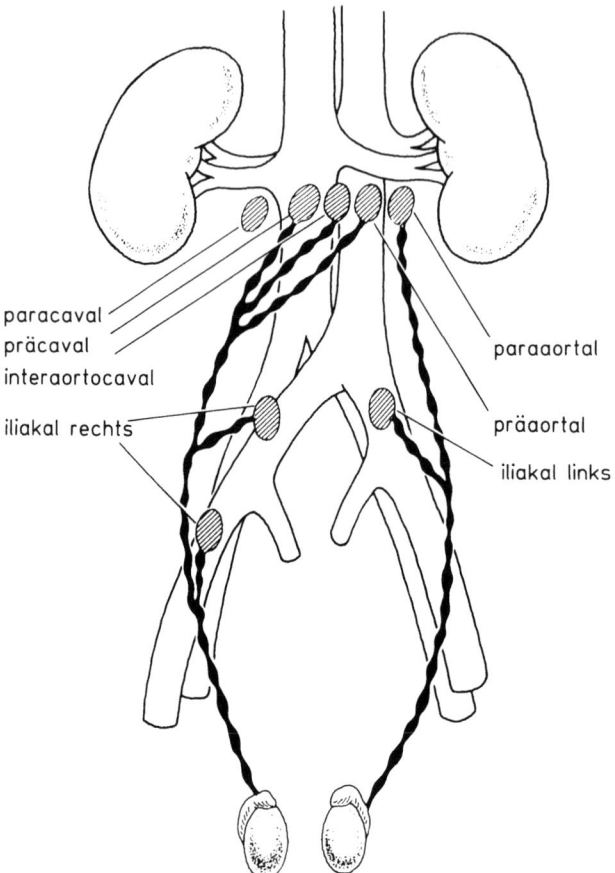

Abb. 4.5. Lymphabflußwege und Lokalisation der ersten Metastasen bei lymphogener Metastasierung der Hodentumoren. (Nach Weißbach [82])

In etwa 10% der Fälle können auch primär hämatogene Metastasen auftreten. Diese Eigenschaft wird vor allem dem Chorionkarzinom zugeschrieben. Ob Anteile eines Chorionkarzinoms in einem Kombinationstumor die Prognose entscheidend verschlechtern, ist keineswegs sicher. Hämatogene Metastasen werden am häufigsten in der Lunge gefunden und danach mit abnehmender Häufigkeit in Leber, Gehirn und Skelett [4].

Die Tendenz zur Metastasierung wird vor allem durch die Histologie, die lokale Ausdehnung des Primärtumors sowie die Invasion in Lymph- und Blutgefäße bestimmt [10, 29]. Metastasen findet man bei Diagnosestellung nur bei 20–25% aller reinen Seminome, jedoch bei über 40% der Nichtseminome.

Histogenese und pathohistologische Klassifikation der Keimzelltumoren

Für die histologische Einteilung der verschiedenen Keimzelltumoren hat es in der Vergangenheit zahlreiche Klassifikationen gegeben, die ihre jeweilige theoretische Grundlage in unterschiedlichen Histogenese-Konzepten hatten. Die einheitliche Keimzelltumortheorie, die von Friedman und Moore [27] ursprünglich konzipiert, von Dixon und Moore [20] und später von Mostofi [52] weiterentwickelt wurde und schließlich in der Entdeckung des Carcinoma in situ (heute als testikuläre intraepitheliale Neoplasie, TIN, bezeichnet) als einheitlicher Vorläuferzelle aller Keimzelltumoren [75] vervollständigt wurde,

Tabelle 4.1. WHO-Klassifikation der Hodentumoren

1. Keimzelltumoren
    1.1. Tumoren eines histologischen Typs
    1.1.1. Seminom
        2. Spermatozytäres Seminom
        3. Embryonales Karzinom
        4. Dottersacktumor (yolk sac tumor)
        5. Polyembryom
        6. Chorionkarzinom
        7. Teratom
            – reif (matur)
            – unreif (immatur)
            – Teratom mit maligner Degeneration
    1.2. Tumoren mit mehr als einem Gewebstyp
    1.2.1. Teratokarzinom (Embryonales Karzinom + Teratom)
    1.2.2. Chorionkarzinom mit anderem Gewebstyp
    1.2.3. Andere Kombinationen

2. Keimstrang-/Stromatumoren
    2.1. Gut differenzierte Tumoren
    2.1.1. Leydig-Zelltumor
    2.1.2. Sertoli-Zelltumor
    2.1.3. Granulosa-Zelltumor
    2.2. Mischformen
    2.3. Unvollständig differenzierte Formen

3. Tumoren mit Keimzellanteilen und Keimstrang-/Stromaanteilen
    3.1. Gonadoblastom
    3.2. Andere

4. Verschiedene Tumoren
    4.1. Karzinoidtumor
    4.2. Andere

5. Tumoren des lymphatischen und hämatopoetischen Systems

6. Sekundäre Tumoren (Metastasen)

7. Tumoren des Ductus deferens, Rete testis, Nebenhodens, Samenstrangs, der Tunica albuginea testis, der Anhangsgebilde und der Stützstrukturen

8. Tumorähnliche Veränderungen
    8.1. Epidermale Zyste
    8.2. Dermoidzyste
    8.3. Andere

hat ihren Niederschlag in der WHO-Nomenklatur der Hodentumoren erhalten (Tabelle 4.1). Heutzutage sollte nur noch diese Klassifikation verwendet werden. Die früher viel zitierte britische Nomenklatur nach Pugh [62] basiert auf der veralteten dualistischen Keimzelltumortheorie.

Die uniforme Histogenesetheorie besagt, daß alle Keimzelltumoren aus einheitlichen Vorläuferzellen der testikulären intraepithelialen Neoplasie (TIN) hervorgehen. Dabei ist eine Differenzierung einerseits in Seminomzellen und andererseits eine nichtseminomatöse Tumorentwicklung möglich, die entsprechend der biologischen Potenz der Keimzellen histologische Ähnlichkeiten zu abortiven Stufen der menschlichen Embryonalentwicklung aufweisen [42]. Dementsprechend werden in der WHO-Nomenklatur sechs verschiedene Gewebsmuster unterschieden, die entweder isoliert, häufiger aber in beliebigen Kombinationen auftreten können. Das seltene spermatozytäre Seminom, das fast nur bei älteren Patienten auftritt, bildet dabei eine Ausnahme [75]. Für die klinische Praxis ist die Einteilung in die reinen Seminome (ca. 40% aller Keimzelltumoren) und die Nichtseminome gebräuchlich.

Die Ätiologie der Keimzelltumoren ist unbekannt. Als gesicherte Risikofaktoren gelten der Maldescensus testis [48] sowie ein vorausgegangener Hodentumor auf der Gegenseite [14, 80]. Weitere in der Diskussion stehende Risikofaktoren sind Hodenatrophie, Mumpsorchitis und positive Familienanamnese [13, 15]. Praxisrelevant ist vor allem das Entartungsrisiko des kontralateralen Resthodens nach vorangegangener tumorbedingter Semikastration, das gegenüber der Normalbevölkerung etwa um den Faktor 50 erhöht ist. Der kontralaterale Zweittumor kann auch nach sehr langem Intervall auftreten. Eine verlängerte Nachsorge mit regelmäßigen sonographischen Kontrollen und eine Unterweisung des Patienten in der skrotalen Selbstuntersuchung sind daher erforderlich.

Bei 4–7% der Keimzelltumoren ist im kontralateralen Hoden eine TIN histologisch nachweisbar. 50% dieses Kollektivs entwickeln innerhalb von 5 Jahren einen malignen Tumor [79]. Klinisch läßt sich an einem Hoden mit TIN kein pathologischer Befund erheben. Durch eine ungezielte Biopsie des kontralateralen Hodens können diejenigen Patienten identifiziert werden, die histologisch eine TIN und damit ein sehr hohes Entartungsrisiko des Resthodens aufweisen [75].

Sonderform: Ausgebrannter Hodentumor

In etwa 10% aller Keimzelltumoren führen metastasenbedingte Symptome den Patienten zum Arzt. Bei zwei Dritteln dieser Patienten kann ein intraskrotaler Tumor lokalisiert werden [17]. Es kann jedoch auch ein echter extragonadaler Keimzelltumor vorliegen, oder die Metastasen stammen von einem entarteten abdominalen Hoden oder von einem sogenannten „ausgebrannten Hodentumor". Dabei ist es durch immunologische Vorgänge, die im einzelnen noch nicht bekannt sind, zu einer Regression des Primärtumors gekommen, während die Metastasen progredient sind. Im Hoden zeigt sich eine Narbe an der Stelle des Primärtumors, wobei noch ein winziger Resttumor im

Narbengewebe gefunden werden kann sowie atypische Spermatogonien im Sinne der TIN [12]. Ein ausgebrannter Hodentumor ist häufig die Ursache eines scheinbar primär retroperitonealen, nicht dagegen eines mediastinalen extragonadalen Keimzelltumors. Heute gelten daher nur noch das Mediastinum und die Epiphyse als Orte der primär extragonadalen Keimzelltumoren [9].

4.2.3 Tumoren des Gonadenstromas

Häufigste nichtgerminale Neubildung ist der Leydig-Zelltumor (2–3% aller Hodentumoren). Bei 5–9% dieser Patienten tritt der Tumor beidseits auf; in solchen Fällen findet sich oft ein adrenogenitales Syndrom. Leydig-Zelltumoren haben einen Häufigkeitsgipfel zwischen dem 5. und 10. sowie zwischen dem 30. und 35. Lebensjahr. Weniger als 10% sind maligne; betroffen sind hiervon überwiegend Männer im 6. und 7. Lebensjahrzehnt. Klinisch imponiert in 30–40% eine endokrine Symptomatik. So findet sich im Erwachsenenalter sehr oft eine ein- oder beidseitige Gynäkomastie, die der Hodenvergrößerung monatelang vorausgehen kann. Beim Kind kann durch die Androgen- und Östrogenproduktion eine Pubertas praecox induziert werden. Laborchemische Zeichen der Endokrinopathie sind eine Erhöhung der Östrogen-, Androgen-, Progesteron- und Kortikosteroidspiegel im Plasma [21, 30]. Weitere, seltene Tumoren des Gonadenstromas sind Sertoli-Zelltumoren, Granulosa-Zelltumoren, Androblastome sowie Tumoren der bindegewebigen Stützstrukturen. Die äußerst seltenen (0,5%) Mischtumoren aus Keimzell- und Stromaanteilen werden als Gonadoblastome bezeichnet. Betroffen sind hiervon ausschließlich Patienten mit gonadaler Dysgenesie.

4.2.4 Tumoren des lymphatischen und hämatopoetischen Systems sowie sekundäre Tumoren

Tumoren des lymphatischen und hämatopoetischen Systems bilden eine eigene Gruppe in der WHO-Klassifikation der intraskrotalen Tumoren (s. Tabelle 4.1). Maligne Lymphome der unterschiedlichen Subtypen können den Hoden entweder als Ort der Primärmanifestation haben [49] oder sekundär im Rahmen einer Systemerkrankung befallen. Häufig sind in diesen Fällen beide Hoden (gleichzeitig oder asynchron) befallen. Nicht selten entwickeln sich im Hoden Rezidive einer Leukämie oder eines malignen Lymphoms nach einer Chemotherapie. Maligne Lymphome des Hodens sind die häufigsten Hodentumoren in der Altersgruppe der über 60jährigen Männer.

Maligne Tumoren anderer Organe entwickeln selten intraskrotale Metastasen. In diesen Fällen sind zumeist alle intraskrotalen Strukturen gleichzeitig von metastatischem Gewebe durchsetzt. Das klinische Bild wird vom generalisierten Tumorleiden geprägt. Der Lokalbefund am Skrotalinhalt unterscheidet sich kaum vom typischen Hodentumor. Karzinome von Prostata, Lunge und Nieren sowie das maligne Melanom sind die häufigsten Neoplasien, die im fortgeschrittenen Tumorstadium zu intraskrotalen Metastasen führen [18].

4.2.5 Tumorähnliche Veränderungen

Etwa 4% aller intraskrotalen Tumoren sind gutartig [52]. Die Epidermoidzysten stellen den größten Anteil der tumorähnlichen Hodenläsionen dar. Es handelt sich um einen von Plattenepithel ausgekleideten zystischen Hohlraum mit Hornlamellen ohne Hautanhangsgebilde. Als Tastbefund findet sich eine schmerzlose, derbe, isolierte Knotenbildung im Hoden. Der klinische Befund läßt eine Unterscheidung vom malignen Tumor nicht zu.

Dermoidzysten unterscheiden sich von den Epidermoidzysten durch den zusätzlichen Gehalt von Hautanhangsgebilden. Die Unterscheidung zum reifen Teratom der WHO-Nomenklatur ist damit schwierig. Wichtigste klinische Differentialdiagnose ist ebenfalls der maligne Hodentumor.

Das reife differenzierte Teratom vor der Pubertät ist als benigne Erkrankung anzusehen, da bisher ausschließlich nichtmetastasierte Fälle beschrieben wurden [84]. Wie bei anderen Tumoren ist das Leitsymptom die schmerzlose Größenzunahme des Hodens. Allerdings imponiert der kindliche Hodentumor gelegentlich auch mit lokalen Entzündungszeichen, so daß die Differentialdiagnose „Hodentorsion" oder „Epididymitis" diskutiert werden muß.

Gummen des Hodens als Tertiärmanifestation der Lues sind selten, sie entstehen frühestens 2–5 Jahre post infectionem. Die Luesserologie ist positiv. Die klinischen Symptome ähneln denen des malignen Hodentumors.

Andere gutartige Neubildungen wie Angiome, Neurofibrome und fibröse Pseudotumoren des Hodens stellen Raritäten dar. Auch ektop im Hoden befindliches Milz- oder Nebennierengewebe wurde beschrieben. Klinisch lassen sich diese histologischen Entitäten nicht vom Hodentumor unterscheiden [28, 56, 69].

4.2.6 Sonographie

Indikationen

Im Rahmen der Tumordiagnostik ist die skrotale Sonographie indiziert, um

a) einen fraglichen testikulären Tumor bei dem klinischen Leitsymptom der Hodenvergrößerung direkt darzustellen und somit die Diagnose zu erhärten;
b) einen zugrundeliegenden Hodentumor bei symptomatischer Hydrozele oder Epididymitis zu entdecken;
c) einen unklaren Tastbefund als Tumor zu bestätigen;
d) oder den Tumorverdacht bei zweifelhaftem Tastbefund zu verwerfen und damit die chirurgische Exploration zu ersparen;
e) einen okkulten Hodentumor bei metastasierendem unbekanntem Malignom nachzuweisen;
f) und schließlich die Bedenken des Patienten bei Karzinophobie auszuräumen (seltene Indikation).

Hodentumoren

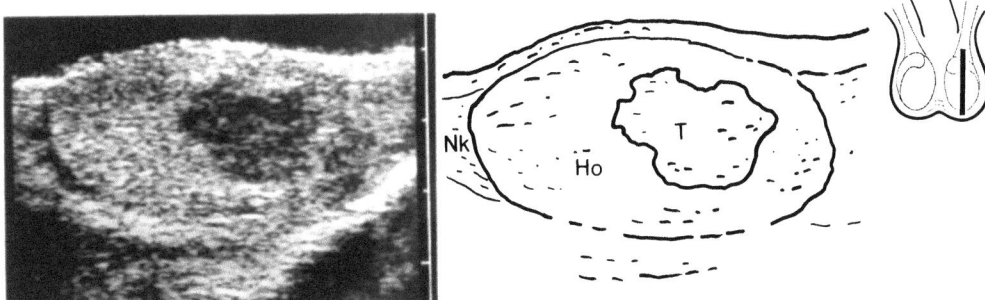

Abb. 4.6. Kleiner, echoarmer intratestikulärer Tumor (32jähriger Patient; Histologie: Seminom)

Im Hinblick auf den Nachweis oder den Ausschluß eines Hodentumors setzten sich die Indikationen bei unserem eigenen Patientenkollektiv (n = 824) wie folgt zusammen:

24% zum Ausschluß eines Hodentumors (bei pathologischem Tastbefund bzw. bei Schmerzsymptomatik),
18% zur Klärung eines unklaren Tastbefundes,
7% wegen Tumorverdacht,
4% bei klinisch manifestem Tumor.

Diese Indikationen stellten mit 53% den Hauptteil aller Überweisungen zur Skrotalsonographie und unterstreichen den hohen diagnostischen Stellenwert der Sonographie.

Sonomorphologie

Die Vorteile der Sonographie basieren auf der hohen Sensitivität bei der Erfassung testikulärer Läsionen sowie der guten Differenzierung testikulärer und paratestikulärer Gewebe und der sicheren Zuordnung eines suspekten Palpationsbefundes.

Die homogene Echotextur des Hodengewebes bildet einen idealen Hintergrund, um intratestikuläre Tumorherde zu erkennen. Kleine Hodentumoren sind als fokale Läsionen zu erkennen (Abb. 4.6), bei größeren Tumoren kann das normale, mittelreflexive Hodenparenchym nur noch randständig nachweisbar sein (Abb. 4.7) und bei den ausgedehnten Tumoren ist die gesamte Hodenstruktur zerstört. Die Begrenzung des Tumors gegenüber dem normalen Hodengewebe kann sowohl glatt als auch unscharf sein. Die primären Keimzelltumoren treten in den meisten Fällen als solitäre Raumforderung auf, jedoch finden sich bei den Mischzelltumoren (zusammengesetzt aus verschiedenen histologischen Tumortypen) und den Seminomen auch multizentrische Tumormanifestationen im Hoden. Bei den Tumoren, die die Organgrenze nicht überschritten haben, ist die Form des Hodens noch erhalten,

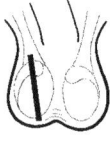
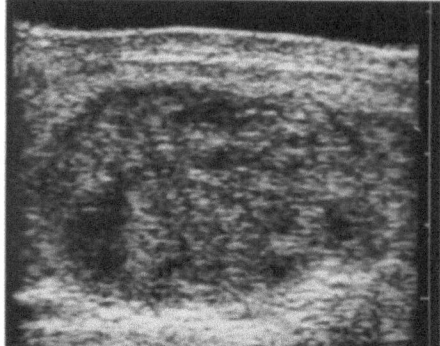
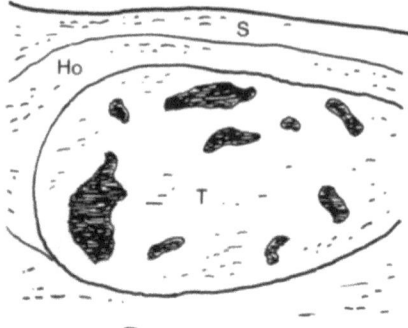
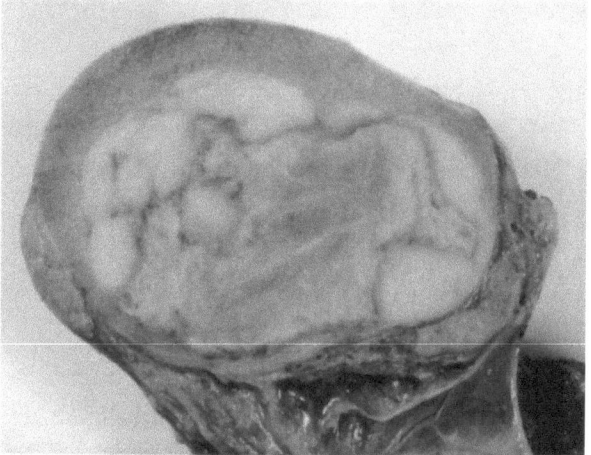

Abb. 4.7. a Fortgeschrittener, inhomogen strukturierter und glatt begrenzter intratestikulärer Tumor, wobei das Hodenparenchym randständig noch zu erkennen ist (22jähriger Patient; Histologie: Seminom mit Nekrosen). **b** Operationspräparat

nach Infiltration der Tunica albuginea, des Nebenhodens oder des übrigen Skrotalinhalts sind die Organgrenzen des Hodens partiell oder komplett ausgelöscht. Die Echogenität der Hodentumoren kann hyporeflexiv, hyperreflexiv oder gemischtförmig sein; die meisten Tumoren sind jedoch hyporeflexiv [71]. Neben soliden Tumoranteilen können auch liquide Areale auftreten, die Nekrosen, Blutungen oder Zysten entsprechen (Abb. 4.8). Nekrosen und Blutungen sind bei fortgeschrittenen Tumoren häufiger nachweisbar als bei kleinen Raumforderungen.

Aufgrund der morphologischen Vielfalt darf die Diagnose eines Hodentumors nicht allein auf der Beurteilung des sonographischen Bildes beruhen, vielmehr ist der Nachweis einer intratestikulären Läsion in Verbindung mit dem klinischen Befund wegweisend.

Die sonographische Beurteilung des lokalen Tumorstadiums (T-Staging) ist unzureichend, da insbesondere der Nachweis kleiner Tumorinfiltrationen in

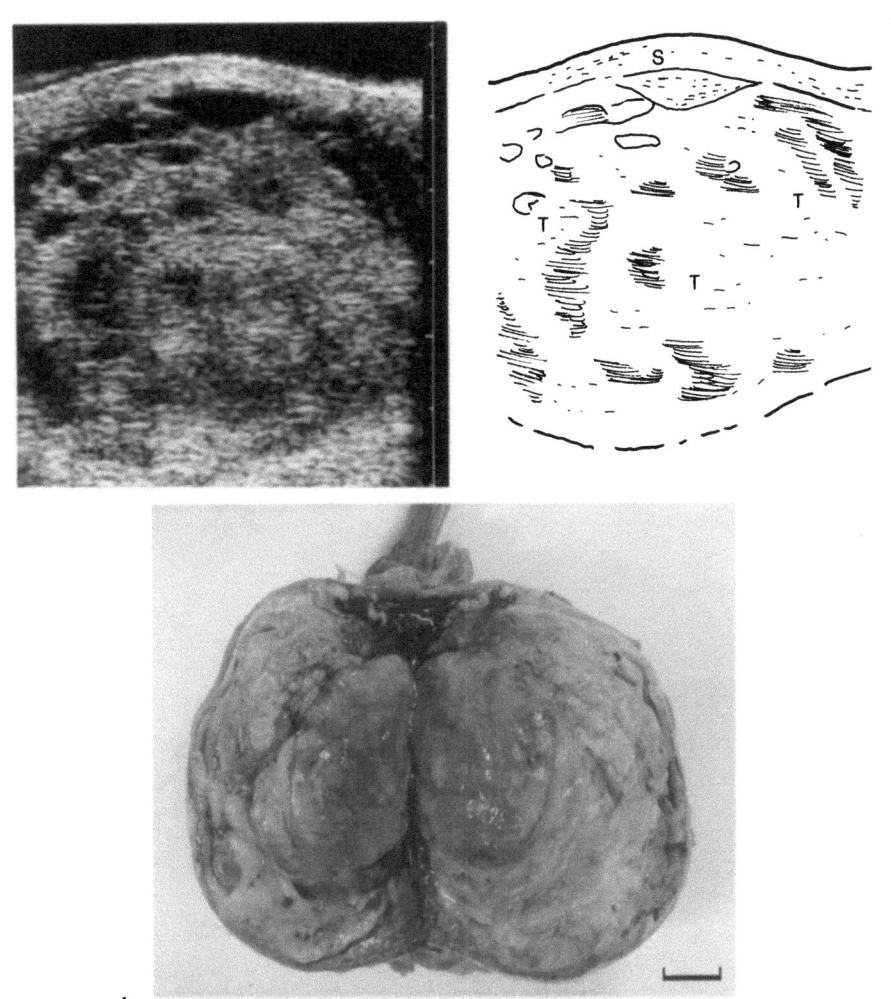

Abb. 4.8. a Riesiger, den gesamten Hoden destruierender, inhomogener Tumor mit soliden und zystischen Komponenten (33jähriger Patient; Histologie: Mischzelltumor mit Anteilen eines embryonalen Karzinoms, Chorionkarzinoms und Teratoms). **b** Operationspräparat

das Rete testis (T1) oder in die Tunica albuginea (T2) bzw. den Nebenhoden (T2) nur selten gelingt (Abb. 4.9). Die präoperative Beurteilung des T-Stadiums eines Hodentumors ist mit Ausnahme einer Tumorinfiltration der Skrotalhaut von untergeordneter Bedeutung, da ohnehin jeder Hodentumor inguinal freigelegt wird. Bei sehr ausgedehnten Tumoren empfiehlt sich eine sonographische Untersuchung des Funiculus spermaticus bis zum inneren Leistenring, da Tumorabsiedelungen entlang der Lymphgefäße innerhalb des Leistenkanals noch gut zu erkennen sind und je nach Lokalisation einen erweiterten operativen Eingriff erfordern.

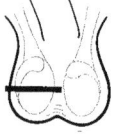
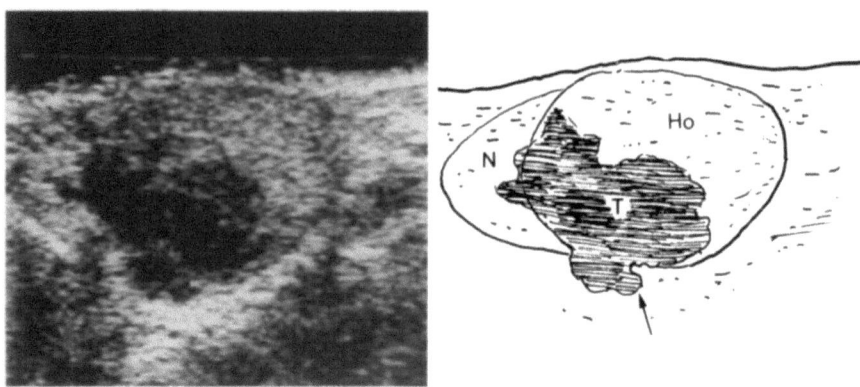

Abb. 4.9. Echoarme tumoröse Raumforderung des Hodens (sonographischer Querschnitt) mit Durchbrechung der Tunica albuginea (→) sowie Infiltration des Nebenhodens, somit T2-Stadium (30jähriger Patient; Histologie: Seminom)

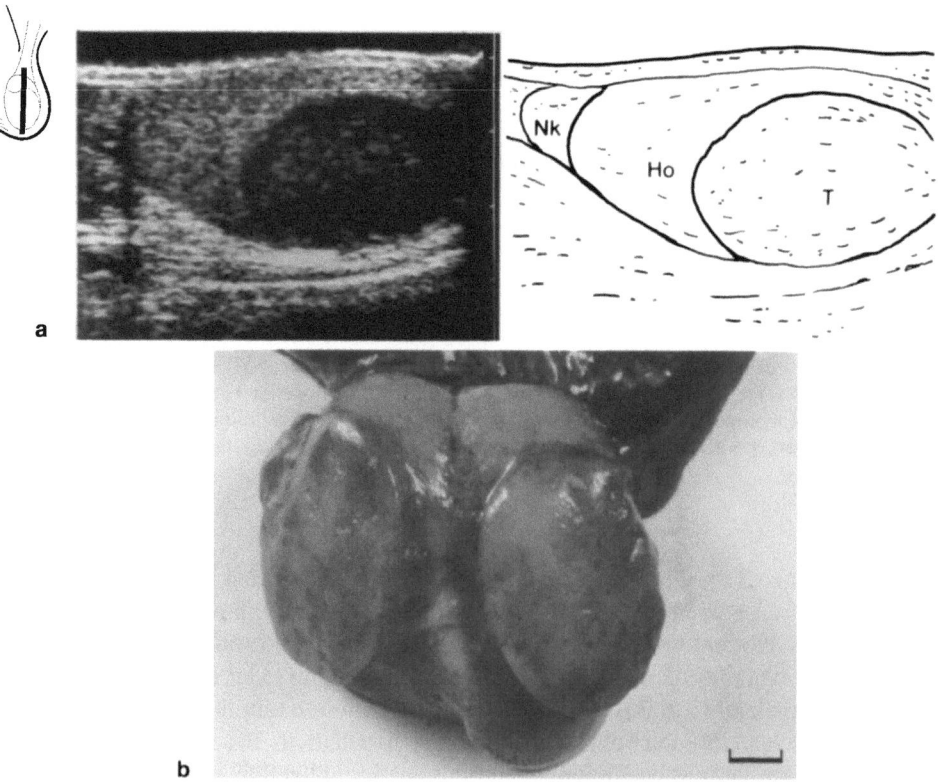

Abb. 4.10. a Glatt begrenzter, deutlich echoarmer Hodentumor (32jähriger Patient; Histologie: Seminom). **b** Operationspräparat

Wichtig für das Staging von Hodentumoren ist die Beurteilung der retroperitonealen Lymphknoten, die fast immer die erste Station einer Metastasierung sind. Tumoren des linken Hodens metastasieren bevorzugt in die linken paraaortalen Lymphknoten, während bei rechtsseitigem Hodentumor vorwiegend paracavale und interaortocavale Lymphome gefunden werden (s. Abb. 4.5). Aorta, V. cava inferior und die Iliakalgefäße dienen als Leitschiene bei der sonographischen Suche nach Lymphknotenmetastasen. Verdächtig ist jede konstante, noduläre solide Raumforderung. Bei entsprechend guten Untersuchungsbedingungen sind Lymphome ab 10–15 mm Durchmesser zu erkennen. Ihre Echotextur ist hyporeflexiv, sie kann sowohl homogen als auch inhomogen sein und möglicherweise auch zystische Areale beinhalten.

Im folgenden werden die wichtigsten sonographischen Befunde der verschiedenen Hodentumoren vorgestellt. Es ist jedoch an dieser Stelle zu betonen, daß anhand der Sonographie keine verläßliche Aussage zur Histologie und somit zur Dignität der Raumforderung gemacht werden kann [5, 37, 45, 66, 71]. Bei Verdacht auf einen Hodentumor ist stets die chirurgische Exploration indiziert.

Seminome
Seminome besitzen häufig eine hyporeflexive und homogene Echotextur, vergleichbar der gleichmäßigen Schnittfläche durch den Tumor am Operationspräparat (Abb. 4.10). Schwerk et al. [71] fanden bei 70% der Seminome eine homogene, hyporeflexive Echotextur des Tumors. Inhomogenitäten entstehen durch regressive Veränderungen wie Nekrosen (s. Abb. 2.2), die auch zu kleinen zystenähnlichen Hohlräumen führen können [38]. Die testikuläre intraepitheliale Neoplasie (TIN) kann sonographisch nicht erkannt werden, da es sich lediglich um Zellatypien handelt; diese Diagnose wird nur anhand histologischer Untersuchungen gestellt.

Nichtseminome
Die nichtseminomatösen malignen Keimzelltumoren des Hodens (z. B. embryonales Karzinom, Chorionkarzinom, Teratom) sind in der Mehrzahl der Fälle inhomogen strukturiert (s. Abb. 4.8) [71]. Zystische Tumoranteile lassen sich vor allem bei Teratomen nachweisen (Abb. 4.11). Aufgrund dieser Tatsache sind zystische intratestikuläre Strukturen zunächst tumorverdächtig, wenn auch durch die Sonographie die seltenen einfachen Zysten (die in der Regel nicht palpabel sind) in letzter Zeit häufiger entdeckt werden (s. 4.3.1) [33]. Intratumorale echodichte Herde sind als Narbe, Verkalkung, Ossifikation oder Knorpel anzusehen [34], sie treten bei 35% der nichtseminomatösen Tumoren auf [71].

Okkulte und ausgebrannte Hodentumoren
Eine besondere Bedeutung hat die Sonographie bei der Diagnostik klinisch okkulter Hodentumoren. Kleinste Tumoren, welche bei der klinischen Untersuchung nicht erfaßt werden, können ab einer Größe von 3–5 mm Durchmesser sicher erkannt werden. Okkulte Hodentumoren zeigen im Ultraschall ein

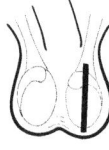 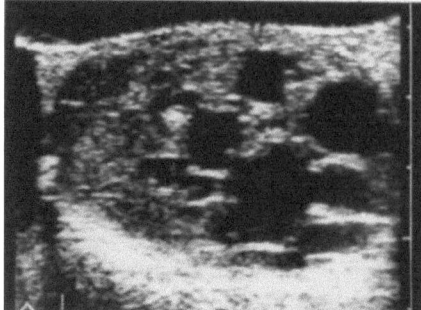 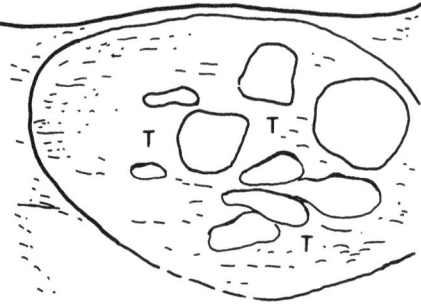

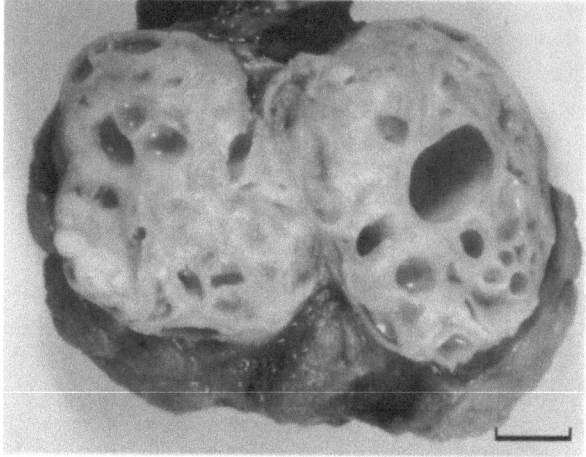

Abb. 4.11. a Tumorsuspekte Hodenvergrößerung mit soliden Gewebsanteilen sowie multiplen zystischen Läsionen (24jähriger Patient; Histologie: reifes Teratom mit Ausbildung von Zysten sowie Anteilen eines Seminoms). **b** Operationspräparat

ähnliches Bild wie die klinisch manifesten Tumoren, sie imponieren als umschriebene kleine Läsion von hyporeflexiver, mitunter inhomogener Echotextur. Die Indikation für die Skrotalsonographie mit dem Ziel, einen okkulten Hodentumor zu entdecken (bzw. auszuschließen), besteht bei Patienten mit retroperitonealen Lymphomen eines unbekannten Primärtumors (insbesondere im Alter zwischen 20 und 40 Jahren), bei Verdacht auf einen extragonadalen Keimzelltumor (selten), oder wenn der Patient endokrine Anomalien aufweist und z. B. eine Gynäkomastie entwickelt [9, 31, 37, 39, 74, 81].

Neben den okkulten Tumoren müsen auch die augebrannten Hodentumoren erwähnt werden. Hierbei handelt es sich um metastasierende Hodentumoren (die teilweise als extragonadale Keimzelltumoren fehlgedeutet

Abb. 4.12. a Ausgedehnte retroperitoneale Lymphome *(L)* eines 28jährigen Patienten bei palpatorisch regelrechtem Befund beider Hoden (*A* Aorta, *V* V. cava inferior, *Wk* Wirbelkörper). **b** Unauffälliger Befund des rechten Hodens. **c** Kleinherdige, echodichte Strukturstörungen (→) im linken Hoden. (Histologie: herdförmige intratestikuläre Narben sowie einzelne Seminomzellen im Sinne eines ausgebrannten Hodentumors). **d** Operationspräparat (→ Narbenareal)

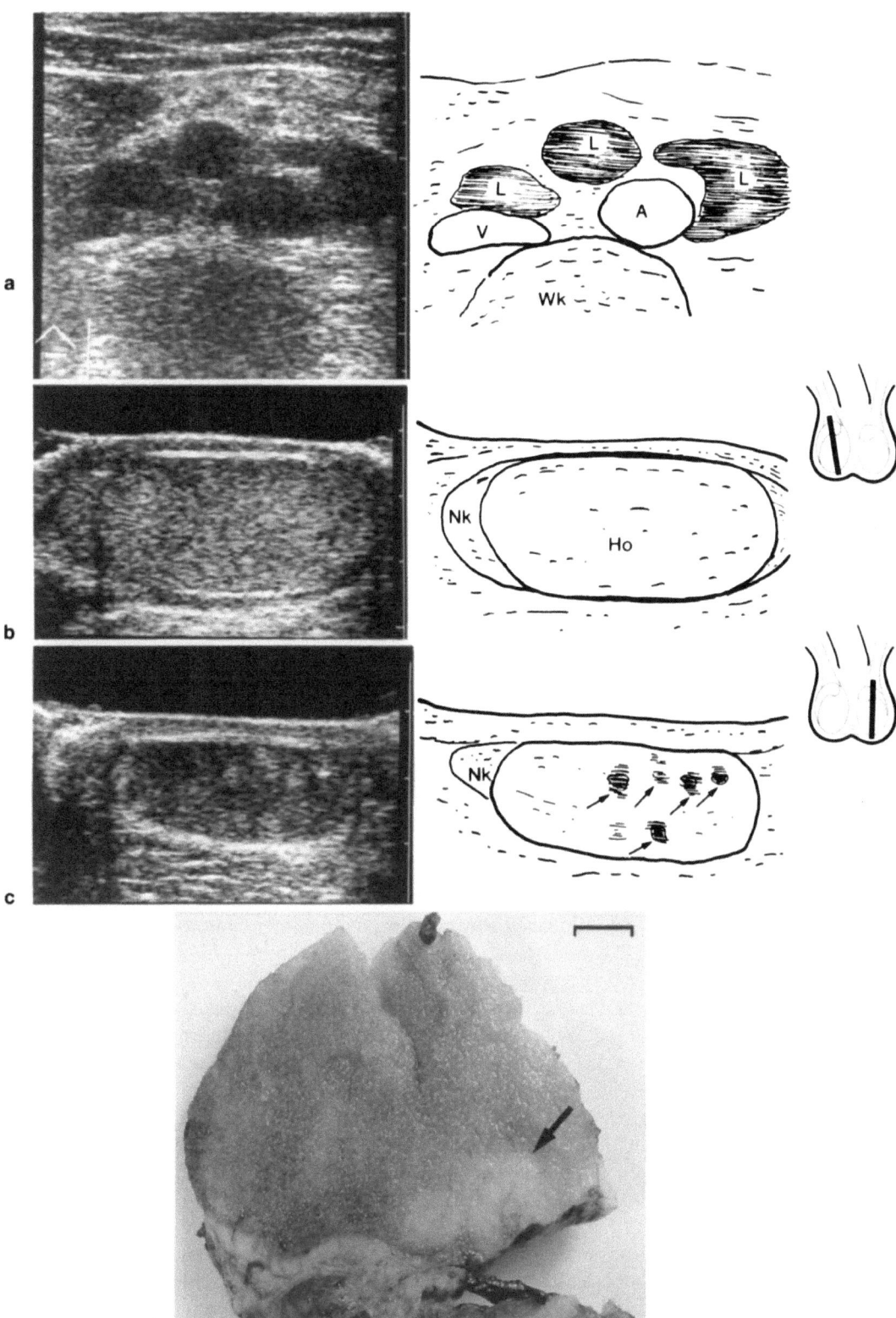

werden), deren Primärmanifestation im Hoden aufgrund regressiver Veränderungen nur noch als intratestikuläre Narbe zu erkennen ist. Der Palpationsbefund ist in diesen Fällen unauffällig. Die intratestikuläre Narbe ist jedoch im Sonogramm als fokale Läsion zu erkennen, meist als kleiner echodichter Herd (Abb. 4.12) [34]. Größere und homogen strukturierte Fibrosen können allerdings auch echoarm sein und den Aspekt eines Tumors vermitteln [36]. Die Sonographie soll jedoch weniger dazu dienen, einen okkulten, vitalen Tumor von einem ausgebrannten Tumor zu unterscheiden, sondern sie soll die Diagnose eines primären Hodentumors ermöglichen. Statt einer probatorischen beidseitigen Hodenbiopsie kann eine gezielte einseitige Orchiektomie erfolgen. Selbst wenn die Diagnose eines Keimzelltumors anhand einer Lymphknotenbiopsie bereits bekannt ist, wird die Orchiektomie des tumorverdächtigen Organs empfohlen, da der kurative Effekt einer Chemotherapie für das Hodengewebe noch in Frage steht [25, 35, 76].

Leydig-Zelltumor
Sonographisch imponiert der Leydig-Zelltumor in den meisten Fällen als glatt begrenzte, intratestikuläre Raumforderung von echoarmer, homogener Echotextur [33, 39, 78]. Eine sonographische Abgrenzung des Leydig-Zelltumors gegenüber den malignen Keimzelltumoren ist nicht möglich, wenn auch die Leydig-Zelltumoren gewöhnlich kleiner und umschriebener sind als maligne Tumoren. Die Verdachtsdiagnose eines Leydig-Zelltumors darf jedoch gestellt werden, wenn gleichzeitig eine Gynäkomastie vorliegt. Therapie der Wahl ist die Orchiektomie; 5-10% der Leydig-Zelltumoren können maligne entartet sein.

Tumoren des lymphatischen und hämatopoetischen Systems
Das sonographische Bild eines leukämischen Infiltrats oder eines malignen Lymphoms des Hodens ist unspezifisch. Diese Tumormanifestationen erscheinen hyporeflexiv im Vergleich zum gesunden Hodengewebe, sie können vom diffusen oder fokalen Typ sein (Abb. 4.13; [5, 59]). Als Hinweis darauf, daß es sich bei der testikulären Raumforderung um einen lymphoproliferativen Tumor handelt, gelten anamnestische Daten einer bereits bekannten oder zuvor therapierten Systemerkrankung. Die testikulären Manifestationen dieser Erkrankung treten häufig beidseitig auf. Zu unterstreichen ist die hohe Sensitivität der Sonographie bei einer testikulären Tumormanifestation selbst bei palpatorisch unauffälligem Organ [57]. Bei einer Leukämie ist die skrotale Ultraschalluntersuchung sowohl prätherapeutisch als auch in der Nachsorge indiziert, da die Wirksamkeit einer Chemotherpaie im Hodengewebe limitiert ist und ein testikuläres Tumorrezidiv selbst bei vollständiger Knochenmarkremission auftreten kann [50, 64].

Seltene Hodentumoren und tumorähnliche Veränderungen
Die testikuläre Metastase sowie der Adenomatoidtumor sind sehr seltene Neoplasien, während die epidermale Zyste, das versprengte Nebennierengewebe und die Malakoplakie zu den tumorähnlichen Veränderungen und so-

Hodentumoren

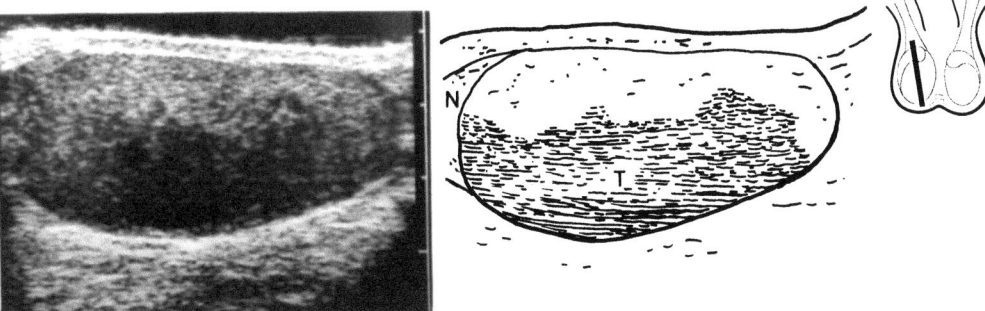

Abb. 4.13. Normal großer, mäßig indurierter Hoden eines 35jährigen Patienten mit akuter lymphatischer Leukämie. Das Sonogramm zeigt eine tumorsuspekte, unscharf begrenzte hyporeflexive Strukturstörung des testikulären Gewebes im Sinne der Grunderkrankung

mit zu den benignen Raumforderungen zählen. Auch für diese Raumforderungen treffen die bekannten Tumorkriterien zu: palpatorische Resistenz und echoarme fokale Läsion im sonographischen Bild. Sonographisch sind diese Raumforderungen nicht von den primären Keimzelltumoren zu differenzieren, in einigen Fällen können jedoch die klinischen Daten eine diagnostische Hilfe bieten. So treten testikuläre Metastasen nur im fortgeschrittenen Tumorstadium auf, als Primärtumoren sind in erster Linie Prostatakarzinome, Nierenzellkarzinome, Bronchialkarzinome und maligne Melanome zu nennen.

Der Adenomatoidtumor (sehr selten) entsteht in der Tunica albuginea und liegt dementsprechend stets peripher im Hoden. Die epidermale Zyste ist eine gutartige, von Horngewebe ausgefüllte Zyste. Die Unterscheidung der epidermalen Zyste vom Teratom gelingt jedoch nur mittels histologischer Untersuchung, so daß ein chirurgischer Eingriff erforderlich ist. Da epidermale Zysten jedoch organerhaltend operiert werden können [7, 32, 51, 68, 69], kann die Sonographie bei entsprechender Verdachtsdiagnose dem Operateur eine wichtige Information geben und dem Patienten eine Orchiektomie ersparen. Sonographisch besitzt die epidermale Zyste in manchen Fällen tatsächlich einen zystenähnlichen Charakter mit betonter hyperreflexiver Kontur, begleitet jedoch von Binnenechos (Abb. 4.14; [38]). Versprengtes Nebennierengewebe im Hoden (sehr selten, Ursache siehe Entwicklungsgeschichte) ist ebenfalls den tumorähnlichen Läsionen zuzuordnen. Man findet diese Rarität bei endokrinologischen Erkrankungen, die mit einer vermehrten Ausschüttung des adrenokortikotropen Hormons (ACTH) einhergehen. Im Sonogramm führt das hyperplastische Nebennierengewebe zu echoarmen Knoten, nahe dem Mediastinum testis, gewöhnlich in beiden Hoden [72].

Weitaus wichtiger als die eher theoretische Aufzählung seltener Tumoren des Hodens ist die Differenzierung eines tumorösen und somit dringend operationspflichtigen Befundes von anderen Krankheitsbildern. Die Differentialdiagnose des Hodentumors schließt alle pathologischen Veränderungen ein, die entweder den palpatorischen Aspekt oder das sonographische Bild einer

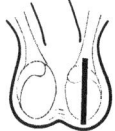
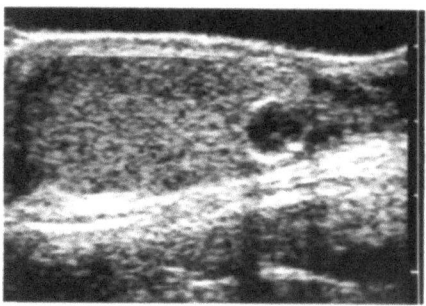
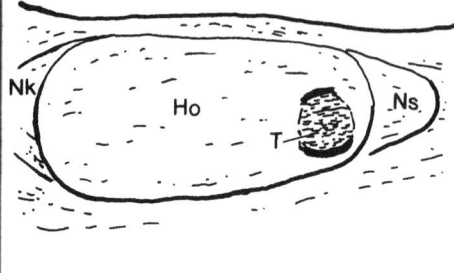

Abb. 4.14. „Zystenähnliche" (hyperreflexiver Rand, Binnenechos), fokale intratestikuläre Raumforderung *(T)* des unteren Hodenpols. (20jähriger Patient; Histologie: epidermale Zyste)

testikulären Raumforderung bieten. Die richtige Diagnose gelingt dabei häufig nur unter Berücksichtigung von Anamnese, Palpation und sonographischem Befund. Bei fraglicher Dignität der testikulären Veränderungen ist immer eine chirurgische Exploration indiziert, während die perkutane Punktion einer Hodenläsion kontraindiziert ist. Durch die Punktion wird eine lokale Metastasierung (z. B. in die Skrotalhaut) begünstigt, woraus sich später erhebliche Probleme ergeben können.

Unter den Differentialdiagnosen des Hodentumors sind die unspezifischen und spezifischen (z. B. tuberkulöse, syphilitische) Orchitiden an erster Stelle zu nennen [2, 65, 71]. Orchitiden führen zu echoarmen, fokalen oder diffusen intratestikulären Läsionen (s. 4.4.2). Gerade die granulomatösen und chronisch-fibrosierenden Entzündungen können als derbe Resistenz imponieren und sind somit nicht von einem Tumor zu unterscheiden.

Unproblematisch dürfte die Unterscheidung einer Atrophie (s. 4.5) von einem Tumor sein.

Das intratestikuläre Hämatom (s. 7.3) oder der Abszeß (s. 4.4.2) kann dem Befund eines stark echoarmen, inhomogenen Hodentumors ähneln. Anamnese und klinische Daten sind in diesen Fällen für die Diagnose wegweisend.

Als weitere Differentialdiagnose ist der Hodeninfarkt (s. 4.6) zu erwähnen. Bei der einfachen Hodenzyste (s. 4.3.1) muß ein zystisches Teratom sicher ausgeschlossen werden. Die kleine, derbe Fibrose der Tunica albuginea (s. 4.3.2) ist gegenüber einem subkapsulären Tumor abzugrenzen. Bei Vorliegen einer kleinen, echodichten Narbe im Hoden (s. 4.3.3) sollte die Möglichkeit eines regressiv veränderten oder ausgebrannten Hodentumors erwogen werden (Beurteilung der retroperitonealen Lymphknoten unbedingt erforderlich).

4.2.7 Anhang: Tumoren im Kindesalter

Hodentumoren im Kindesalter sind selten. Sie stellen etwa 3,5% aller Hodentumoren dar und haben einen Häufigkeitsgipfel im 2. Lebensjahr. Im Gegensatz zu den Erwachsenen, bei denen die primären Keimzelltumoren ca. 95% ausmachen, bilden die germinativen Tumoren nur 60 bis 75% der Hodentumoren des Kindes. Die meisten Hodenneoplasien im Kindesalter sind maligne, jedoch kann in einem Viertel der Fälle mit einem benignen Tumor gerechnet werden [85]. Die häufigsten malignen Tumoren sind der Dottersacktumor (ca. 50% aller Hodentumoren) und die Teratome sowie die Lymphome und Leukämien als sekundäre Tumormanifestation. Zu den benignen Tumoren zählen vor allem der Leydig-Zelltumor und der Sertoli-Zelltumor. An dieser Stelle sei bereits das Rhabdomyosarkom des Samenstrangs erwähnt. Seminome findet man im Kindesalter so gut wie nie, da sie erst bei vorhandener Spermiogenese auftreten und als postpubertäre Tumoren anzusehen sind.

Das klinische Bild eines Hodentumors beim Kind entspricht meist einer asymptomatischen, derben Schwellung des Skrotalinhalts. Mit der Diaphanoskopie läßt sich zwar eine Hydrozele von einer großen solitären Raumforderung differenzieren, der direkte Nachweis eines testikulären Tumors gelingt jedoch am besten mit der Sonographie. Hierbei gelten dieselben sonomorphologischen Kriterien (echoarme, meist inhomogene, fokale oder diffuse intratestikuläre Strukturstörung) wie sie bereits für die Hodentumoren des Erwachsenen beschrieben wurden. Zwei Umstände erschweren jedoch die sonographische Diagnostik im Kindesalter. Hierzu zählt vor allem die physiologische Echoarmut des präpubertären Hodens, so daß kleine Tumoren vor dem echoarmen Hintergrund des gesunden Hodengewebes nur schwer zu erkennen sind. Häufig hilft jedoch der Seitenvergleich mit dem gesunden Organ. Als zweites Problem ist gerade im Säuglingsalter das kleine Organ und dessen Mobilität anzusehen. Ungeachtet dieser Schwierigkeiten kommt der Sonographie die wichtige Rolle zu, eine solide Raumforderung gegenüber einer Hydrozele abzugrenzen, sie dem Hoden oder dem paratestikulären Gewebe zuzuordnen und die differentialdiagnostischen Möglichkeiten einzugrenzen (z.B. Epididymitis, Inguinalhernie, Torsion). Der häufigste Hodentumor im Kindesalter, der Dottersacktumor, tritt vorwiegend in den ersten beiden Lebensjahren auf. Er ist durch ein langsames Wachstum gekennzeichnet, so daß die Schwellung des Skrotalinhalts anamnestisch häufig schon längere Zeit besteht. Diese Tumoren metastasieren vorwiegend hämatogen (Lungenmetastasen!). Gewöhnlich findet sich bei Kindern mit einem Dottersacktumor ein erhöhter α-Fetoprotein-Spiegel.

Die Leydig-Zelltumoren des Kindes haben einen Häufigkeitsgipfel im 4.–5. Lebensjahr. Bei Testosteronproduktion des Tumors finden sich sekundäre Veränderungen wie schnelles Wachstum, höheres Knochenalter, tiefe Stimme, vorzeitiges Peniswachstum und Ausbildung der Schambehaarung. Die Eckpfeiler der Diagnose eines Leydig-Zelltumors bilden Pubertas praecox, testikuläre Raumforderung und erhöhte Ausscheidung von 17-Ketosteroiden im Urin. Auch kann eine Gynäkomastie bei Leydig-Zelltumoren beobachtet werden.

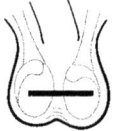
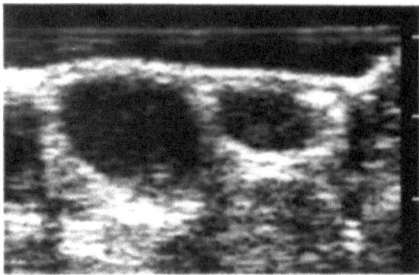
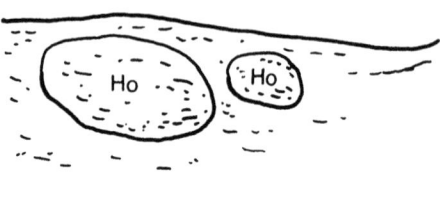

Abb. 4.15. 10jähriger Knabe mit akuter lymphatischer Leukämie und rechtsseitiger Skrotalschwellung. Das Sonogramm (Querschnitt durch beide Hoden) zeigt eine solide Vergrößerung des rechten Hodens im Sinne einer testikulären Manifestation der Leukämie. Der linke Hoden ist normal groß mit einer für das Alter typischen Hyporeflexivität – eine testikuläre Manifestation der Leukämie links kann nicht ausgeschlossen werden

Sertoli-Zelltumoren sind die zweithäufigsten gutartigen Tumoren im Kindesalter. Ihr Häufigkeitsgipfel liegt innerhalb der ersten 6 Monate. Endokrinologische Effekte sind bei diesem Tumor gewöhnlich nicht zu beobachten.

Die häufigsten Neoplasien, die den Hoden sekundär befallen, sind Lymphome und Leukämien. Die skrotale Sonographie stellt bei diesen Tumoren neben der Biopsie eine wichtige prätherapeutische Untersuchung dar und bietet sich für Verlaufskontrollen an [57]. Hierbei ist ebenfalls der Nachweis einer echoarmen Läsion oder einer Organvergrößerung wegweisend (Abb. 4.15). An die Grenzen der Methode stößt man jedoch bei einer diffusen Tumormanifestation in einem normal großen Hoden [44]. In seltenen Fällen finden sich Metastasen eines Neuroblastoms oder eines Wilms-Tumors als sekundäre Hodentumoren [11].

Hodentumor

Altersgipfel:	– ca. 20–40 Jahre
Histologie:	– Keimzelltumoren in 95%
Metastasierung:	– Zunächst lymphogene Metastasierung in die retroperitonealen (!) Lymphknoten.
Vorliegen von Metastasen bei Diagnosestellung:	– ca. 20–25% bei Seminomen – ca. 40% bei Nicht-Seminomen
Klinik:	– Derbe, meist schmerzlose Resistenz-/Größenzunahme des Hodens (in ca. ¼ der Fälle (!) mit Schmerzen), gelegentlich Entzündungszeichen vorhanden

Sonder- – Ausgebrannter Hodentumor: Kein Tumor palpabel bei
formen: retroperitonealen Lymphknotenmetastasen
– Leydig-Zelltumor: In 30–40% endokrin aktiv

Sonographie: – Intratestikuläre, meist fokale Läsion
– Häufig echoarm
– Kann sowohl homogen als auch inhomogen strukturiert sein, z. T. kombiniert mit zystischen Veränderungen
– Meist keine Vergrößerung des Nebenhodens, kein Ödem der Skrotalhaut

Vorteile der – Hohe Sensitivität
Sonographie: – Eindeutige Zuordnung der Läsion zum Hoden

Literatur

1. Bajorin D, Katz A, Chan E, Geller N, Vogelzang N, Bosl G (1988) Comparison of criteria for assigning germ cell tumor patients to "good risk" and "poor risk" studies. J Clin Oncol 6: 786–792
2. Baker WC, Bishai MB, DeVere White RW (1988) Misleading testicular masses. Urology 31: 111–113
3. Barth RA, Littlewood Teele R, Colodny A, Retik A, Bauer S (1984) Asymptomatic scrotal masses in children. Radiology 152: 65–68
4. Baumüller A, Sommerkamp H (1982) Tödlicher Verlauf. In: Weißbach L, Hildenbrand G (Hrsg) Register und Verbundstudie Hodentumoren – Bonn. Zuckschwerdt, München, S 117–121
5. Benson CB (1988) The role of ultrasound in diagnosis and staging of testicular cancer. Semin Urol 6: 189–202
6. Benson CB, Doubilet PM, Richie JP (1989) Sonography of the male genital tract. Am J Roentgenol 153: 705–713
7. Berger Y, Srinivas V, Hajdu SI, Herr HW (1985) Epidermoid cysts of the testis: role of conservative surgery. J Urol 134: 962–963
8. Bockrath JM, Schaeffer AJ, Kies MS, Neiman HL (1983) Ultrasound identification of impalpable testicle tumor. J Urol 130: 355–356
9. Boehle A, Studer UE, Sonntag RW, Scheidegger JR (1986) Primary or secondary extragonadal germ cell tumors? J Urol 135: 939–943
10. Bussar-Maatz R, Weißbach L (1988) Beziehungen zwischen Primärtumor und Metastasierung. Beitr Onkol 28: 170–177
11. Casola G, Scheible W, Leopold GR (1984) Neuroblastoma metastatic to the testis: ultrasonographic screening as an aid to clinical staging. Radiology 151: 475–476
12. Daugaard G, Von der Maase H, Olsen J, Rörth M, Skakkebaeck NE (1987) Carcinoma in situ testis in patients with assumed extragonadal germ-cell tumours. Lancet ii: 528–530
13. Depue RH, Pike MC, Henderson BE (1983) Estrogen exposure during gestation and risk of testicular cancer. J Natl Cancer Inst 71: 1151–1155
14. Dieckmann KP, Boeckmann W, Brosig W, Jonas D, Bauer HW (1986) Bilateral testicular germ-cell tumors. Report of nine cases and a review of the literature. Cancer 57: 1254–1257
15. Dieckmann KP, Becker T, Jonas D, Bauer HW (1987) Inheritance and testicular cancer. Arguments based on a report of three cases and a review of the literature. Oncology 44: 367–377
16. Dieckmann KP, Becker T, Bauer HW (1987) Testicular tumors: presentation and role of diagnostic delay. Urol Int 42: 241–247

17. Dieckmann KP, Becker T, HW Bauer (1987) Metastasen als Primärsymptomatik bei Keimzelltumoren. Verh Dtsch Ges Urol 39: 232–233
18. Dieckmann KP, Düe W, Loy V (1988) Intrascrotal metastasis of renal cell carcinoma. Case reports and review of the literature. Eur Urol 15: 297–301
19. Dieckmann KP, Düe W, Klän R (1989) Bilateraler Hodentumor nach Intervall von 20 Jahren. Med Welt 40: 75–76
20. Dixon FJ, Moore RA (1953) Testicular tumors: a clinicopathological study. Cancer 6: 427–454
21. Düe W, Dieckmann KP, Loy V, Stein H (1989)Immunohistological determination of oestrogen receptor, progesterone receptor, and intermediate filaments in Leydig cell tumours, Leydig cell hyperplasia, and normal Leydig cells of the human testis. J Pathol 157: 225–234
22. Einhorn LH (1987) Treatment strategies of testicular cancer in the United States. Int J Androl 10: 399–406
23. Emroy TH, Charboneau JW, Randall RV, Scheithauer BW, Grantham JG (1984) Occult testicular interstitial-cell tumor in a patient with gynecomastia: ultrasonic detection. Radiology 151: 472–473
24. Fournier GR, Laing FC, Jeffrey RB, McAninch JW (1985) High resolution scrotal ultrasonography: a highly sensitive but nonspecific diagnostic technique. J Urol 134: 490–493
25. Fowler JE, Whitmore WF (1981) Intratesticular germ cell tumors: observations on the effect of chemotherapy. J Urol 126: 412–414
26. Fowler RC, Chennells PM, Ewing R (1987) Scrotal ultrasonography: a clinical evaluation. Br J Radiol 60: 649–654
27. Friedman NB, Moore RA (1946) Tumors of the testis: a report on 922 cases. Milit Surg 99: 573–593
28. Friedrichs R, Rübben H, Lutzeyer W (1986) Differential diagnosis and therapy of rare testicular tumors. Eur Urol 12: 217–223
29. Fung CY, Kalish LA, Brodsky GL, Richie JP, Garnick MB (1988) Stage I nonseminomatous germ-cell testicular tumor: prediction of metastatic potential by primary histopathology. J Clin Oncol 6: 1467–1473
30. Gabrilove JL, Nicolis GL, Mitty HA, Sohval AR (1975) Feminizing interstitial cell tumor of the testis: personal observations and a review of the literature. Cancer 35: 1184–1202
31. Glazer HS, Lee JK, Melson GL, McClennan BL (1982) Sonographic detection of occult testicular neoplasms. Am J Roentgenol 138: 673–675
32. Goldstein AMB, Mendez R, Vartgas A, Terry R (1980) Epidermoid cysts of testis. Urology 15: 186–189
33. Gooding GA, Leonhardt W, Stein R (1987) Testicular cysts: US findings. Radiology 163: 537–538
34. Grantham JG, Charboneau JW, James EM, Kirschling RJ, Kvols LK, Segura JW, Wold LE (1985) Testicular neoplasms: 29 tumors studied by high-resolution US. Radiology 157: 775–780
35. Greist A, Einhorn LH, Williams SD, Donohue JP, Rowland RG (1984) Pathologic findings at orchiectomy following chemotherapy for disseminated testicular cancer. J Clin Oncol 9: 1025–1029
36. Gross GW, Rohner TJ, Lombard JS, Abrams CS (1986) Metastatic seminoma with regression of testicular primary: ultrasonographic detection. J Urol 136: 1086–1088
37. Haller J, Gritzmann N, Czembirek H, Schmidbauer C, Leitner H, Sommer G, Tscholakoff D (1987) Der okkulte und der klinisch verdächtige Hodentumor. Abklärung mittels Real-time-Sonographie. Radiologe 27: 113–117
38. Hamm B, Fobbe F, Loy V (1988) Testicular cysts: differentiation with US and clinical findings. Radiology 168: 19–23
39. Hendry WS, Garvie WH, Ah-See AK, Bayliss AP (1984) Ultrasonic detection of occult testicular neoplasms in patients with gynaecomastia. Br J Radiol 57: 571–572
40. Hermanek P (1986) Neue TNM/pTNM-Klassifikation und Stadieneinteilung urologischer Tumoren ab 1987. Urologe B 26: 193–197

41. Hoeltl W, Kosack D, Pont J, Hawel R, Machacek E, Schemper M, Honetz N, Marberger M (1987) Testicular cancer: prognostic implications of vascular invasion. J Urol 137: 683–685
42. Jacobsen GK (1986) Histogenetic considerations concerning germ-cell tumours. Virchows Arch [A] 408: 509–525
43. Javadpour N (1986) Overview of testicular cancer. In: Javadpour N (ed) Principles and management of testicular cancer. Thieme, New York, pp 1–12
44. Klein EA, Kay R, Norris DG (1986) Noninvasive testicular screening in childhood leukemia. J Urol 136: 864–866
45. Kratzik C, Hainz A, Kuber W, Donner G, Lunglmayr G, Frick J, Schmoller HJ (1988) Sonographic appearance of benign intratesticular lesions. Eur Urol 15: 196–199
46. Kratzik C, Kuber W, Donner G, Lunglmayr G, Frick F, Schmoller HJ (1988) Impact of sonography on diagnosis of scrotal diseases: a multicenter study. Eur Urol 14: 270–275
47. Kromann-Andersen B, Hansen LB, Larsen PN, Lawetz K, Lynge P, Lysen D, Pors Nielson S et al. (1988) Clinical versus ultrasonographic evaluation of scrotal disorders. Br J Urol 61: 350–353
48. Kuber W (1982) Testicular tumor and cryptorchidism. Eur Urol 8: 280–283
49. Lehmann HD (1988) Die Beteiligung des Urogenitalsystems am Non-Hodkin-Lymphom (Primär- und Sekundärbefall). Urologe A 27: 234–239
49a. Loy V, Dieckmann KP (1990) Carcinoma in situ of the testis: Intratubular germ cell neoplasia or testicular intraepithelial neoplasia? Hum Pathol 21: 457
50. Lupetin AR, King W, Rich P, Lederman RB (1983) Ultrasound diagnosis of testicular leukemia. Radiology 146: 171–172
51. Malek RS, Rosen JS, Farrow GM (1986) Epidermoid cyst of the testis: a critical analysis. Br J Urol 58: 55–59
52. Mostofi FK (1973) Testicular tumors: epidemiologic etiologic, and pathologic features. Cancer 32: 1186–1201
53. Mostofi FK (1977) Histological typing of testis tumours. International histological classification of tumours no 16. World Health Organization, Geneva, pp 15–36
54. Motzer RJ, Bosl GJ, Geller NL, Penenberg D, Yagoda A, Golbey R, Whitmore WF et al. (1988) Advanced seminoma: the role of chemotherapy and adjunctive surgery. Ann Intern Med 108: 513–518
55. Nachtsheim DA, Scheible FW, Gosink B (1983) Ultrasonography of testis tumors. J Urol 129: 978–981
56. Petersen RO (1986) Urologic pathology. Lippincott, Philadelphia
57. Phillips G, Kumari-Subaiya S, Sawitsky A (1987) Ultrasonic evaluation of the scrotum in lymphoproliferative disease. J Ultrasound Med 6: 169–175
58. Pizzocaro G, Zanoni F, Salvioni R, Milani A, Piva L, Pilotti S (1987) Dificulties of a surveillance study omitting retroperitoneal lymphadenectomy in clinical stage I nonseminomatous germ-cell tumors of the testis. J Urol 138: 1393–1396
59. Portalez D, Song MY, Marty MH, Joffre F (1982) Ultrasonographic patterns of testicular non-Hodgkin's lymphoma. Eur J Radiol 2: 222–225
60. Poskitt KJ, Cooperberg PL, Sullivan LD (1985) Sonography and CT in staging nonseminomatous testicular tumors. Am J Roentgenol 144: 939–944
61. Pottern LM, Goedert JJ (1986) Epidemiology of testicular cancer. In: Javadpour N (ed) Principles and management of testicular cancer. Thieme, New York, pp 108–119
62. Pugh RCB (1976) Pathology of the testis. Blackwell, Oxford
63. Ramon Y, Cayal S, Pinango L, Barat A, Moldenhauer F, Olivia H (1987) Metastatic pure choriocarcinoma of the testis in an elderly man. J Urol 137: 516–519
64. Rayor RA, Scheible W, Brock WA, Leopold GR (1982) High resolution ultrasonography in the diagnosis of testicular relapse in patients with acute lymphoblastic leukemia. J Urol 128: 602–603
65. Rifkin MD, Kurtz AB, Pasto ME, Rubenstein JB Cole-Beuglet C, Baltarowich O, Goldberg BB (1984) The sonographic diagnosis of focal and diffuse infiltrating intrascrotal lesions. Urol Radiol 6: 20–26

66. Rifkin MD, Kurtz AB, Pasto ME, Goldberg BB (1985) Diagnostic capabilities of high-resolution scrotal ultrasonography: prospective evaluation. J Ultrasound Med 4: 13–19
67. Samuelsson L, Forsberg L, Olsson AM (1986) Accuracy of radiological staging procedures in non-seminomatous testis cancer compared with findings from surgical exploration and histopathological studies of exstirpated tissue. Br J Radiol 59: 131–134
68. Schlecker BA, Siegel A, Weiss J, Wein AJ (1985) Epidermoid cyst of the testis: a surgical approach for testicular preservation. J Urol 133: 610–611
69. Schnell D, Thon WF, Stief CG, Heymer B, Altwein JE (1987) Organerhaltendes Vorgehen bei gutartigem Hodentumor? Aktuel Urol 18: 127–132
70. Schultz HP, Von der Maase H, Rörth M, Pedersen M, Sandberg-Nielsen E, Walblom-Jörgensen S, Datecta Group (1984) Testicular seminomas in Denmark 1976–1980. Acta Radiol Oncol 23: 263–270
71. Schwerk WB, Schwerk WN, Rodeck G (1987) Testicular tumors: prospective analysis of real-time US patterns and abdominal staging. Radiology 164: 369–374
72. Seidenwurm D, Smathers RL, Kan P, Hoffmann A (1985) Intratesticular adrenal rests diagnosed by ultrasound. Radiology 155: 479–481
73. Seppelt U (1988) Validierung verschiedener diagnostischer Methoden zur Beurteilung des Lymphknotenstatus. Beitr Onkol 28: 154–169
74. Shawker TH, Javadpour N, O'Leary T, Shapiro E, Krudy AG (1983) Ultrasonographic detection of "burned-out" primary testicular germ cell tumors in clinically normal testes. J Ultrasound Med 2: 477–479
75. Skakkebaek NE, Berthelsen JG, Giwercman A, Müller J (1987) Carcinoma in situ of the testis: possible origin from gonocytes and precursor of all types of germ-cell tumours except spermatocytoma. Int J Androl 10: 19–28
76. Snow BW, Rowland RG, Donohue JP, Einhorn LH, Williams SD (1983) Review of delayed orchiectomy in patients with disseminated testis tumours. J Urol 129: 522–525
77. Snyder H, D'Angio GJ, Evans AE, Raney RB (1986) Pediatric oncology. In: Walsh PC, Gittes RF, Perlmutter AD, Stamey TA (eds) Campbell's urology, 5th edn. Saunders, Philadelphia, pp 2244–2297
78. Stoll S, Goldfinger M, Rothberg R et al. (1986) Incidental detection of impalpable testicular neoplasm by sonography. Am J Roentgenol 146: 349–350
79. Von der Maase H, Rörth M, Walblom-Jörgensen S, Sörensen BL, Christophersen IS, Hald T, Krag Jacobsen G et al. (1986) Carcinoma in situ of contralateral testis in patients with testicular germ-cell cancer: study of 27 cases in 500 patients. Br Med J 293: 1398–1401
80. Wahl C, Hedinger C (1988) Bilaterale Keimzelltumoren des Hodens. Schweiz Med Wochenschr 118: 427–433
81. Weaver DJ, Havey AD, Weinstein SH, Tully RJ (1989) Nonpalpable occult testis tumor. Urology 34: 218–220
82. Weißbach L (1988) Lymphknotenstatus. Beitr Onkol 28: 72–80
83. Weißbach L, Boedefeld EA (1987) Localisation of solitary and multiple metastases in stage II nonseminomatous testis tumor as a basis for a modified staging lymph node dissection in stage I. J Urol 138: 77–82
84. Weißbach L, Böttcher K, Sommerhoff C (1982) Kindliche Hodentumoren aus klinischer Sicht. In: Weißbach L, Hildenbrand G (Hrsg) Register und Verbundstudie Hodentumoren – Bonn. Zuckschwerdt, München, S 215–264
85. Weißbach L, Altwein JE, Stiens R (1984) Germinal testicular tumors in childhood. Eur Urol 10: 73–85
86. Weißbach L, Boedefeld EA, Seeber S (1985) Hodentumoren: Frühzeitige Diagnose und stadiengerechte Therapie sichern den Erfolg. Dtsch Ärztebl 82: 1340–1349
87. Williams SD, Stablein DM, Einhorn LH, Muggia FM, Weiss RB, Donohue JP, Paulson DF et al. (1987) Immediate adjuvant chemotherapy versus observation with treatment at relapse in pathological stage II testicular cancer. N Engl J Med 317: 1433–1438

4.3 Sonderformen testikulärer Strukturstörungen

4.3.1 Hodenzysten

Einfache Hodenzysten galten als Rarität. Seit Einführung der Sonographie werden jedoch mehr Hodenzysten entdeckt als zuvor angenommen [3, 7]. Zysten des Hodens bieten ein besonderes diagnostisches Problem, da Hodentumoren mit einer Zystenbildung einhergehen können und somit eine sichere Differenzierung zwischen den einfachen und den tumorösen Zysten erfolgen muß. Bei den einfachen, nichttumorösen Zysten des Hodens ist zwischen den Zysten der Tunica albuginea und den intratestikulären Zysten zu unterscheiden.

Die meist sehr kleine Zyste der Tunica albuginea imponiert bei der Palpation als stecknadelkopfgroße Resistenz und ist somit von einem kleinen subkapsulär gelegenen Tumor nicht zu unterscheiden. In der Ultraschalluntersuchung findet man im Bereich der Resistenz eine glatt begrenzte, marginal im Hoden gelegene zystische Struktur ohne zusätzliche Strukturstörungen des angrenzenden Hodenparenchyms (Abb. 4.16). Über die Entstehung der Tunica albuginea-Zyste gibt es verschiedene Theorien, wobei die Annahme einer Fehlanlage eines Ductulus efferens oder einer postentzündlichen zystischen Erweiterung dieser Gänge am wahrscheinlichsten ist [8, 10].

Die einfache, intratestikuläre Zyste ist fast immer ein sonographischer Zufallsbefund, da sie nicht mit einer Resistenz einhergeht und somit der Palpation entgeht. Die einfachen intratestikulären Zysten sind meist solitär, und selbst größere Zysten sind aufgrund ihrer schlaffen Konsistenz palpatorisch kaum zu erfassen. Typischerweise liegen diese einfachen Zysten nahe dem Mediastinum testis (Abb. 4.17) [5]. Histologische Untersuchungen belegten, daß die einfachen intratestikulären Zysten ihren Ursprung im Rete testis haben, als Ursache hierfür sind sowohl dysgenetische Anlagen als auch sekundäre Veränderungen nach Entzündung oder Trauma zu diskutieren.

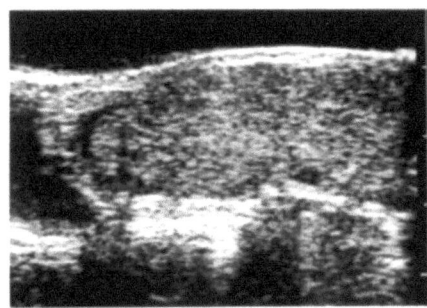 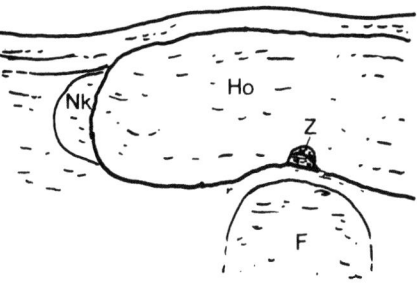 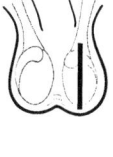

Abb. 4.16. Zyste (Durchmesser 3 mm) der Tunica albuginea (42jähriger Patient). Glatte Begrenzung der zystischen Läsion ohne tumorverdächtige Strukturstörung des angrenzenden Hodenparenchyms. Bei sehr kleinen umschriebenen Resistenzen empfiehlt sich die sonographische Untersuchung unter gezielter Palpation – dementsprechend leichte Impression des Hodens von dorsal durch den tastenden Finger *(F)*

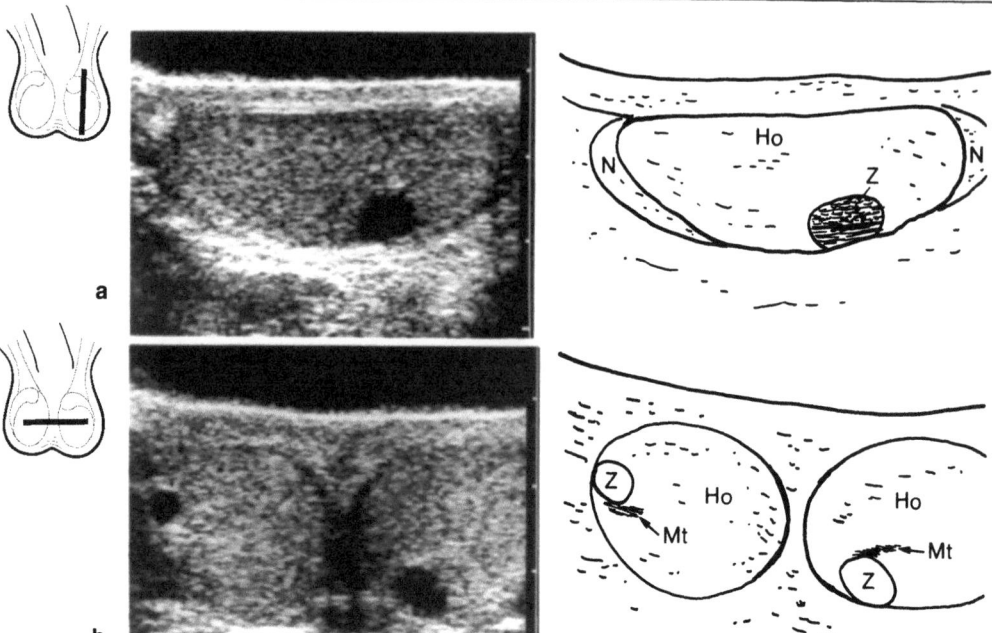

Abb. 4.17a, b. Bilaterale solitäre einfache Hodenzyste (45jähriger Patient, intraoperativ gesichert). **a** Sonographischer Längsschnitt des linken Hodens. **b** Sonographischer Querschnitt durch beide Hoden mit Nachweis einer glatt begrenzten, neben dem jeweiligen Mediastinum testis gelegenen Zyste, wobei der klinische Untersuchungsbefund völlig unauffällig ist

Die zystische Hodendysplasie, welche mit einer generalisierten zystischen Durchsetzung des Hodengewebes einhergeht, ist häufig mit einer ipsilateralen Nierenagenesie oder Nierendysplasie kombiniert und wird vorwiegend im Kindesalter diagnostiziert, was die kongenitale Ursache der Läsion unterstreicht [1, 12].

Wichtiger als die Überlegungen zur Ätiologie der testikulären Zysten ist jedoch die sichere Unterscheidung der nichttumorösen von den tumorösen Zysten. Eine korrekte Diagnose kann fast immer durch die Kombination von Palpation und Ultraschall getroffen werden. Sämtliche Hodentumoren besitzen eine deutlich höhere Konsistenz als normales Hodengewebe, so daß sie unter Berücksichtigung ihrer Größe als Tumor zu palpieren sind. Sonographisch erkennt man die zystischen Anteile maligner Tumoren als multipel und disseminiert im Tumor verteilt. Die epidermale Zyste imponiert palpatorisch als Tumor und sonographisch als solitäre zystenähnliche Struktur, jedoch mit Binnenechos. Die seltenen Zysten der Tunica albuginea sind als kleine, oberflächennahe Tumoren tastbar, zeigen im Sonogramm jedoch nur eine Zyste ohne tumorverdächtige solide Anteile. Demgegenüber sind die einfachen intratestikulären Zysten nie als Tumor zu palpieren. Sonographisch lassen sie sich oft im Bereich des Mediastinum testis lokalisieren, in den meisten

Fällen als solitäre Zyste [5]. Ein differentialdiagnostisches Problem bieten lediglich sehr kleine zystische Läsionen im Zentrum des Hodens, da diese Zysten einer palpatorischen Beurteilung nicht zugänglich sind und sowohl einer Zyste des Rete testis als auch einem kleinen zystischen Teratom entsprechen können.

4.3.2 Fibrosen der Tunica albuginea

Kleinherdige Fibrosen der Tunica albuginea können nach einer Entzündung oder einem Trauma entstehen. Palpatorisch imponieren sie als umschriebene, meist stecknadelkopfgroße Resistenz und können von einem kleinen subkapsulär gelegenen Tumor nicht differenziert werden. Eine differentialdiagnostische Hilfe bietet die Ultraschalluntersuchung, welche unter gezielter Palpation durchgeführt werden sollte. Die umschriebene Fibrose der Tunica albuginea ist sonographisch zwar nicht als eigenständige Struktur abzugrenzen, diagnostisch wegweisend ist jedoch die erhaltene homogene Strukturierung des subkapsulären Hodengewebes. Finden sich sonographisch jedoch intratestikuläre Strukturstörungen im Bereich der palpablen Resistenz, besteht Tumorverdacht.

Die seltenen plaqueförmigen Verkalkungen der Tunica albuginea sind bei der klinischen Untersuchung ebenfalls als umschriebene Resistenz palpabel. Im Sonogramm findet sich im Bereich der Verkalkung der Tunica albuginea ein hyperreflexives Band mit typischem dorsalem Schallschatten (s. Atlas, Fall 22). Zur Beurteilung des testikulären Gewebes dorsal der Verkalkung (und somit zum Ausschluß einer tumorösen fokalen Läsion) erfolgt die sonographische Untersuchung des Hodens zusätzlich von der kontralateralen Seite.

4.3.3 Echodichte intratestikuläre Veränderungen

Echodichte intratestikuläre Strukturstörungen sind selten, sie können solitär wie auch multipel im Hodengewebe angetroffen werden. Es handelt sich meist um kleinherdige Narben oder Kalzifikationen. Diese Veränderungen stellen jedoch ein besonderes differentialdiagnostisches Problem dar, da sie entweder mit einem tumorösen Geschehen assoziiert oder ein klinisch irrelevanter Zufallsbefund sein können.

Wie bereits in 4.2.5 beschrieben, können gerade die nichtseminomatösen Keimzelltumoren mit echodichten Narben, Verkalkungen oder Knorpelanteilen einhergehen [4], oder als einziges Zeichen eines ausgebrannten Hodentumors gefunden werden (s. Atlas, Fall 87).

Beim Vorliegen einer echodichten intratestikulären Strukturstörung gilt es, eine tumoröse Ursache auszuschließen. Ein palpatorisch unauffälliger Befund des Hodens spricht zunächst gegen einen Hodentumor. Ein ausgebrannter Hodentumor kann bei einem unauffälligen sonographischen Befund der retroperitonealen Lymphknotenstationen ausgeschlossen werden.

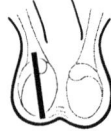 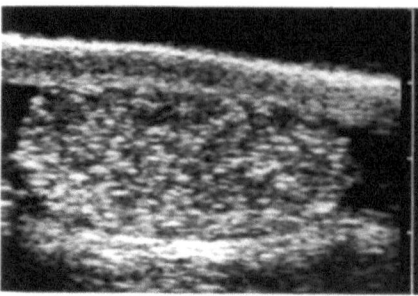 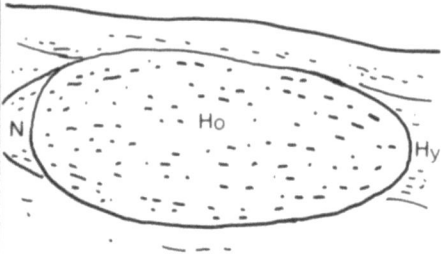

Abb. 4.18. Testikuläre Mikrolithiasis mit disseminierten Punktechos im Hodenparenchym. Geringe Hydrozele als Nebenbefund. (26jähriger Patient)

Zur weiteren Klärung der intratestikulären echodichten Veränderungen können anamnestische Angaben des Patienten beitragen. So finden sich narbige Veränderungen bzw. Verkalkungen zum Beispiel nach einer Orchipexie, nach einem Trauma oder als Folge einer tuberkulösen Epididymoorchitis oder granulomatösen Orchitis [9, 11].

Der seltene Befund einer disseminierten, gesprenkelten Hyperreflexivität des testikulären Gewebes findet sich bei der testikulären Mikrolithiasis (Abb. 4.18). Die testikuläre Mikrolithiasis entspricht kleinsten Verkalkungen innerhalb der Tubuli seminiferi. Der klinische Untersuchungsbefund ist dabei unauffällig, eine Freilegung und Probeentnahme ist nicht erforderlich [2, 6].

Kleinherdige, disseminierte Narben des testikulären Gewebes werden gelegentlich auch nach systemischer Chemotherapie beobachtet.

In einigen Fällen läßt sich keine schlüssige Erklärung für die seltenen echodichten Veränderungen des testikulären Gewebes finden, so daß von einer idiopathischen Strukturstörung auszugehen ist. Wichtig hierbei ist der Ausschluß eines tumorösen Hodenprozesses durch gezielte Palpation bzw. der Ausschluß eines ausgebrannten Hodentumors durch Beurteilung der retroperitonealen Lymphknotenstationen.

Sonderformen testikulärer Strukturstörungen

Einfache Hodenzyste

Palpation: unauffällig

Sonographie: einfache, glatt begrenzte intratestikuläre Zyste ohne Strukturstörung des angrenzenden Hodengewebes (meist in der Umgebung des Mediastinum testis gelegen)

Zyste der Tunica albuginea

Palpation: kleine, oberflächliche, tumorsuspekte Resistenz

Sonographie: zystische Strukturen im Bereich der Tunica albuginea bei unauffälligem angrenzenden testikulären Gewebe

Fibrose der Tunica albuginea

Palpation: kleine, oberflächliche, tumorsuspekte Resistenz

Sonographie: Fibrose selbst nicht darstellbar, jedoch Ausschluß einer tumorösen Strukturstörung des subkapsulären Hodengewebes

Echodichte Veränderungen des Hodengewebes

Palpation: Ausschluß einer tumorsuspekten Resistenz des Hodens

Anamnese: Frage nach vorangegangenen Erkrankungen oder Operationen

Sonographie: Zufallsbefund, Dokumentation der hyperreflexiven Veränderungen und Ausschluß eines ausgebrannten Hodentumors durch Inspektion der retroperitonealen Lymphknotenstationen

Literatur

1. Cho CS, Kosek J (1985) Cystic dysplasia of the testis: sonographic and pathologic findings. Radiology 156: 777–778
2. Doherty FJ, Mullins TL, Sant GR, Drinkwater MA, Ucci AA (1987) Testicular microlithiasis. A unique sonographic appearance. J Ultrasound Med 6: 389–392
3. Gooding GAW, Leonhardt W, Stein R (1987) Testicular cysts: US-findings. Radiology 163: 537–538
4. Grantham JG, Charboneau JW, James EM, Kirschling RJ, Kvols LK, Segura JW, Wold LE (1985) Testicular neoplasms: 29 tumors studied by high-resolution US. Radiology 157: 775–780
5. Hamm B, Fobbe F, Loy V (1988) Testicular cysts: differentiation with US and clinical findings. Radiology 168: 19–23
6. Jaramillo D, Perez-Atayde A, Teele RL (1989) Sonography of testicular microlithiasis. Urol Radiol 11: 55–57
7. Leung ML, Gooding GAW, Williams RD (1984) High-resolution sonography of scrotal contents in asymptomatic subjects. Am J Roentgenol 143: 161–164
8. Mancilla JR, Matsuda GT (1975) Cysts of the tunica albuginea, report of 4 cases and review of the literature. J Urol 114: 730–733
9. Martin B, Tubiana JM (1988) Significance of scrotal calcifications detected by sonography. J Clin Ultrasound 16: 545–552
10. Mennemeyer RP, Mason JT (1979) Non-neoplastic cystic lesions of the tunica albuginea: an electron microscopic and clinical study of 2 cases. J Urol 121: 373–375
11. Mullins TL, Sant GR, Ucci AA, Doherty FJ (1986) Testicular microlithiasis occurring in postorchiopexy testis. Urology 27: 144–146
12. Nistal M, Regadera J, Paniagua R (1984) Cystic dysplasia of the testis. Light and electron microscopic study of three cases. Arch Pathol Lab Med 108: 579–583
13. Vick CW, Bird KI, Rosenfield AT, Viscomi GN, Taylor KJW (1983) Scrotal masses with a uniformly hyperechoic pattern. Radiology 148: 209–211

4.4 Orchitis

4.4.1 Klinik

Begleitorchitis

Die häufigste Form der Entzündung des Hodens ist die Begleitorchitis im Rahmen einer Epididymitis. Dabei können die Erreger entweder auf retrograd-kanalikulärem Wege bzw. auf dem Lymphweg den Hoden erreichen oder durch abszedierende Prozesse direkten Zugang (selten) zum Hodenparenchym gewinnen. Klinisch treten bei der Epididymitis Fieber, starke Schmerzen, Leukozytose sowie häufig auch eine Leukozyturie und Bakteriurie auf. Hoden und Nebenhoden sind palpatorisch nicht voneinander abgrenzbar und insgesamt vergrößert. Die Skrotalhaut ist ödematös geschwollen und gerötet. Zusätzlich ist häufig der Samenstrang druckschmerzhaft angeschwollen. Die Schmerzen werden durch Hochlagern des Skrotums gelindert (positives Prehn-Zeichen). Palpatorisch nachweisbare Fluktuationen deuten auf eine Abszedierung hin. Eine symptomatische kleine Hydrozele ist häufig vorhanden. Pollakisurie und Algurie als Zeichen des Harnwegsinfekts können die Erkrankung begleiten.

Unspezifische Orchitis

Die isolierte Entzündung des Hodens unter Aussparung des übrigen Skrotalinhalts ist selten, kann aber prinzipiell als Sekundärinfektion (hämatogen, lymphogen oder kanalikulär) auftreten. Klinisch bestehen alle Zeichen der akuten Entzündung. Die betroffene Skrotalhälfte ist stark geschwollen und sehr schmerzhaft. Der Hoden ist vergrößert, insgesamt induriert und sehr druckempfindlich, die Haut ödematös und gerötet. Eine Begleithydrozele kann sich entwickeln. Der Hoden ist im Akutstadium palpatorisch nicht vom Nebenhoden abgrenzbar. Klinisch gelingt die Abgrenzung zur Epididymitis erst nach Abklingen der akuten Phase.

Mumpsorchitis

Sie tritt bei ca. 18% aller Mumpspatienten auf und ist die typische Komplikation der Mumpserkrankung im Erwachsenenalter. Bei der Parotitis epidemica ist am Ende der ersten Woche mit einer Beteiligung des Hodens zu rechnen. Doch kann die Mumpsorchitis auch ohne Parotitis (8%) einhergehen [1, 1a]. Schwellung und Druckempfindlichkeit des Hodens können bis zu 4 Wochen persistieren. Wird aus differentialdiagnostischen Gründen – 50% aller Mumpsinfektionen verlaufen inapparent – eine operative Freilegung durchgeführt, so findet sich der betroffene Hoden vergrößert, livide verfärbt, mit prall gespannter Tunica albuginea testis. Eine Komplikation der Mumpsorchitis ist die postentzündliche Atrophie, möglicherweise als Folge eines Kompartmentsyndroms während der akuten Entzündung.

Purpura Schönlein-Henoch

Gelegentlich erkranken Knaben mit einer Schönlein-Henoch-Purpura an einer akuten Orchitis, die klinisch nicht von einer akuten Hodentorsion zu unterscheiden ist [6]. Bestehen im Rahmen des Syndroms weitere sichere Zeichen (z. B. petechiale Hautblutungen, Arthritiden), so ist ein exspektatives Vorgehen möglich bzw. wird eine farbkodierte Duplexsonographie empfohlen.

Chronische Orchitis

Die chronische Orchitis als isolierte Erkrankung ist eine Rarität. Gelegentlich kann jedoch eine Epididymoorchitis einen chronischen Verlauf nehmen. Die Anamnese ist in diesen Fällen wegweisend bei der Diagnostik.

Einen chronischen Verlauf nehmen auch die spezifischen Orchitiden im Rahmen der Tuberkulose, Bilharziose, Filariose sowie der Lues.

Bei der Urogenitaltuberkulose ist der Infektionsweg absteigend kanalikulär, d.h. von der Harnröhre über den Ductus deferens, den Nebenhoden, bis schließlich zum Hodenparenchym. Die Erkrankung verläuft häufig mit Fistelbildung und kann gelegentlich einen akut entzündlichen klinischen Verlauf nehmen. Der Ductus deferens kann perlschnurartig verdickt sein (Rosenkranzphänomen), der Nebenhoden ist induriert, indolent und nicht vom Hoden abgrenzbar. Die entscheidende diagnostische Untersuchung ist der Nachweis säurefester Stäbchen im Morgenurin und die positive Tbc-Kultur.

Granulomatöse Orchitis

Eine seltene Sonderform der entzündlichen Erkrankung des Hodens ist die granulomatöse Orchitis, die vornehmlich bei Männern jenseits des 40. Lebensjahrs vorkommt. Histologisch besteht eine vorwiegend intratubuläre Entzündung mit sekundärer Beteiligung des Zwischengewebes. Die Ursache ist unklar. Der klinische Befund ist gekennzeichnet durch eine anhaltende, derbe Schwellung des Hodens, Schmerzen können fehlen [14]. Wichtigste Differentialdiagnose ist der Hodentumor.

4.4.2 Sonographie

Indikationen

Bei der klinischen Verdachtsdiagnose einer Orchitis gelten im wesentlichen folgende Indikationen für eine sonographische Untersuchung:
a) Beurteilung der intraskrotalen anatomischen Verhältnisse bei stark eingeschränkter klinischer Untersuchungsmöglichkeit.
b) Bestimmung des Ausmaßes der entzündlichen Veränderungen.
c) Ausschluß einer intratestikulären Abszedierung.
d) Ausschluß eines durch die Entzündung kaschierten Hodentumors.
e) Verlaufskontrolle bei therapieresistenten Fällen.

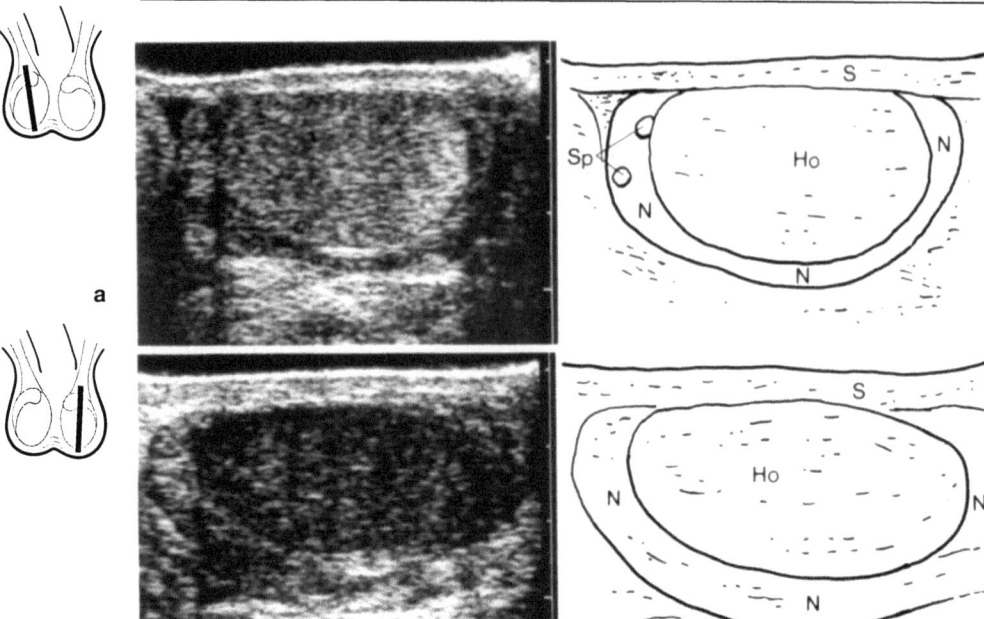

Abb. 4.19 a, b. Begleitorchitis bei Epididymitis (56jähriger Patient). Im Vergleich zum Normalbefund rechts (**a**) geht die Epididymoorchitis links (**b**) mit einer Vergrößerung des Nebenhodens und einer generalisierten, homogenen Hyporeflexivität des Hodens einher

Sonomorphologie

Sonographisch findet sich bei der akuten Entzündung des Hodens eine Organvergrößerung mit erhaltenen Konturen. Die Echotextur des testikulären Gewebes ist dabei hyporeflexiv (Abb. 4.19). Die Echoarmut des entzündlich veränderten Hodens läßt sich am besten durch einen Seitenvergleich mit dem gesunden kontralateralen Hoden erfassen. Die testikuläre Echotextur bleibt bei der Orchitis in der Regel homogen [10]. Diese Homogenität des Hodengewebes ist in Verbindung mit den klinischen Untersuchungsbefunden (akutes Ereignis, Schmerzen, Fieber) eine wichtige Hilfe bei der Abgrenzung gegenüber einem tumorösen Prozeß.

Bei der isolierten Orchitis (selten) zeigt sich gewöhnlich im gesamten Organ die oben genannte Hyporeflexivität. Die Mumpsorchitis geht häufig mit einer erheblichen Organschwellung einher (s. Atlas, Fall 17). Bei der häufigsten Form der Entzündung, der Begleitorchitis im Rahmen einer Epididymitis, können sowohl fokale als auch generalisierte hyporeflexive Strukturstörungen auftreten. Das Ausmaß der sonographisch faßbaren Veränderungen wird von der Ausdehnung der Entzündung bestimmt. Fokale testikuläre Läsionen im Rahmen der Begleitorchitis finden sich häufig im oberen Hodenpol (in Umgebung der Eintrittspforte über die Ductuli efferentes oder Lymphbahnen; s. Atlas, Fall 36) oder seltener im unteren Hodenpol in enger Nachbarschaft bei einer auf den Nebenhodenschwanz begrenzten Epididymitis. Die differentialdiagnostisch wichtige Abgrenzung der fokalen Begleitorchitis gegenüber einem Hodentumor gelingt durch die Berücksichtigung der klinischen Untersuchungsbefunde und wird durch die typischen sonographischen Befunde (Homogenität des entzündlichen Bezirks und entzündliche Vergrößerung des Nebenhodens) untermauert. Zu den indirekten Zeichen einer floriden Entzündung zählt die Nebenhodenvergrößerung, die Hydrozele und das Skrotalhautödem. Gelegentlich können diese sekundären Veränderungen bei der Differenzierung zwischen tumorösem und entzündlichem Prozeß helfen [8]. Eine Überbewertung dieser indirekten Entzündungszeichen sollte jedoch vermieden werden, da sie gelegentlich auch mit einem Hodentumor assoziiert sind. Im eigenen Patientengut (57 Hodentumoren und 56 floride Hodenentzündungen) fanden wir eine Hydrozele bei 15% der Tumoren und 59% der Entzündungen, ein Skrotalhautödem bei 13% der Tumoren und 62% der Entzündungen und eine Nebenhodenvergrößerung bei 8% der Tumoren und 91% der Entzündungen. Es sei jedoch an dieser Stelle besonders

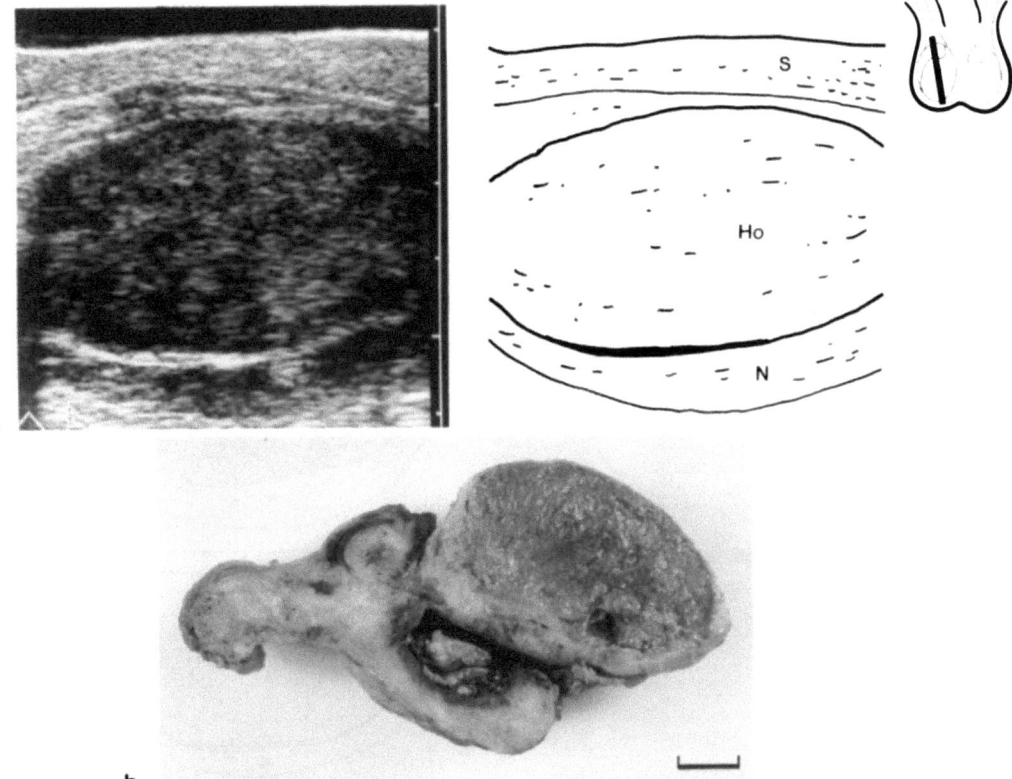

Abb. 4.20 a, b. Ausgedehnte abszedierende Orchitis (46jähriger Patient). **a** Im Sonogramm zeigt sich eine Vergrößerung des Hodens mit entzündlicher Hyporeflexivität. Die Inhomogenität des testikulären Gewebes ist als Zeichen der Abszedierung zu werten. Sekundäre Entzündungszeichen: Nebenhodenvergrößerung, Skrotalhautödem. (Histologie: schwere nekrotisierende und abszedierende Orchitis). **b** Operationspräparat

darauf hingewiesen, daß sich die Diagnose einer Orchitis in erster Linie auf die klinischen Untersuchungsbefunde stützt, während die Sonographie entsprechend ihren Indikationen nur zusätzliche Informationen liefern kann. Hierzu zählt unter anderem der Nachweis einer Abszedierung. Abszesse imponieren als umschriebene, deutlich echoarme/echofreie Läsionen im entzündlichen Hodengewebe (s. Atlas, Fall 39). Findet sich eine diffuse, stark hyporeflexive Inhomogenität mit den klinischen Zeichen der Entzündung, muß von einer generalisierten abszedierenden Entzündung ausgegangen werden (Abb. 4.20) [5].

Aus sonographischer Sicht gibt es 3 Verlaufsformen der Orchitis:

- die Wiederherstellung des Normalbefundes,
- die persistierende Echoarmut bei normal großem Organ,
- die Hodenatrophie.

Die meisten Orchitiden zeigen im Sonogramm eine Rückkehr des echoarmen entzündlichen Hodengewebes zur normalen mittelreflexiven und homogenen Echotextur (Abb. 4.21). In wenigen Fällen persistiert die homogene Hyporeflexivität des ehemals entzündlichen Hodengewebes, wobei dieses sonographische Bild durch eine postentzündliche interstitielle Fibrosierung zu erklären ist (der Palpationsbefund ist in der Regel unauffällig). Eine Atrophie des Organs mit deutlicher Hyporeflexivität entwickelt sich vor allem nach schweren Entzündungen und nach langwierigen Verläufen (Abb. 4.22).

Besondere differentialdiagnostische Probleme bietet die chronische Orchitis. Fieber und Schmerzen fehlen häufig, und bei der palpatorischen Untersu-

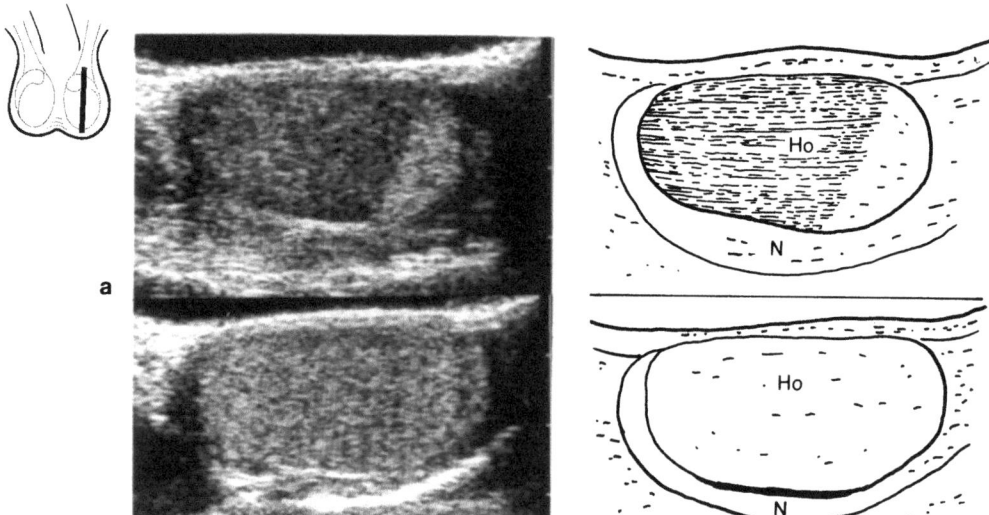

Abb. 4.21 a, b. Partielle Begleitorchitis bei Epididymitis (24jähriger Patient). **a** Während des akuten Entzündungsstadiums findet sich neben einer Vergrößerung des Nebenhodens eine homogene Echoarmut des oberen und mittleren Hodendrittels bei erhaltener regelrechter Echotextur des unteren Hodenpols. **b** Nach komplikationslosem klinischen Verlauf zeigt die sonographische Kontrolle einen regelrechten Befund

Orchitis

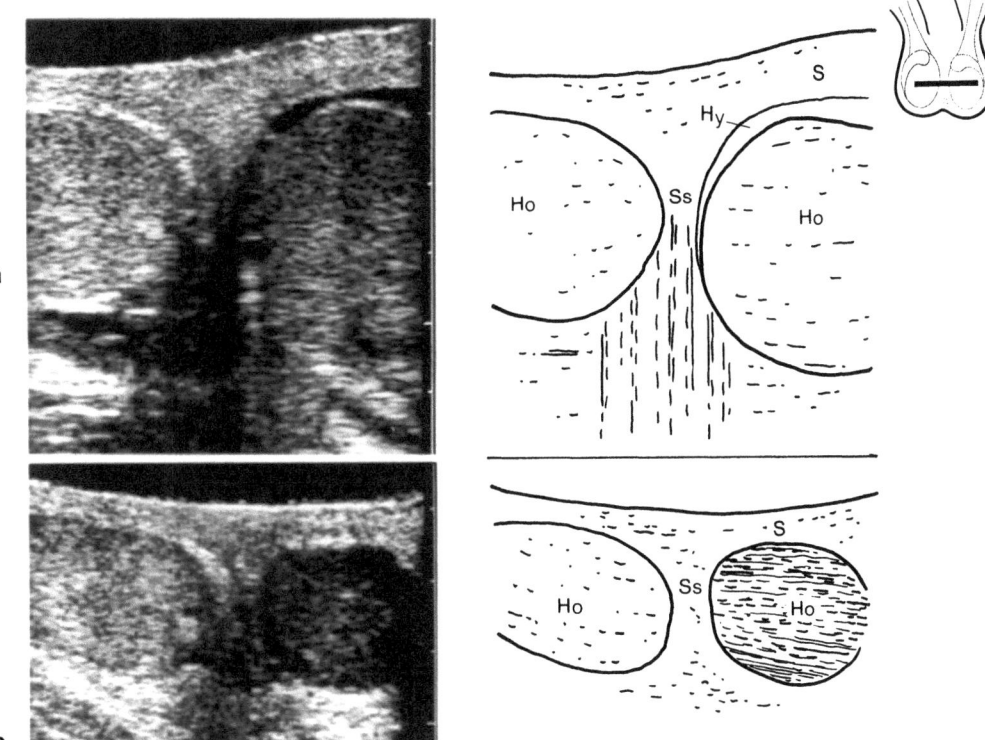

Abb. 4.22 a, b. Schwere Begleitorchitis bei Epididymitis mit anschließender Atrophie des Hodens (61jähriger Patient). **a** Der sonographische Querschnitt durch beide Hoden im akuten Entzündungsstadium zeigt die Vergrößerung und Hyporeflexivität des entzündlichen linken Hodens mit geringer umgebender Hydrozele und deutlichem Skrotalhautödem. **b** Nach langwierigem klinischen Verlauf zeigt die sonographische Kontrolle nach 10 Wochen eine linksseitige Hodenatrophie mit Hyporeflexivität des testikulären Gewebes und Rückbildung der sekundären Entzündungszeichen

chung kann die chronische Entzündung als tumorverdächtige, derbe Resistenz imponieren. Anamnestische Angaben über eine vorangegangene Entzündung (z. B. Epididymitis) können die Diagnose erleichtern, sofern sich sonographisch eine homogene Hyporeflexivität des Hodenparenchyms nachweisen läßt. Gerade bei der granulomatösen Orchitis zeigen sich jedoch im Ultraschall neben einer Organvergrößerung auch fokale, mitunter multiple intratestikuläre Läsionen, welche von einem tumorösen Geschehen nicht unterschieden werden können (s. Atlas, Fall 88).

Orchitis

Floride Orchitis

Klinik:
- Akutes Ereignis
- Starke Schmerzen
- Hodenschwellung und -induration
- Hoden und Nebenhoden palpatorisch kaum zu differenzieren
- Fieber, Leukozytose
- Evtl. Zeichen eines Harnwegsinfekts oder Parotitis

Sonographie:
- Hodenvergrößerung, erhaltene Konturen
- Meist homogene Echoarmut des testikulären Gewebes
- Fokale Entzündung bei Begleitorchitis möglich
- Hoden und Nebenhoden in der Regel differenzierbar
- Häufig Nebenhodenvergrößerung und Skrotalhautödem

Abszeß

Klinik:
- Schwere, therapieresistente Entzündung
- Gelegentlich Fluktuation

Sonographie:
- Fokale, sehr echoarme Läsion oder
- Diffuse, sehr echoarme Inhomogenität (bei generalisierter Abszedierung)

Chronische Orchitis

Klinik:
- Kann das Bild eines Hodentumors vortäuschen (schmerzlose Induration)
- Meist Patienten höheren Alters (Ausnahme: spezifische Orchitiden)

Sonographie: – Unspezifisch

Literatur

1. Arday DR, Kanjarpane DD, Kelley PW (1989) Mumps in the US Army 1980–86: Should recruits be immunized? Am J Public Health 79: 471–474
1 a. Beard CM, Benson RC, Kelalis PP, Elveback LR, Kurland LT (1977) The incidence and outcome of mumps orchitis in Rochester, Minnesota, 1935 to 1974. Mayo Clin Proc 52: 3–7
2. Benson CB, Doubilet PM, Richie JP (1989) Sonography of the male genital tract. Am J Roentgenol 153: 705–713
3. Heaton ND, Hogan B, Michell M, Thompson P, Yates-Bell AJ (1989) Tuberculous epididymo-orchitis: clinical and ultrasound observations. Br J Urol 64: 305–309
4. Lentini JF, Benson CB, Richie JP (1989) Sonographic features of focal orchitis. J Ultrasound Med 8: 361–365
5. Mevorach RA, Lerner RM, Dvoretsky PM, Rabinowitz R (1986) Testicular abscess: diagnosis by ultrasonography. J Urol 136: 1213–1216

6. O'Regan S, Robitaille P (1981) Orchitis mimicking testicular torsion in Henoch-Schönlein's purpura. J Urol 126: 834
7. Rifkin MD (1987) Scrotal ultrasound. Urol Radiol 9: 119–126
8. Rifkin MD, Kurtz AB, Pasto ME, Rubenstein JB Cole-Beuglet C, Baltarowich O, Goldberg BB (1984) The sonographic diagnosis of focal and diffuse infiltrating intrascrotal lesions. Urol Radiol 6: 20–26
9. See WA, Mack LA, Krieger JN (1988) Scrotal ultrasonography: a predictor of complicated epididymitis requiring orchiectomy. J Urol 139: 55–56
10. Subramanyam BR, Horii SC, Hilton S (1985) Diffuse testicular disease: sonographic features and significance. Am J Roentgenol 145: 1221–1224
11. Tackett RE, Ling D, Catalona WJ, Melson GL (1986) High resolution sonography in diagnosing testicular neoplasms: clinical significance of false positive scans. J Urol 135: 494–496
12. Ward JP (1985) Epididymo-orchitis. In: Whitfield HN, Hendry WF (eds) Textbook of genitourinary surgery. Churchill Livingstone, Edinburgh, pp 567–578
13. Worthy L, Miller EI, Chinn DH (1986) Evaluation of extratesticular findings in scrotal neoplasms. J Ultrasound Med 5: 261–263
14. Zajaczkowski T, Straube W, Schlake W (1990) Orchitis granulomatosa. Urologe A 29: 152–154

4.5 Hodenatrophie

4.5.1 Klinik

Der atrophische Hoden ist klein und palpatorisch von weicher Konsistenz. Gelegentlich finden sich narbige Indurationen, die keine Rückschlüsse auf die Ätiologie zulassen. Hodenatrophien können sich entwickeln als Traumafolge, als Folge einer vaskulären Minderversorgung nach nicht erkannter Hodentorsion sowie nach Operationen (inguinale Hernie, Hydrozele, Orchipexie), als Folge einer venösen Stauung bei Varikozele, als Folge einer Entzündung, vor allem nach der Mumpsorchitis. Eine bilaterale Hodenatrophie ist in der Regel endokrinologisch bedingt.

4.5.2 Sonographie

Bei der Ultraschalluntersuchung zeigt der kleine, atrophische Hoden eine homogene echoarme Struktur (s. Atlas, Fall 2). Das testikuläre Gewebe sollte lediglich von dem etwas echodichteren Mediastinum testis durchzogen werden. Hinweise auf die Ursache der Atrophie lassen sich dem sonographischen Bild nicht entnehmen, in diesem Punkt sind anamnestische Daten hilfreich. Herdförmige Strukturstörungen, die mit einer palpablen Resistenz einhergehen, sind auch bei atrophischem Hoden tumorsuspekt. Nach tumorverdächtigen Strukturstörungen ist vor allem bei den hypoplastischen Hoden nach Maldescensus testis zu fahnden (höheres Tumorrisiko!).

Wegen der Größendifferenz zwischen atrophischem Hoden und gesundem kontralateralem Hoden kann der klinische Verdacht auf einen Hodentumor der gesunden Seite entstehen – dieser Befund ist jedoch leicht durch den sonographischen Nachweis der regelrechten mittelreflexiven und homogenen Echotextur des gesunden Hodens zu korrigieren.

4.6 Hodeninfarkt/Hodennekrose

Die häufigste Ursache einer Hodennekrose ist die Torsion, diese soll jedoch im Rahmen von Kap. 7 separat abgehandelt werden. Andere Ursachen einer Hodennekrose sind selten.

4.6.1 Klinik

Hodeninfarkte können in jedem Lebensalter auftreten, der Häufigkeitsgipfel liegt jedoch beim Neugeborenen. Begünstigend sind im Neugeborenenalter die neonatale Polyzythämie und Hyperviskosität. Neben der idiopathischen Nekrose finden sich Hodeninfarkte als Folge einer arteriellen Thrombose, Vaskulitis oder Embolie. Sekundäre Hodennekrosen können infolge direkter Traumata, bei inkarzerierter Hernie oder auch als Anoxie bei einem entzündlichen Kompartmentsyndrom (z. B. Mumpsorchitis) entstehen. Die Nekrosen können den gesamten Hoden oder auch nur Teile des Organs erfassen.

Der Hodeninfarkt geht meist mit heftigen Schmerzen und einer Schwellung des Hemiskrotums einher. Der Hoden ist groß, derb und druckschmerzhaft. Fieber und Leukozytose können folgen. Die Differentialdiagnose zur Hodentorsion ist außerordentlich schwierig.

4.6.2 Sonographie

Im Sonogramm führt die Gewebsnekrose zu einer Echoarmut des Hodens. Einblutungen können zusätzliche Inhomogenitäten hervorrufen. Im Frühstadium der Nekrose ist der Hoden vergrößert, während er im Spätstadium atrophiert. Sonographisch ist die Hodennekrose nicht von einer Torsion oder einer Orchitis zu differenzieren. Bei der fokalen Hodennekrose (selten) muß zusätzlich die Möglichkeit eines Tumors berücksichtigt werden, differentialdiagnostisch wegweisend sind hierbei anamnestische Daten und der Palpationsbefund.

Hodenatrophie

Klinik: - Kleiner Hoden von weicher Konsistenz

Sonographie: - Kleiner, homogen echoarmer Hoden

Hodeninfarkt

Akutes Stadium

Klinik: – Akutes Ereignis
– Schmerzhafte Hodenschwellung
– Fieber und Leukozytose können folgen
– Differenzierung zur Torsion oder Orchitis kaum möglich

Sonographie: – Hodenvergrößerung mit unspezifischer Hyporeflexivität
– Nebenhoden in der Regel nicht vergrößert
– Differenzierung zur Torsion nicht möglich

Spätes Stadium

Klinik: – Kleiner, u. U. indurierter Hoden

Sonographie: – Kleiner, homogen echoarmer Hoden

Literatur

1. Hricak H, Filly RA (1983) Sonography of the scrotum. Invest Radiol 18: 112–121
2. Krone KD, Carroll BA (1985) Scrotal ultrasound. Radiol Clin North Am 23: 121–139

5 Erkrankungen des Nebenhodens

5.1 Kongenitale Anomalien

Fehlbildungen des Nebenhodens finden sich häufig in Kombination mit einem Maldescensus testis, seltener ohne begleitende testikuläre Anomalien, wie z.B. eine Dissoziation von Hoden und Nebenhoden, eine komplette oder partielle Nebenhodenaplasie, Nebenhodenzysten, zweigeteilte Nebenhoden, fibröse Stenosen des Ductus epididymis, obliterierte Segmente des Vas deferens sowie ein völliges Fehlen des Vas deferens. Diese Zustände verursachen kaum Beschwerden und werden fast ausschließlich als Zufallsbefund bei Operationen oder im Rahmen der Fertilitätsdiagnostik erkannt.

Für die Beurteilung kongenitaler Anomalien des Nebenhodens sowie des Vas deferens ergeben sich durch die sonographische Untersuchung in der Regel keine zusätzlichen Informationen.

5.2 Nebenhodentumoren

Nebenhodentumoren sind ca. 10mal seltener als Hodentumoren. So wurden in 20 Jahren an der Urologischen Klinik im Universitätsklinikum Steglitz etwa 400 Hodentumoren behandelt. Im selben Zeitraum wurden dagegen nur 39 Nebenhoden- und Samenstrangtumoren beobachtet. Ein ähnliches Verhältnis wird in einer Schweizer Untersuchungsserie berichtet, wo neben 263 Hodentumoren im gleichen Zeitraum nur 20 paratestikuläre Tumoren beobachtet wurden [11]. Deshalb faßt die WHO-Klassifikation die Tumoren des Ductus deferens, des Rete testis, des Nebenhodens, des Funiculus, der Tunica albuginea testis, der Anhangsgebilde und der Stützgewebe unter einer Rubrik zusammen. [6].

5.2.1 Klinik

Die klinische Symptomatik ist bei den meisten dieser seltenen Tumoren ähnlich. Fast immer findet sich eine solide intraskrotale Raumforderung mit langsamer Wachstumstendenz, die kaum Schmerzen verursacht. Die Palpation kann erste Hinweise auf den anatomischen Ausgangspunkt der Geschwulst geben. Die Sonographie erlaubt in der Regel eine genauere Zuordnung zu den intraskrotalen Strukturen. Erst die operative Freilegung, die bei jedem intraskrotalen Tumor erforderlich ist, sowie die nachfolgende histologische Untersuchung ermöglicht die endgültige diagnostische Einordnung.

Eine detaillierte Auflistung aller histologischen Tumorformen muß den histopathologischen Spezialwerken überlassen bleiben. Für klinisch-praktische Belange genügt die Einteilung in benigne und maligne Tumoren, wobei in der Häufigkeit die gutartigen Geschwülste überwiegen [2, 3, 6]. Der Adenomatoidtumor ist der häufigste benigne Tumor [2, 6]. Er entstammt dem Mesothel der Tunica vaginalis und wird am häufigsten am Nebenhoden angetroffen, selten auch an der Tunica albuginea testis [2, 3, 10]. Der Adenomatoidtumor tritt bei Männern ab dem 20. Lebensjahr auf, der Altersdurchschnitt liegt bei ca. 40–45 Jahren [6]. Der häufig symptomlose Tumor läßt sich in der Regel als ein derber, wenig schmerzhafter Knoten im Nebenhoden tasten. Therapeutisch genügt die lokale Exzision. Rezidive werden nicht beobachtet.

Ein anderer typischer und gutartiger Nebenhodentumor ist das papilläre Zystadenom, das im Rahmen des Hippel-Lindau-Syndroms auftritt [10]. Weiterhin können von allen anderen mesenchymalen Geweben benigne Tumoren entstehen, die aber allesamt zu den Raritäten gehören [4].

Bei den malignen Tumoren steht das paratestikuläre Rhabdomyosarkom an erster Stelle der Häufigkeitsskala. Es tritt bei Kindern so oft auf wie bei Erwachsenen [1, 7]. Die Symptomatik wird vor allem durch das rapide Wachstum bestimmt. Therapie der Wahl ist die inguinale Semikastration. Der Wert der retroperitonealen Lymphadenektomie wird kontrovers eingeschätzt [1]. Darüber hinaus sind in den letzten Jahren erfolgreiche Chemotherapieprotokolle entwickelt worden [5, 7]. Das paratestikuläre Liposarkom, das primäre Nebenhodenkarzinom, das Leiomyosarkom und weitere Sarkome folgen in der Häufigkeitsstatistik, sind aber insgesamt so selten, daß darüber fast nur in Einzelkasuistiken berichtet wird.

5.2.2 Sonographie

Indikationen

Bei der klinischen Verdachtsdiagnose eines Nebenhodentumors ist die sonographische Untersuchung indiziert, um

a) die extratestikuläre Lokalisation des palpatorisch suspekten Befundes zu bestätigen und somit zumindest einen Hodentumor auszuschließen;
b) eine tumorverdächtige solide Raumforderung von einer einfachen zystischen (z. B. Spermatozele) zu differenzieren.

Sonomorphologie

Der Nebenhoden sowie die übrigen paratestikulären Strukturen können sonographisch eindeutig vom Hoden differenziert werden, so daß im Falle eines Nebenhodentumors die Raumforderung sicher als paratestikulär eingestuft werden kann (Abb. 5.1).

Nebenhodentumoren sind solide und besitzen dementsprechend im Sonogramm Binnenechos, hierdurch ist eine sichere Differenzierung zwischen ei-

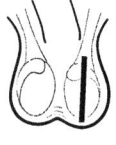
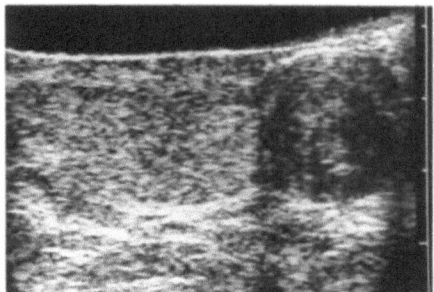
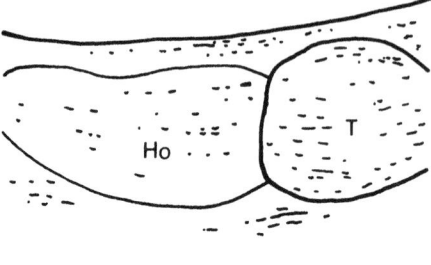
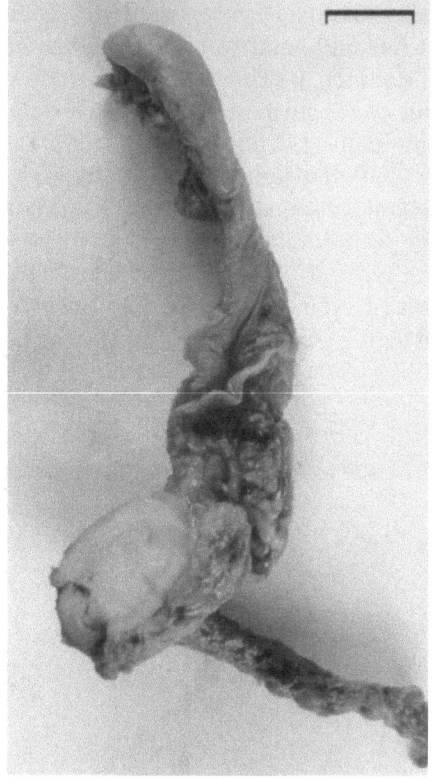

Abb. 5.1. a Solide echoarme Raumforderung im Bereich des Nebenhodenschwanzes. Die tumoröse Raumforderung *(T)* läßt sich gut vom Hoden differenzieren (53jähriger Patient; Histologie: Adenomatoidtumor). **b** Operationspräparat (ektomierter Nebenhoden)

ner einfachen Spermatozele und einem Tumor möglich (beide können bei der klinischen Untersuchung als kugelige, umschriebene Resistenz imponieren!).

Der häufigste Nebenhodentumor, der Adenomatoidtumor, ist von kugeliger Form und hat in der Regel glatte Konturen. Das Reflexmuster des Adenomatoidtumors ist variabel. So finden sich sowohl echoarme Tumoren als auch Raumforderungen von höherer Reflexivität im Vergleich zum benachbarten

Hodengewebe. In der Mehrzahl der Fälle sind die Adenomatoidtumoren im Nebenhodenschwanz lokalisiert.

Differentialdiagnostische Probleme können durch Nebenhodengranulome (z.B. Spermagranulom oder Granulom nach Vasektomie) entstehen. Granulome imponieren bei der klinischen Untersuchung als umschriebene Resistenz und zeigen ebenfalls im Sonogramm eine tumorverdächtige, herdförmige, meist echoarme, paratestikulär gelegene Läsion. Bei differentialdiagnostischen Überlegungen können anamnestische Daten wie vorangegangene Entzündungen, Traumata oder Operationen hilfreich sein. Die sehr seltenen, infiltrativ wachsenden, malignen Nebenhodentumoren sind unscharf begrenzt im fortgeschrittenen Tumorstadium ist eine ausreichende Differenzierung zwischen Nebenhoden und Hoden nicht mehr möglich.

Nebenhodentumoren

Adenomatoidtumor

Klinik:	– Langsam wachsend
	– Umschriebener, derber, paratestikulärer Knoten meist im Nebenhodenschwanz lokalisiert
	– Keine Entzündungszeichen
Sonographie:	– Paratestikuläre Lokalisation
	– Solide, meist kugelige, gut konturierte Läsion
	– Echoarme als auch echogene Binnenstruktur möglich

Literatur

1. Dieckmann KP, Pickartz H, Becker T, Bauer HW (1987) Rezidiviertes paratestikuläres Rhabdomyosarkom beim Kind. Heilung durch multimodale Therapie. Aktuel Urol 18: 150–152
2. Elsässer E (1977) Epididymal tumors. Recent Results Cancer Res 60: 163–175
3. Fiedler U, Rost A, Gross UM (1977) Tumoren des Nebenhodens. Urologe A 16: 103–106
4. Gowing NFC (1976) Paratesticular tumors of connective tissue and muscle. In: Pugh RCB (ed) Pathology of the testis. Blackwell, Oxford, pp 317–333
5. Hamilton CR, Pinkerton R, Horwich A (1989) The management of paratesticular rhabdomyosarcoma. Clin Radiol 40: 314–317
6. Harzmann R, Stiens R (1982) Intraskrotale nichtgerminale Tumoren. In: Weißbach L, Hildenbrand G, (Hrsg) Register und Verbundstudie für Hodentumoren – Bonn. Zuckschwerdt, München, S 306–339
7. Hays DM (1986) Rhabdomyosarcoma and other soft tissue sarcoma. In: Hays DM (ed) Pediatric surgical oncology. Grune & Stratton, New York, pp 87–122
8. Hricak H, Filly RA (1983) Sonography of the scrotum. Invest Radiol 18: 112–121
9. Krone KD, Carroll BA (1985) Scrotal ultrasound. Radiol Clin North Am 23: 121–139
10. Restrepo C (1987) Surgical pathology of the male adnexa and diseases of the soft tissue. In: Javadpour N, Basky S, (eds) Surgical pathology of urologic disease. Williams & Wilkins, Baltimore, pp 247–260
11. Schröder R, Hedinger C (1970) Paratestikuläre Tumoren. Schweiz Med Wochenschr 100: 1281–1287

5.3 Epididymitis

Unter allen Erkrankungen des Nebenhodens ist die Epididymitis der häufigste Grund, einen Arzt aufzusuchen.

5.3.1 Klinik

Akute Epididymitis

Die akute unspezifische Epididymitis entsteht fast ausschließlich durch deszendierend-kanalikuläre Infektion, z.B. bei Prostatitis, Urethritis oder bei anderen Harnwegsinfektionen. Der lymphogene bzw. hämatogene Infektionsweg bei bakteriellen Foci ist dagegen selten. Die häufigsten Krankheitserreger sind E.coli, Proteus, Enterokokken, Pseudomonas aeroginosa und (seltener) Staphylokokken. Bei jüngeren Männern sind in erster Linie die sexuell übertragenen Chlamydien und Mykoplasmen anzutreffen. Im präpubertären Alter ist die Epididymitis selten, so daß stets eine Torsion ausgeschlossen werden sollte.

Klinisch finden sich bei der akuten Epididymitis zunehmende Schmerzen, Fieber sowie eine progrediente Schwellung des Skrotalinhalts mit Hautrötung und Skrotalödem. Hoden und Nebenhoden sind in der Anfangsphase der Erkrankung palpatorisch (soweit die Schmerzen eine entsprechende Untersuchung zulassen) noch voneinander zu unterscheiden. Unbehandelt kommt es im weiteren Verlauf zu einem entzündlichen Konglomerattumor, in dem Nebenhoden und Hoden nicht mehr voneinander abzugrenzen sind. Zusätzlich entsteht auch eine Samenstrangschwellung; symptomatisch kann sich eine Hydrozele entwickeln. In der Anfangsphase kann die Schmerzsymptomatik durch Elevation des Skrotalinhalts gelindert werden (positives Prehn-Zeichen). Größere Abszesse lassen sich als Fluktuationen tasten. Laborchemisch besteht in der Regel eine ausgeprägte Leukozytose, eine Bakteriurie sowie Leukozyturie.

Chronische Epididymitis

Die chronische Epididymitis ist gekennzeichnet durch anhaltende oder rezidivierende ziehende Schmerzen im Skrotalbereich. Palpatorisch fällt ein mäßig druckschmerzhafter und indurierter Nebenhoden auf. Der Hoden ist gut abgrenzbar. In der Anamnese werden häufig rezidivierende Harnwegsinfekte festgestellt.

Eine Sonderform der chronischen unspezifischen Epididymitis ist das Spermagranulom des Nebenhodens, eine reaktive unspezifische granulomatöse Entzündung in der Umgebung von Spermien, die aus zerstörten Tubuli in das Interstitium ausgetreten sind. Das Spermagranulom findet sich häufig als rundliche Resistenz im Nebenhodenkopf. Die Diaphanoskopie ist negativ. Chronisch-entzündliche oder granulomatöse Veränderungen des Nebenhodens finden sich gehäuft nach Vasektomie als Zeichen der länger bestehenden

Obstruktion der ableitenden Samenwege [12]. Subjektive Beschwerden des Patienten sind nicht zwangsläufig damit verbunden.

Differentialdiagnostisch ist bei der chronischen Epididymitis an Tumoren des Nebenhodens zu denken, an die Nebenhodentuberkulose oder an eine Spermatozele. Auch ein Hodentumor sollte ausgeschlossen werden.

5.3.2 Sonographie

Indikationen

Die Diagnose einer Epididymitis ist im allgemeinen bereits anhand der klinischen Untersuchung eindeutig. Die sonographische Untersuchung kann jedoch zusätzliche Informationen bieten:

a) Beurteilung des Ausmaßes der Entzündung, insbesondere Erfassung einer Begleitorchitis,
b) Ausschluß eines Abszesses,
c) Ausschluß eines zugrundeliegenden Hodentumors,
d) Verlaufskontrollen bei komplizierten Befunden.

Sonomorphologie

Akute Epididymitis
In der akuten Krankheitsphase ist der Nebenhoden deutlich vergrößert, er kann einen Querdurchmesser von bis zu 30 mm erreichen. Je nach Ausmaß der Entzündung findet sich lediglich eine Schwellung der Cauda epididymis oder eine Vergrößerung des gesamten Organs. Im Gegensatz zur klinischen

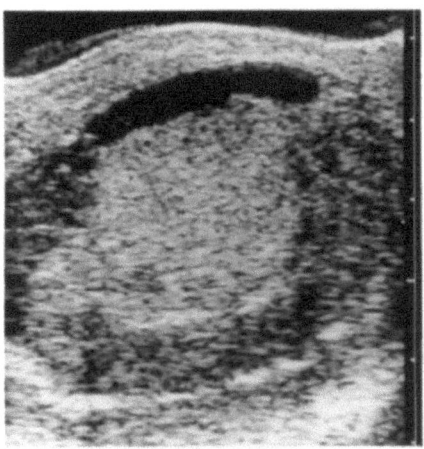
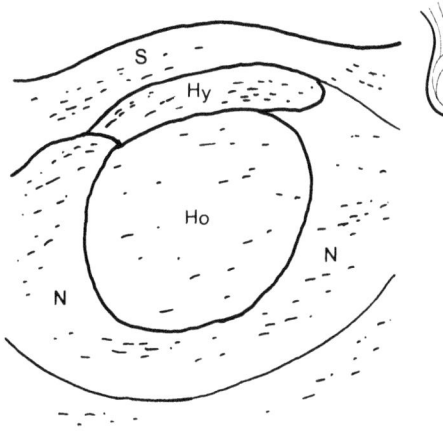

Abb. 5.2. Akute Epididymitis (55jähriger Patient). Erhebliche Vergrößerung des gesamten Nebenhodens mit diffuser echoarmer Inhomogenität. Geringe Hydrozele sowie mäßiges Skrotalhautödem. Unauffällige Darstellung des Hodens

Untersuchung sollte sonographisch stets eine sichere Differenzierung von Hoden und Nebenhoden gelingen.

Die Struktur des akut-entzündeten Nebenhodens ist inhomogen und vergröbert (Abb. 5.2). Meist führt die Epididymitis zu einer verminderten Echogenität, nur in wenigen Fällen ist eine verstärkte Echogenität nachweisbar (möglicherweise durch zusätzliche Einblutung). Unter erfolgreicher Therapie nimmt der Nebenhoden an Größe ab und erreicht in den meisten Fällen wieder eine reguläre Form, Größe und Echogenität.

Als indirekte Entzündungszeichen gelten die symptomatische Hydrozele und die Verdickung der Skrotalhaut. Eine vermehrte Flüssigkeitsansammlung im Cavum scroti der erkrankten Seite ist jedoch nur als Nebenbefund zu werten, da eine Hydrozele sowohl idiopathisch als auch symptomatisch bei anderen intraskrotalen Krankheitsbildern auftreten kann. Die ödematös entzündliche Verdickung der Skrotalhaut kann als Entscheidungshilfe bei der Differenzierung zwischen akut entzündlichem und tumorösem Prozeß herangezogen werden. Es gilt aber zu berücksichtigen, daß eine Skrotalhautverdickung auch bei einer Hodentorsion auftritt und daß chronische Entzündungen des Nebenhodens nicht zwangsläufig mit einer Skrotalhautverdickung einhergehen. Zu den sonographisch gut faßbaren Komplikationen einer Epididymitis gehören der Abszeß und die Begleitorchitis. Abszesse sind als umschriebene, stark echoarme Läsionen im vergrößerten Nebenhoden zu erkennen (Abb. 5.3). Nur sehr selten finden sich im Abszeß kleine Lufteinschlüsse, welche zu einem inhomogenen Bild mit hyperreflexiven Punktechos führen. Die Diagnose einer begleitenden Orchitis gelingt problemlos durch den sonographischen Nachweis einer fokalen oder generalisierten Echoarmut des Hodens. Die entzündlichen Veränderungen des Hodens sollten homogen strukturiert sein. Bei erheblicher entzündlicher Schwellung des Nebenhodens kann die testikuläre Blutversorgung beeinträchtigt werden, so daß fokale oder diffuse Infarzierungen des Hodens resultieren [2, 13]. Eine generalisierte testikuläre Reflexminderung und eine deutliche Hodenschwellung zu Beginn der Epididymitis sind als prognostisch schlechte Zeichen zu werten [3, 11], die ei-

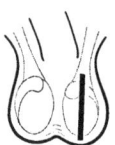
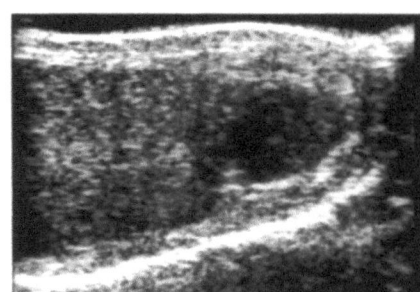
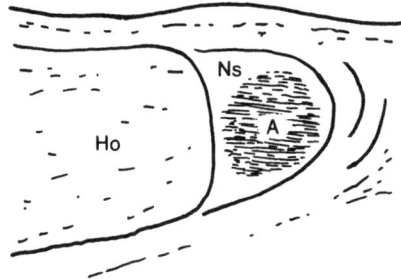

Abb. 5.3. Nebenhodenabszeß bei Epididymitis (59jähriger Patient). Umschriebene deutlich echoarme Läsion *(A)* im Nebenhodenschwanz. Unauffällige Darstellung des angrenzenden unteren Hodenpols

ner Kontrolle bedürfen. Bei normalem Krankheitsverlauf kann auf eine sonographische Kontrolle verzichtet werden. Dagegen sollte die Ultraschalluntersuchung bei therapieresistenten Befunden eingesetzt werden, um nach operationspflichtigen Abszessen zu fahnden oder einen zugrundeliegenden Hodentumor zu entdecken. Tumorverdächtig sind vor allem testikuläre Inhomogenitäten, die – sofern eine Palpation möglich ist – von derber Resistenz sind (im Gegensatz zum fluktuierenden Abszeß).

In seltenen Fällen einer schweren nekrotisierenden Orchitis ist die resultierende Inhomogenität nicht von einem tumorösen Prozeß zu unterscheiden (eine Operation ist in beiden Fällen indiziert).

Unter den spezifischen Nebenhodenentzündungen ist die Tuberkulose hervorzuheben, deren Diagnose jedoch vorwiegend auf klinischen, laborchemischen und bakteriologischen Befunden basiert. Sonographisch finden sich bei der Nebenhodentuberkulose die gleichen morphologischen Veränderungen wie bei der unspezifischen Epididymitis. Der Hoden wird selten in das entzündliche Geschehen miteinbezogen. Verkäsende Nekrosen imponieren als abszeßähnliche, stark echoarme, fokale Läsionen.

Die Manifestation einer Sarkoidose im Nebenhoden ist als Rarität anzusehen. Eine entsprechende Diagnose kann nur im Zusammenhang mit dem gesamten klinischen Bild gestellt werden, da die umschriebene, echoarme Läsion des granulomatösen Prozesses nicht von einem Spermagranulom oder einem Nebenhodentumor differenziert werden kann.

Chronische Epididymitis
Die sonographische Diagnose der chronischen Epididymitis ist eine kleine „Notlüge", da sie sich – nach Ausschluß anderer pathologischer Befunde – auf den klinischen Untersuchungsbefund stützt. Die diffusen, chronisch-entzündlichen Veränderungen des Nebenhodens sind im Ultraschall kaum zu erfassen, allenfalls findet sich eine mäßige Vergrößerung des Nebenhodens (Abb. 5.4).

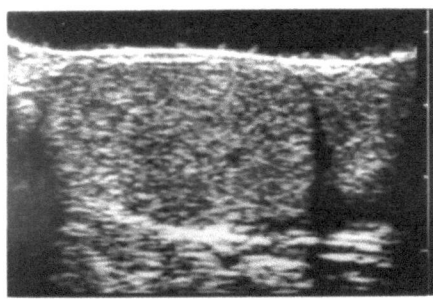
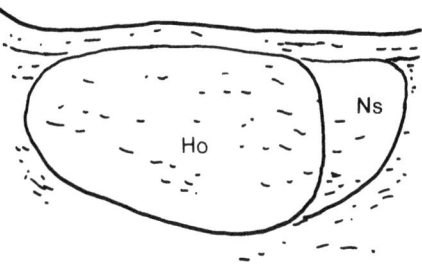
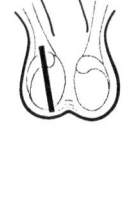

Abb. 5.4. Chronische Epididymitis (53jähriger Patient mit intermittierender mäßiger Schmerzsymptomatik und Zustand nach rezidivierender Epididymitis). Bei sonst regelrechtem intraskrotalem Befund zeigt sich eine mäßige Vergrößerung des Nebenhodenschwanzes mit homogener Echotextur

Nach einer Vasektomie können allerdings bis zu 45% der Patienten morphologische Veränderungen des Nebenhodens aufweisen, hierzu zählen die Nebenhodenvergrößerung, zystische Veränderungen sowie eine inhomogene Strukturierung [6]. Diese Veränderungen nach Vasektomie müssen jedoch nicht mit Schmerzen oder anderen Beschwerden korrelieren.

Spermagranulome stellen ein differentialdiagnostisches Problem dar. Sie imponieren im Ultraschall als umschriebene, echoarme, gut begrenzte Läsionen des Nebenhodens und sind somit nicht von einem Nebenhodentumor zu unterscheiden.

Differentialdiagnostisch hilfreich sind anamnestische Angaben über eine vorangegangene Entzündung, ein Trauma oder eine Operation, wie zum Beispiel die Vasektomie.

Epididymitis

Akute Epididymitis

Ursachen:
 – Kanalikulär fortgeleitet
 – Posttraumatisch
 – (Selten hämatogen oder lymphogen)

Alter:
 – Vorwiegend in der 2. Lebenshälfte (bei Kindern meist im Rahmen einer Mißbildung der ableitenden Harnwege, z. B. Urethralklappe)

Klinik:
 – Zunehmende heftige Schmerzen
 – Schwellung und Induration des Nebenhodens
 – Skrotalhautödem und -rötung
 – Nebenhoden und Hoden palpatorisch oft nicht mehr zu differenzieren
 – Fieber, Leukozytose
 – Positives Prehn-Zeichen
 – Häufig in Kombination mit einem Harnwegsinfekt (z. B. Prostatitis)
 – Bei Fluktuation Verdacht auf Abszeß

Sonographie:
 – Nebenhoden vergrößert und inhomogen strukturiert
 – Meist echoarm
 – Skrotalhautverdickung
 – Symptomatische Hydrozele (unspezifisch)
 – Abszeß als umschriebene, stark echoarme Läsion
 – Testikuläre Echoarmut als Zeichen der Begleitorchitis
 – Keine typischen Zeichen für spezifische Entzündungen (z. B. Tuberkulose, Gonorrhoe, Sarkoidose)

Chronische Epididymitis

Ursachen:	– Rezidivierende Epididymitiden
	– Posttraumatisch, nach operativen Eingriffen
Formen:	– Fibrosierend
	– Granulomatös
Klinik:	– Schmerzmuster uneinheitlich
	– Mäßig indurierter, vergrößerter Nebenhoden
	– Akute Entzündungszeichen (Rötung, Fieber, etc.) fehlen oft
Sonographie:	– Mäßige Vergrößerung des Nebenhodens bei der fibrosierenden Epididymitis
	– Meist umschriebene, solide Raumforderung des Nebenhodens beim Granulom
	– Granulome meist echoarm
	– Einfache Differenzierung zur Spermatozele
	– Differenzierung des Granuloms gegenüber einem Nebenhodentumor problematisch

Literatur

1. Benson CB, Doubilet PM, Richie JP (1989) Sonography of the male genital tract. Am J Roentgenol 153: 705–713
2. Bird K, Rosenfield AT (1984) Testicular infarction secondary to acute inflammatory disease: demonstration by B-scan ultrasound. Radiology 152: 785–788
3. Desai KM, Gingell JC, Haworth JM (1986) Fate of the testis following epididymitis: a clinical and ultrasound study. J R Soc Med 79: 515–519
4. Doble A, Taylor-Robinson D, Thomas BJ, Jalil N, Harris JR, Witherow RO (1989) Acute epididymitis: a microbiological and ultrasonographic study. Br J Urol 63: 90–94
5. Forte MD, Brant WE (1988) Ultrasonographic detection of epididymal sarcoidosis. J Clin Ultrasound 16: 191–194
6. Jarvis LJ, Dubbins PA (1989) Changes in the epididymis after vasectomy: sonographic findings. Am J Roentgenol 152: 531–534
7. Krone KD, Carroll BA (1985) Scrotal ultrasound. Radiol Clin North Am 23: 121–139
8. Ramanathan K, Yaghoobian J, Pinck RL (1986) Sperm granuloma. J Clin Ultrasound 14: 155–156
9. Rifkin MD (1987) Scrotal ultrasound. Urol Radiol 9: 119–126
10. Rifkin MD, Kurtz AB, Goldberg BB (1984) Epididymis examined by ultrasound. Radiology 151: 187–190
11. Schwerk WB, Schwerk WN, Guttler I, Rodeck G (1989) Sonogaphische Verlaufsuntersuchungen bei akuter Epididymitis. Eine prospektive Studie. Urologe B 29: 100–105
12. Selikowitz SM, Schned AR (1985) A late postvasectomy syndrome. J Urol 134: 494–497
13. Vordermark JS, Favila MQ (1982) Testicular necrosis: a preventable complication of epididymitis. J Urol 128: 1322–1324
14. Ward JP (1985) Epididymo-orchitis. In: Whitfield HN, Hendry WF (eds) Textbook of genitourinary surgery. Churchill Livingstone, Edinburgh, pp 567–578

5.4. Spermatozele

5.4.1 Klinik

Spermatozelen sind Zysten des Nebenhodens und stellen einen häufigen, meist symptomlosen Zufallsbefund dar. Das Lumen der mit Epithel ausgekleideten Spermatozelen ist mit Flüssigkeit gefüllt, und man kann Sedimente von Zelldetritus, immobilen Spermatozoen und Lipide finden. Spermatozelen entstehen vermutlich durch Aufweitung aberrierender oder obstruierter Nebenhodenkanälchen.

Die Spermatozele wird meist vom Patienten selbst oder bei einer Routineuntersuchung entdeckt. Nur in wenigen Fällen klagt der Patient über ein leichtes Ziehen in der Leistengegend mit Ausstrahlung in das Skrotum.

Die Größe der Spermatozelen ist sehr variabel, typischerweise tastet man sie als prall-elastischen Knoten im Bereich des Nebenhodenkopfes. Sie sind meist eindeutig vom Hoden zu differenzieren. Die Diaphanoskopie ist nur bei größeren Spermatozelen positiv.

Mit Ausnahme von sehr großen oder schmerzhaften Spermatozelen ist ein therapeutisches Vorgehen nicht zwingend erforderlich.

5.4.2 Sonographie

Indikationen

Gewöhnlich erfordert die klinische Diagnose einer Spermatozele keine zusätzliche sonographische Absicherung. Bei unklarem Untersuchungsbefund bietet die Sonographie jedoch einen schnellen Beweis der Spermatozele und ermöglicht den sicheren Ausschluß einer soliden tumorverdächtigen Raumforderung.

Sonomorphologie

Die meisten Spermatozelen lassen sich im Bereich des Nebenhodenkopfs lokalisieren. Aufgrund ihres zystischen Charakters sind sie bereits ab einer Größe von 2 mm gut zu erkennen. Die Differenzierung zu Hoden und Nebenhoden ist unproblematisch.

Spermatozelen können unilateral, bilateral, unilokulär, multilokulär oder gekammert auftreten. Sonographisch imponieren die Spermatozelen als echofreie, glatt begrenzte zystische Strukturen (Abb. 5.5). Die gelegentlich schwere Differenzierung einer großen Spermatozele gegenüber der ebenfalls echofreien Hydrozele wird dadurch erleichtert, daß die Hydrozele auch im Bereich des unteren Hodenpols nachweisbar ist. Noch einfacher gestaltet sich die Differenzierung zwischen Spermatozele und Hydrozele durch eine leichte manuelle Verschiebung des Hodens nach kranial, wodurch die Flüssigkeit der Hydrozele verlagert wird, während die Spermatozele stationär bleibt (außerdem imponiert die Spermatozele bei der Palpation als umschriebene prall-elastische Resistenz, während die Hydrozele eher von schlaffer Konsistenz ist).

Spermatozele

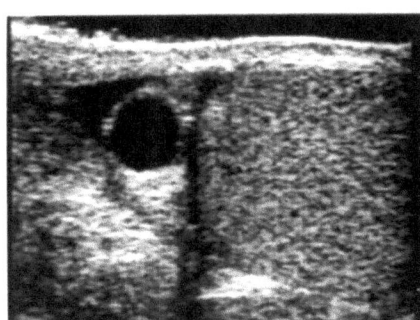
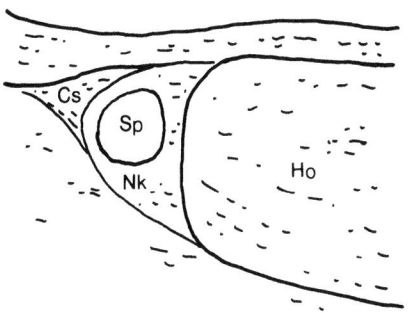
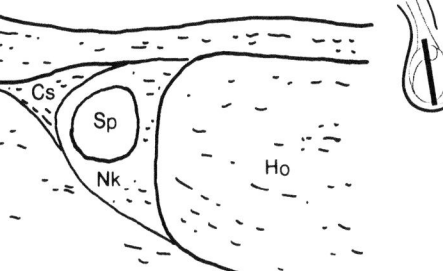

Abb. 5.5. Spermatozele des Nebenhodenkopfs (36jähriger Patient). Physiologische, geringe Flüssigkeitsansammlung im Cavum serosum kranial des Nebenhodenkopfs

Spermatozele

Klinik:
- Häufiger Zufallsbefund (v. a. im Nebenhodenkopf)
- Prall-elastische, kugelige Resistenz
- Selten Schmerzen
- Keine Entzündungszeichen
- Größen sehr variabel
- Gute Abgrenzung zum Hoden

Sonographie:
- Echofreie, glatt begrenzte zystische Struktur
- Einseitiges, beidseitiges, unilokuläres oder multilokuläres Auftreten möglich
- Abgrenzung gegenüber Nebenhoden und Hoden einfach
- Differenzierung gegenüber soliden Raumforderungen unproblematisch

6 Erkrankungen des paratestikulären Gewebes (ohne Nebenhoden) und des Samenstrangs

6.1 Tumoren

6.1.1 Klinik

Tumoren des paratestikulären Gewebes sowie des Samenstrangs sind selten, meist handelt es sich um mesenchymale Tumoren. Zu den benignen Tumoren gehören die Lipome, Fibrome, Myome, Angiome, Teratome und Dermoidzysten. Sarkome sind sehr selten, ebenso wie metastatische Absiedelungen von Karzinomen. Ebenfalls sehr selten sind maligne Mesotheliome, die ihren Ursprung von der Tunica vaginalis testis als Ausstülpung des Peritoneums nehmen.

Der häufigste benigne Tumor des Samenstrangs ist das Lipom; es kann sehr unterschiedliche Größen annehmen und hat eine weiche Konsistenz. Gelegentlich ergeben sich differentialdiagnostische Schwierigkeiten bei der Abgrenzung zur Hernie.

Während sowohl benigne als auch maligne Tumoren des paratestikulären Gewebes und des Samenstrangs vorwiegend bei älteren Männern auftreten, ist das paratestikuläre Rhabdomyosarkom der häufigste Samenstrangtumor im Kleinkind- und Kindesalter; ein zweiter Häufigkeitsgipfel dieses malignen Tumors liegt in den postpubertären Lebensjahren [3]. Im Kindesalter sind diese Tumoren ca. 1–2 cm groß, einseitig, umschrieben, ohne Kapsel, schmerzlos, derb und meist oberhalb des Hodens tastbar. Sie wachsen rasch, infiltrierend und metastasieren früh lymphogen.

6.1.2 Sonographie

Indikationen

Da die Tumoren des paratestikulären Gewebes und des Samenstrangs ohnehin recht selten sind, ist eine präzise Zuordnung anhand der klinischen Untersuchung kaum möglich, eher imponieren sie als suspekter Tastbefund. In diesen Fällen verfolgt die Sonographie das Ziel:

a) die Läsion gegenüber Hoden und Nebenhoden abzugrenzen;
b) den soliden und damit tumorverdächtigen Charakter der Raumforderung zu beweisen;
c) zystische Veränderungen (z.B. Spermatozele, Funikulozele) oder eine Hernie auszuschließen.

Sonomorphologie

Das sonographische Bild dieser Tumoren ist uneinheitlich. Entscheidend für die Verdachtsdiagnose eines Tumors des paratestikulären Gewebes bzw. des Samenstrangs ist der Nachweis einer soliden (meist hyporeflexiven) Raumforderung, welche vom Hoden in der Regel gut abgegrenzt werden kann. Eine Abgrenzung gegenüber der zarten Struktur des Nebenhodens ist gelegentlich schwierig. Gerade bei soliden paratestikulären Raumforderungen im Kindesalter sollte an die Möglichkeit eines malignen Rhabdomyosarkoms gedacht werden.

Der häufigste Tumor des Samenstrangs, das Lipom, entspricht im Sonogramm einer umschriebenen, hypo- bis hyperreflexiven Struktur, welche unter Kompression mit dem Schallkopf formvariabel ist (seltene Ausnahme: infarziertes Lipom, Liposarkom). Die Echogenität der Lipome ist uneinheitlich, sie wird durch das unterschiedliche Verhältnis von Fettzellen zu interstitiellem Gewebe bestimmt [2]. Abzugrenzen vom Samenstranglipom ist die Samenstranglipomatose, welche vor allem bei adipösen Patienten angetroffen wird. Die Lipomatose ist am besten als eine teigige, komprimierbare, mittelreflexive und diffuse Gewebsvermehrung entlang des Samenstrangs zu beschreiben. Die Differenzierung eines Samenstranglipoms bzw. einer Lipomatose von einer Hernie ist durch den Nachweis peristaltischer Bewegungen in den Darmschlingen unproblematisch. Omentales Fettgewebe im Leistenkanal zeigt eine Verbindung zum Peritonealraum in Höhe des inneren Leistenrings.

Schließlich muß bei dem sonographischen Nachweis einer umschriebenen hyporeflexiven Struktur im Leistenkanal auch an einen maldeszendierten Hoden gedacht werden (leeres Skrotalfach?).

Tumoren des paratestikulären Gewebes und des Samenstrangs

Histologie:	– Vorwiegend mesenchymale Tumoren
	– Benigne Tumoren häufiger als maligne Tumoren
Inzidenz:	– Selten
Altersverteilung:	– Höheres Lebensalter
	– Ausnahme: Rhabdomyosarkom bei Kleinkindern, Kindern und jungen Männern
Klinik:	– Paratestikuläre Raumforderung
	– Meist schmerzlos
	– Keine Entzündungzeichen
	– Lipome von teigiger Konsistenz
Sonographie:	– Solide, paratestikuläre Raumforderung
	– Variable Form des Lipoms unter Kompression

Literatur

1. Aquino NM, Vazquez R, Matari H Ultrasound demonstration of a benign mesothelioma of tunica vaginalis testis. J Clin Ultrasound 14: 310–311
2. Gooding GAW (1988) Sonography of the spermatic cord. Am J Roentgenol 151: 721–724
3. Mostofi FK, Sesterhenn IA, Davis CJ (1986) Pathology of testicular tumors. In: Javadpour N (ed) Principles and management of testicular cancer. Thieme, New York, pp 33–72
4. Nativ O, Graif M, Goldwasser B (1983) Rhabdomyosarcoma of the cord: ultrasonic evaluation. Urol Radiol 5: 131–132

6.2 Hydrozele, Funikulozele

6.2.1 Klinik

Die übermäßige Ansammlung seröser Flüssigkeit innerhalb der beiden Blätter der Tunica vaginalis testis wird als Hydrocele testis bezeichnet.

Die angeborene Hydrozele hat ihre Ursache in einer Persistenz des Processus vaginalis peritonaei mit kommunizierender seröser Flüssigkeit zwischen dem Bauchraum und den Hodenhüllen. Der Processus vaginalis obliteriert spätestens im 1. Lebensjahr; der Flüssigkeitsaustausch wird dann unterbrochen, und die verbliebene Flüssigkeitsmenge wird resorbiert. Befindet sich retinierte Flüssigkeit in einem oder mehreren nichtobliterierten, abgeschnürten Anteilen des Processus vaginalis, so wird dies als Hydrocele funiculi spermatici (Funikulozele) bezeichnet. Bei einer persistierenden kommunizierenden Öffnung läßt sich die Hydrocele communicans bei der klinischen Untersuchung exprimieren. Eine mögliche Herniation von Darmanteilen sollte nicht übersehen werden. Die symptomatische oder erworbene Hydrozele tritt im Rahmen einer entzündlichen Erkrankung (Epididymitis, Orchitis), als Traumafolge oder als Begleiterkrankung bei Hodentumoren (in 10%) auf.

Klinisch findet sich bei der Hydrozele eine prall-elastische Volumenvermehrung, die meist auf eine Skrotalhälfte beschränkt ist. Die Palpation bleibt in der Regel schmerzlos. Der Hoden selbst kann oft nicht ertastet werden. Die Diaphanoskopie ist positiv. Aufgrund der Volumenzunahme muß differentialdiagnostisch immer auch an einen intraskrotalen Tumor gedacht werden. Gelegentlich besteht nur eine geringe Flüssigkeitsvermehrung im Skrotalfach, die noch nicht zu dem typischen prall-elastischen, ballonartigen Tastbefund geführt hat. In diesem Fall spricht man von einer schlaffen Hydrozele.

Die Funikulozele läßt sich bereits palpatorisch sichern, wenn einerseits Hoden und Nebenhoden normal zu palpieren sind und andererseits zum Leistenring hin eine kugelige, prall-elastische Raumforderung liegt. Die differentialdiagnostisch zu erwägende Hydrocele communicans verschwindet im Liegen. Sind Darmschlingen im Skrotalbereich auskultatorisch nachweisbar, so handelt es sich um eine Skrotalhernie. Im Gegensatz zur Hydrozele ist die Leistenhernie vom Samenstrang nicht abzugrenzen, sie setzt sich in den Leistenkanal fort, und die Diaphanoskopie ist negativ. Differentialdiagnostisch abzugrenzen von der Hydrozele ist ferner die Spermatozele, die zumeist als kleinere, indolente, kugelige Formation im Bereich des Nebenhodenkopfs liegt.

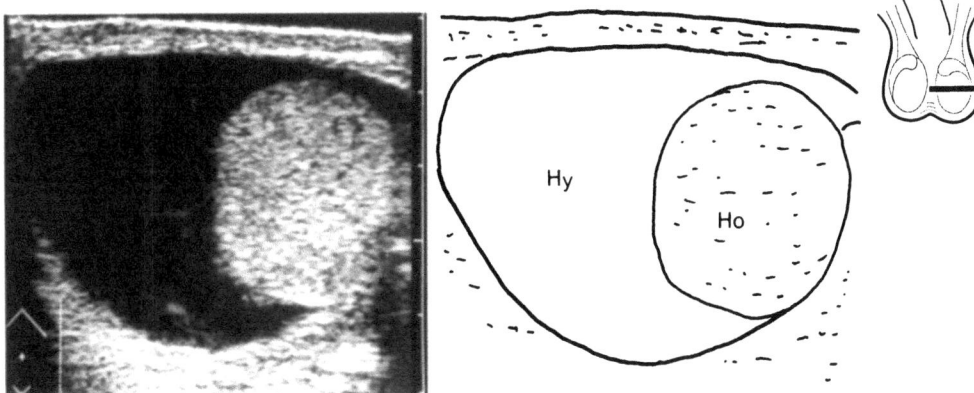

Abb. 6.1. Hydrocele testis (54jähriger Patient). Die Hydrozele umgibt als echofreie Flüssigkeit halbmondförmig den Hoden. Unauffällige Darstellung des Hodens

6.2.2 Sonographie

Indikationen

Beim Vorliegen einer Hydrozele bzw. Funikulozele kann die Sonographie indiziert sein, um

a) bei fraglichen Befunden die Flüssigkeitsansammlung zu beweisen;
b) eine Hydrozele sicher von einem Hodentumor zu differenzieren;
c) bei eingeschränkter Palpation eine sichere Beurteilung von Hoden und Nebenhoden zu ermöglichen;
d) einen Hodentumor auszuschließen (hierin liegt ein entscheidender Vorteil gegenüber der Diaphanoskopie);
e) bei Verdacht auf Funikulozele die Differenzierung gegenüber einem Samenstrangtumor zu erleichtern.

Sonomorphologie

Sonographisch läßt sich die Hydrozele auf Anhieb diagnostizieren. Sie erscheint als echofreie Flüssigkeit mit einer, glatten Begrenzung (Abb. 6.1). Hoden und Nebenhoden liegen randständig und werden von der Flüssigkeit halbmondförmig umgeben. Sie sind durch die natürliche „Wasservorlaufstrecke" der Hydrozele gut zu beurteilen. Fokale Hodenläsionen können sicher ausgeschlossen werden.

Bei rezidivierenden Entzündungen oder nach schweren langwierigen Epididymitiden kann sich eine chronisch-entzündliche Hydrozele entwickeln. Sie ist weiterhin mit Flüssigkeit gefüllt, zeigt jedoch eine verdickte Wand (unter Umständen mit kleineren Verkalkungen) und wird von Septen durchzogen (Abb. 6.2). Der Palpationsbefund der chronisch-entzündlichen Hydrozele entspricht einer prall-elastischen bis derben Resistenz, Hoden und Nebenhoden sind dabei kaum abgrenzbar. Sonographisch gelingt demgegenüber im-

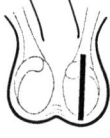
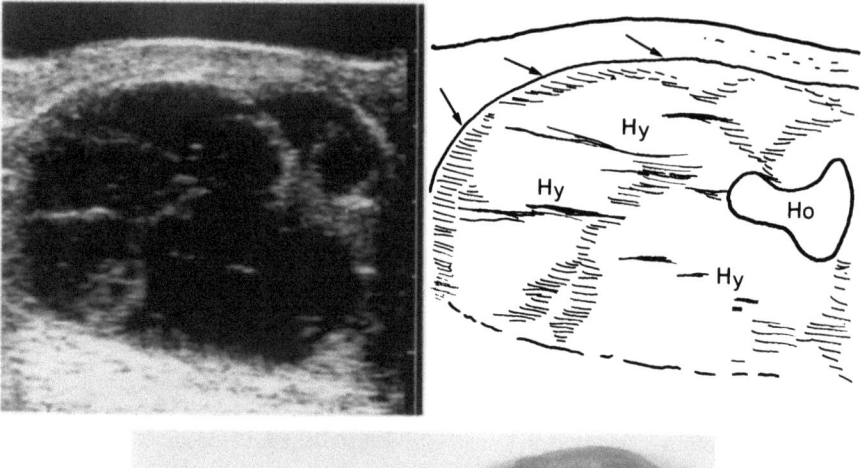

Abb. 6.2 a, b. Chronisch-entzündliche Hydrozele bei rezidivierenden Nebenhodenentzündungen (40jähriger Patient). **a** Septierte, nicht formvariable Hydrozele mit verdickter Wand (→). Kleiner, deformierter Hoden. (Histologie: Chronisch entzündliche Epididymitis sowie septierte Hydrozele.). **b** Operationspräparat

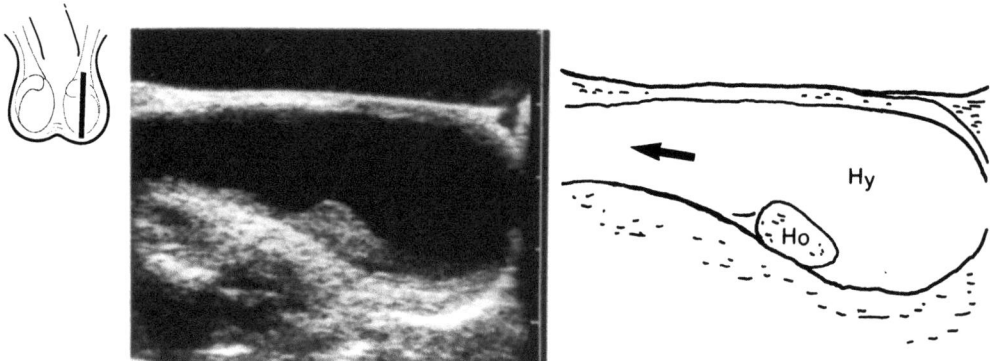

Abb. 6.3. Große abdomino-skrotale Hydrozele eines Neugeborenen. Die Hydrozele setzt sich nach kranial bis in den Leistenkanal (→) fort. Hoden unauffällig

mer eine ausreichende Beurteilung von Hoden und Nebenhoden, wobei der Hoden durch die Kompression der chronischen Hydrozele gelegentlich verformt sein kann (Abb. 6.2).

Gerade bei Kleinkindern ist an eine abdomino-skrotale Hydrozele (Hydrocele communicans, Abb. 6.3) zu denken, und es empfiehlt sich eine Untersuchung im Stehen (Füllung des Hemiskrotums) und in Rückenlage (auslaufende Hydrozele). Bei der abdomino-skrotalen Hydrozele läßt sich die Flüssigkeit ebenfalls entlang dem Samenstrang nachweisen.

Die Funikulozele ist als längliche oder noduläre echofreie Struktur entlang dem Funiculus spermaticus darstellbar (s. Atlas, Fall 64), sie läßt sich jedoch unter Kompression nicht nach peritoneal entleeren, wie z. B. die abdominoskrotale Hydrozele.

Eine der wichtigsten Differentialdiagnosen der Hydrozele ist die Hernie, diese kann sonographisch sicher ausgeschlossen werden. Die Hämatozele und die Pyozele (s. 6.3) gehen ebenfalls mit einer Flüssigkeitsansammlung im Cavum serosum testis einher, sonographisch zeigen sie jedoch häufig Binnenechos und sind schon allein durch die klinischen Symptome von einer Hydrozele zu unterscheiden. Eine seltene Differentialdiagnose der Hydrozele ist die intraskrotale Lymphozele (identisches sonographisches Bild), welche gelegentlich nach einer ipsilateralen Nierentransplantation auftritt (vor allem zwischen der 2. Woche und dem 6. Monat postoperativ).

Gelegentlich findet sich ein sogenanntes „Hydrozelenkonkrement". Dies sind kleine lageverschiebliche Konkremente im Cavum serosum testis mit typischem starkem Echoreflex und nachgeschaltetem Schallschatten (Abb. 6.4) (möglicherweise entstehen sie als Folge einer okkulten Hydatidentorsion). Das Hydrozelenkonkrement muß nicht zwangsläufig mit einer Hydrozele einhergehen, meist findet man es als lageverschiebliches Konkrement im Cavum serosum ohne begleitende Flüssigkeitsansammlung.

Hydrozelenkonkremente haben keinen Krankheitswert, sie sind ein sonographischer Zufallsbefund, da sie durch ihre Verschieblichkeit der klinischen Untersuchung oft entgehen.

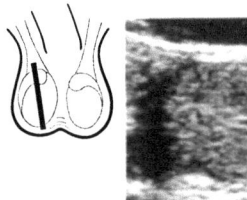
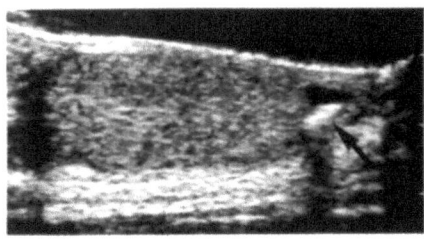
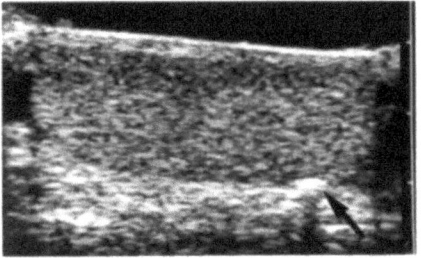
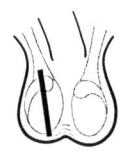

Abb. 6.4 a, b. Hydrozelenkonkrement (27jähriger Patient). **a** Der sonographische Zufallsbefund zeigt ein Konkrement (→) mit dorsalem Schallschatten im Cavum serosum testis. **b** Lageverschieblichkeit des Konkrements unter Palpation

> **Hydrozele**
>
> *Formen:*
> - Hydrocele testis
> - Hydrocele funiculi spermatici
> - Hydrocele communicans
>
> *Klinik:*
> - Häufiger Befund
> - Beschwerden oft nur bei großen Hydrozelen („Schweregefühl")
> - Größe sehr unterschiedlich
> - Konsistenz von schlaff bis prall-elastisch
> - Diaphanoskopie positiv
> - Hoden und Nebenhoden bei großen und chronisch-entzündlichen Hydrozelen oft nicht beurteilbar
>
> *Sonographie:*
> - Echofreie Flüssigkeit
> - Chronisch-entzündliche Hydrozele mit Septen und verdickter Wand
> - Hoden und Nebenhoden gut zu beurteilen
> - Einfache Differenzierung gegenüber Tumor oder Hernie

Literatur

1. Dierks PR, Moore PT (1985) Scrotal lymphocele: a complication of renal transplant surgery. J Ultrasound Med 4: 91–92
2. Hricak H, Filly RA (1983) Sonography of the scrotum. Invest Radiol 18: 112–121
3. Linkowski GD, Avellone A, Gooding GA (1985) Scrotal calculi: sonographic detection. Radiology 156: 484

6.3 Entzündungen des paratestikulären Gewebes (ohne Nebenhoden)

6.3.1 Klinik

Pyozele

Als Pyozele wird eine Ansammlung von Eiter oder infizierter Flüssigkeit innerhalb des Cavum serosum testis bezeichnet. Dieser Zustand kann zusätzlich bei allen intraskrotalen Abszeßbildungen, seltener bei eitrigen Entzündungen der intraskrotalen Organe auftreten oder iatrogen, durch Kontamination, z. B. während einer Hydrozelenpunktion, verursacht werden. Das klinische Bild ist durch eine fluktuierende oder prall-elastische Schwellung innerhalb des Skrotums geprägt mit den Zeichen der Entzündung wie Schwellung, Rötung, Schmerzen, Fieber und Leukozytose.

Abszeß

Am häufigsten gehen intraskrotale Abszesse von einer eitrigen, einschmelzenden Epididymitis aus. Darüber hinaus können sich in seltenen Fällen auch von der Skrotalhaut ausgehende Abszesse in die Tiefe des Skrotums ausdehnen. Eine Einbeziehung von Hoden und Nebenhoden in die Einschmelzungszone tritt hierbei normalerweise nicht auf. Ein Beispiel für eine solche Abszedierung ist die rezidivierende Pyodermia chronica fistulans, die chirurgisch nur äußerst schwierig zu beherrschen ist.

Klinisch imponiert der Abszeß als fluktuierende oder prall-elastische, meist schmerzhafte Schwellung mit den bekannten Entzündungszeichen.

Periorchitis

Als Periorchitis wird eine ätiologisch nicht klare Situation bezeichnet, wobei intraoperativ eine verdickte und zum Teil mit Fibrin belegte Tunica vaginalis und Tunica albuginea testis angetroffen wird. In der Regel ist dieser Befund Ausdruck einer anhaltenden subklinischen Entzündung der Hodenhüllen. Eine einseitige chronische Periorchitis findet sich nach rezidivierenden einseitigen intraskrotalen Entzündungen, während die beidseitige chronische Periorchitis häufig bei rezidivierenden Harnwegsinfekten (z.B. Prostatitis, Harnblasen-Dauerkatheter) auftritt. Die Periorchitis ist keine klar definierte klinische Entität.

Die chronische Periorchitis kann bei der palpatorischen Untersuchung als umschriebene oder den gesamten Hoden umgebende derbe Resistenz erscheinen, sie ist somit nicht eindeutig von einem Hodentumor zu differenzieren.

Fournier-Gangrän

Die Fournier-Gangrän ist zwar ein seltenes, wegen der lebensbedrohlichen Situation jedoch wichtiges Krankheitsbild. Sie wird definiert als entzündliche Nekrose der Skrotalhaut, welche sich unbehandelt schnell auf die vordere Bauchdecke, den Damm und den Rücken ausbreitet. Die ersten klinischen Zeichen dieser fulminant verlaufenden Erkrankung sind eine schmerzhafte Schwellung des Skrotums mit hohem Fieber und gelegentlich Zeichen des Endotoxinschocks. Innerhalb weniger Stunden entwickelt sich ein Ödem des Skrotums, beginnend an der Eintrittsstelle der Erreger. Das Skrotum ist geschwollen, anfangs gerötet, evtl. begleitet von einem subkutanen Emphysem, immer gefolgt von einer ausgedehnten Nekrose der Haut. Prädisponierend sind Immundefekte oder Diabetes mellitus. Ausgelöst werden kann die Fournier-Gangrän auch durch Operationen am Genitale, Hydrozelenaspiration oder falsche Harnblasenkatheterlage.

6.3.2 Sonographie

Indikationen

Die Diagnose einer Entzündung des Skrotums ist anhand der klinischen Untersuchungsbefunde und der Labordaten meist eindeutig. Die Sonographie kann als zusätzliche nichtinvasive Diagnostik hinzugezogen zu werden, um

a) das Ausmaß der Entzündung zu beurteilen;
b) eine entzündliche Beteiligung von Hoden und Nebenhoden auszuschließen;
c) bei der chronischen fibrosierenden Periorchitis den Ausschluß eines Hodentumors zu erleichtern;
d) bei Verdacht auf Fournier-Gangrän möglichst frühzeitig die Diagnose zu untermauern.

Sonomorphologie

Die Pyozele zeigt sich im Ultraschall zunächst als echoarme Flüssigkeitsansammlung im Cavum serosum testis, ähnlich einer Hydrozele. Pyozelen sind jedoch meist septiert, wobei es sich nicht um bindegewebige Septen, sondern um netzartige Strukturen aus Zelldetritus und Fibrin handelt (Abb. 6.5). Bei entsprechend guter Auflösung findet man in der Flüssigkeit kleine schwebende Partikel – dieser Eindruck kann durch leichte seitliche Stoßpalpation verstärkt werden. Mikrobläschen durch bakteriellen Metabolismus führen ebenfalls zu weiteren kleinen Punktechos innerhalb der Flüssigkeit, so daß diese mehr Binnenechos aufweist als die seröse Flüssigkeit einer Hydrozele. Für die sichere Unterscheidung einer Pyozele von einer chronisch-entzündlichen Hydrozele sollten jedoch die klinischen Befunde hinzugezogen werden. Meist finden sich bei der Pyozele sekundäre entzündliche Veränderungen, wie z. B.

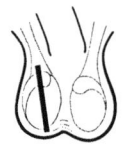
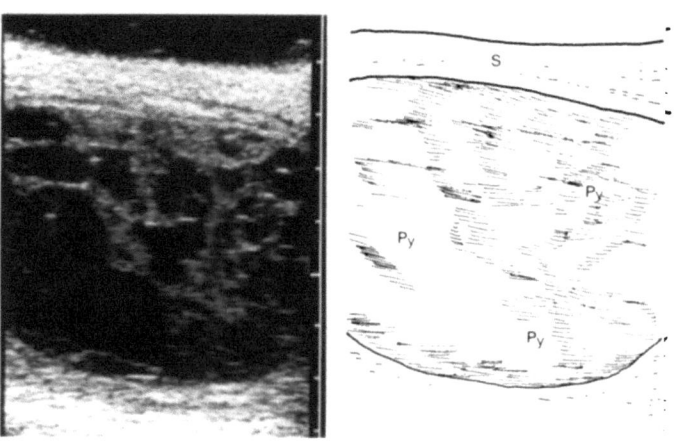

Abb. 6.5. Große Pyozele; Hoden nicht mit abgebildet. (64jähriger Patient)

eine Skrotalhautverdickung oder eine entzündliche Schwellung des Funiculus spermaticus.

Der paratestikuläre Weichteilabszeß des Skrotums hält sich im Gegensatz zur Pyozele – die sich auf das Cavum serosum testis beschränkt – nicht an vorgegebene anatomische Strukturen. Der Abszeß ist echoarm mit unscharfen Konturen zum umgebenden Gewebe. Auch im Abszeß können schwebende kleine Partikel gesehen werden. Gasbildungen treten häufiger als bei der Pyozele auf und lassen sich sonographisch auf Anhieb diagnostizieren (starke Reflexzonen im Bereich der Gasansammlungen mit nachgeschalteten Wiederholungsechos und Schallschattenzonen).

Palpatorisch ist die chronische Periorchitis oft nicht von einem Hodentumor zu differenzieren, hier liefert die sonographische Untersuchung eine wesentliche Entscheidungshilfe. Im Ultraschall ist das chronisch-entzündliche paratestikuläre Gewebe als verdickter, z.T. inhomogen strukturierter Saum um den Hoden darstellbar. Häufig finden sich Verkalkungen in diesem Saum mit typischen nachgeschalteten Schallschatten. Während der Nebenhoden durch die umgebenden fibrosierenden Veränderungen nicht immer abgrenzbar ist, ist das Hodenparenchym stets gut zu beurteilen, es sollte von homogener Echotextur sein.

Das Ultraschallbild einer Fournier-Gangrän zeigt eine erhebliche Verdickung der Skrotalhaut mit intrakutanen und/oder subkutanen Lufteinschlüssen, möglicherweise auch mit Lufteinschlüssen im Bereich des Septum scroti [1]. Hoden und Nebenhoden können von einer symptomatischen Hydrozele umgeben sein, zeigen sich jedoch sonographisch zunächst unauffällig.

Entzündungen des paratestikulären Gewebes

Pyozele

Klinik:
- Fluktuierend oder prall-elastisch
- Schwellung und Rötung des Skrotums
- Fieber, Leukozytose
- Hoden und Nebenhoden oft nicht abgrenzbar

Sonographie:
- Echoarme Flüssigkeit im Cavum serosum testis
- Septen und schwebende Partikel in der Flüssigkeit
- Skrotalhautverdickung
- Gute Beurteilung von Hoden und Nebenhoden

> **Entzündungen des paratestikulären Gewebes** (Fortsetzung)
>
> *Abszeß*
>
> *Klinik:*
> - Symptome wie bei der Pyozele
> - Häufig bei verschleppten intra- oder periskrotalen Entzündungen oder nach operativen Eingriffen
>
> *Sonographie:*
> - Echoarme, mitunter septierte Flüssigkeit
> - Unscharfe Begrenzung
> - Orientiert sich nicht an anatomischen Strukturen
> - Gaseinschlüsse gut zu erkennen
> - Skrotalhautverdickung
> - Hoden und Nebenhoden gut beurteilbar
>
> *Chronische Periorchitis*
>
> *Klinik:*
> - Derbe intraskrotale Resistenz
> - Kaum Entzündungszeichen
> - Kann mit einem Hodentumor verwechselt werden
> - Anamnestisch häufig rezidivierende intraskrotale Entzündungen oder Harnwegsinfekte
>
> *Sonographie:*
> - Saumartige Verdickung des paratestikulären Gewebes
> - Häufig paratestikuläre Verkalkungen nachweisbar
> - Homogene Echotextur des Hodens

Literatur

1. Begley MG, Shawker TH, Robertson CN, Bock SN, Wei JP, Lotze MT (1988) Fournier gangrene: diagnosis with scortal US. Radiology 169: 387–389

6.4 Varikozele

6.4.1 Klinik

Die Varikozele ist eine behandelbare und zugleich die häufigste Ursache der Infertilität beim Mann. Sie stellt eine Erweiterung der Venen im Plexus pampiniformis dar. In den meisten Fällen tritt die Varikozele linksseitig auf. Als deren Ursache werden unter anderem insuffiziente oder fehlende Klappen in der V. testicularis diskutiert. Eine Varikozele ist bei infertilen Männern zwischen 10% und 40% nachzuweisen. Eine Verbesserung der Samenqualität nach erfolgreicher Behandlung ist bei 53–92% der Patienten zu erwarten.

Der Diagnostik dieser Erkrankung kommt deshalb ein hoher Stellenwert zu. Bei der Suche nach einer Varikozele sollte die Untersuchung im Stehen erfolgen. Große Varikozelen sind bereits als geschlängeltes Venenkonvolut bei der Inspektion zu erkennen. Palpatorisch lassen sich die „regenwurmartigen" gefüllten und erweiterten Venen im Bereich des Plexus pampiniformis erfassen. Bei Rückenlage des Patienten entleert sich die Varikozele. Erhöhte Vorsicht ist erforderlich, wenn sich die Varikozele in Rückenlage nicht entleert oder der Patient über ein spontanes Auftreten der Varikozele berichtet. In diesen Fällen ist eine symptomatische Varikozele als Ausdruck einer retroperitonealen Raumforderung (z. B. Nierentumor, Lymphome) auszuschließen. Dies kann in gleicher Sitzung durch die Sonographie erfolgen. Bis zu 24% der infertilen Patienten sollen nicht tastbare sog. „subklinische" Varikozelen haben [1–3].

Ein weiteres diagnostisches Problem liegt in der Therapiekontrolle nach Operation oder nach Verödung. Auf Grund der strangartigen Indurationen im Plexus pampiniformis (insbesondere als Folge der Verödung) ist eine Persistenz der Varikozele durch die Palpation nicht auszuschließen. Der nichtinvasiven Diagnostik kommt auch hier ein hoher Stellenwert zu [2, 8].

6.4.2 Bildgebende Diagnostik

Die Aussagekraft der Real-time-Sonographie in der Diagnose der Varikozele ist limitiert. Der sicherste Nachweis einer Varikozele gelingt durch die retrograde Testikularisphlebographie, welche jedoch invasiv ist. Inzwischen wird die retrograde Testikularisphlebographie weniger für die Diagnose einer Varikozele herangezogen, sondern ist durch die Möglichkeit der direkten intravasalen Verödung ein etabliertes Therapieverfahren. Zur Diagnosesicherung einer Varikozele kommen heute in der Praxis verschiedene nichtinvasive Verfahren zur Anwendung.

Der Einsatz der Thermographie beruht auf der Annahme, daß es durch die Stase in den erweiterten Gefäßen des Plexus pampiniformis zu einer verstärkten Wärmeabstrahlung kommt. Beim Einsatz der Kontaktthermographie zeigt sich allerdings in vergleichenden Studien eine relativ niedrige Sensitivität. Für die Telethermographie hingegen wird die Sensitivität inklusive der Diagnostik subklinischer Varikozelen mit 98% angegeben. Der Nachteil der Thermographie liegt aber in der geringen Spezifität. Die dargestellte Überwärmung kann z. B. auch durch entzündliche Erkrankungen der Tumoren verursacht sein, im positiven Fall muß dies durch eine Sonographie ausgeschlossen werden [1, 8].

Die Real-time-Sonographie bietet den Vorteil, neben der Diagnostik der Varikozele im selben Untersuchungsgang Hoden und Nebenhoden beurteilen zu können. Sonographisch liegt eine Varikozele dann vor wenn Gefäße des Plexus pampiniformis einen Durchmesser > 2 mm haben mit Zunahme des Durchmessers beim Valsalva-Versuch im Stehen (Abb. 6.6 und 6.7). Mit Hilfe dieses einfachen Kriteriums ist die Varikozele mit einer Sensitivität von 92% zu erkennen. Die Probleme liegen hier bei der subklinischen Varikozele und nach einer Verödung. Bei sehr kleinen Krampfadern ist die Zunahme des Durchmessers beim Pressen und im Stehen nur sehr gering. Die Erkennung der subklinischen Varikozele ist deshalb mit der Real-time-Sonographie nur

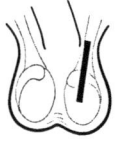 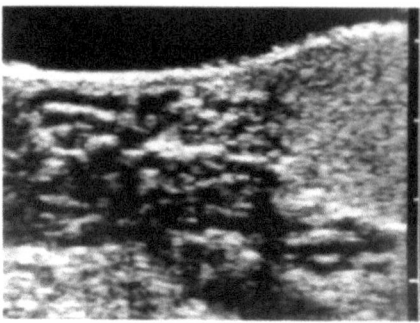 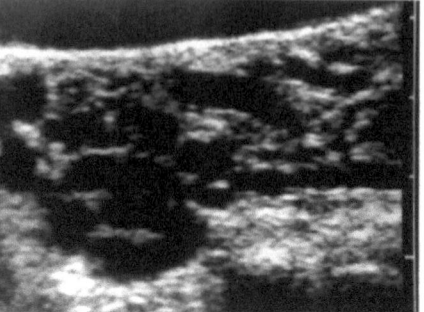

Abb. 6.6a, b. Ausgedehnte Varikozele (19jähriger Patient). **a** Die multiplen erweiterten Venen sind bereits im Liegen zu erkennen. **b** Im Stehen zeigen sie eine erhebliche zusätzliche Gefäßerweiterung

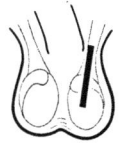 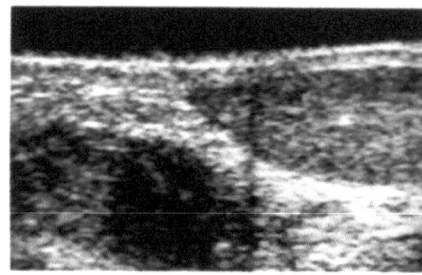 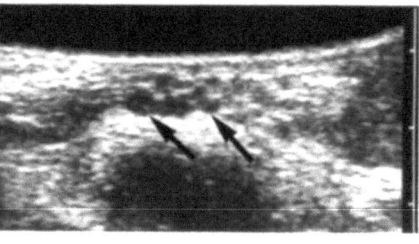 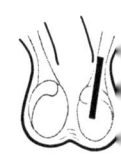

Abb. 6.7a, b. Subklinische Varikozele (32jähriger Patient). **a** Das Sonogramm im Liegen zeigt einen Normalbefund. **b** im Stehen sind einzelne kleine erweiterte Venen (→) zu erkennen

eingeschränkt möglich. Nach einer Varikozelenverödung sind die thrombosierten Gefäße noch mehrere Monate im Sonogramm als echoarme Strukturen nachzuweisen. In diesen Fällen ist die Durchgängigkeit einzelner Venen sonographisch nicht sicher auszuschließen [8].

Mit der Dopplersonographie läßt sich die Blutbewegung in den Gefäßen darstellen. Normalerweise kann in den Gefäßen des Plexus pampiniformis nur ein geringer venöser Fluß nach kranial nachgewiesen werden. Im Fall einer Varikozele findet sich beim Valsalva-Manöver eine Umkehr des Blutflusses nach kaudal. Dieser venöse Reflux ist auch bei subklinischen Varikozelen nachweisbar. Das Problem der CW-Doppler Untersuchung ist, daß nur der Blutfluß dargestellt wird, die Gefäße selbst aber nicht abgebildet werden können. Zum Ausschluß einer Varikozele müssen aber alle Venen des Plexus pampiniformis untersucht werden.

Eine theoretische Verbesserung stellt die Duplexsonographie dar. Sie erlaubt neben der Darstellung der Weichteile die gleichzeitige Erfassung der Blutbewegung. Allerdings kann die Frequenzverschiebung nur von einer Stelle im Bild erfaßt werden. Wegen der Bewegung von Schallkopf und Patient ist eine Messung insbesondere aus kleinlumigen Gefäßen nur eingeschränkt möglich. Die Sensitivität bei der Erkennung von subklinischen Krampfadern ist mit 64% niedrig [7].

Einen entscheidenden Fortschritt stellt die farbkodierte Duplexsonographie dar (s. Kap. 10). Mit diesem Verfahren können Weichteile und Blutbewegung über die ganze Fläche des B-Bildes simultan dargestellt werden. Der venöse Fluß kann auch in sehr kleinen oder teilthrombosierten Gefäßen erfaßt werden. Die richtungsabhängige Farbkodierung des Blutflusses vereinfacht und beschleunigt die Diagnose der Varikozele. Die Sensitivität und Spezifität beträgt bei dieser Methode nahezu 100% [3].

Varikozele

Häufigkeit: – 10–40% der infertilen Männer
5–16% aller Männer

Lokalisation: – Deutliche Bevorzugung der linken Seite (über 70%)

Klinik: – Untersuchung im Stehen!
– Gefülltes Venenkonvolut im Bereich des Samenstrangs und gelegentlich im gesamten Hemiskrotum
– Schweregefühl bei großen Varikozelen
– Oligospermie häufig
– Gelegentlich Zeichen der ipsilateralen Hodenatrophie
– Sogenannte „subklinische" Varikozelen nicht palpabel
– Vorsicht bei neu auftretenden Varikozelen (z. B. symptomatische Varikozele bei retroperitonealem Tumor)

Thermographie: – Seitendifferente Hyperthermie des Hemiskrotums
– Unspezifisch!

Sonographie: – Venen des Plexus pampiniformis mit einem Durchmesser >2 mm
– Zunahme der Gefäßdurchmesser im Stehen bzw. beim Valsalva-Versuch
– Kleine und persistierende posttherapeutische Varikozelen schwer zu erfassen
– Gute Beurteilbarkeit des übrigen Skrotalinhalts
– Ausschluß einer retroperitonealen Raumforderung bei Verdacht auf symptomatische Varikozele möglich

Dopplersonographie: – Umkehr des Blutflusses bei Valsalva-Versuch
– Nur Blutflußmessung einzelner Gefäße möglich
– Gefäße werden nicht abgebildet

Varikozele (Fortsetzung)

Duplex- — Umkehr des Blutflusses in den Venen bei Valsalva-Ver-
sonographie: such
 — Gezielte Blutflußmessung einzelner Gefäße möglich durch gleichzeitiges Darstellen der Weichteile
 — Messung in kleinen Gefäßen schwierig

Farbkodierte — Ideale Methode zur nichtinvasiven Varikozelendiagno-
Duplex- stik
sonographie: — Simultane Abbildung der Weichteile und der Blutbewegungen über die gesamte Bildfläche
 — Einfachste Darstellung des Blutflusses durch richtungsabhängige Farbkodierung

Literatur

1. Basile-Fasolo C, Izzo PL, Canale D, Menchini Fabris GF (1986) Doppler sonography, contact scrotal thermography and venography: a comparative study in evaluation of subclinical varikocele. Int J Fertil 30: 62–64
2. Fobbe F, Hamm B, Sörensen R, Felsenberg D (1987) Percutaneous transluminal treatment of varicoceles: where to occlude the internal spermatic vein. Am J Roentgenol 149: 983–987
3. Fobbe F, Heidt P, Hamm B, Koennecke HC, Hauck G, Dieckmann KP, Wolf KJ (1989) Verbesserung der Diagnostik skrotaler Erkrankungen mit der farbkodierten Duplexsonographie. ROFO 150: 629–634
4. Gall H (1983) Hämodynamische Untersuchungen der Varikozele mit der bidirektionalen Ultraschall-Doppler-Sonographie. Urologe A 22: 436–442
5. Gonda RL, Karo JJ, Forte RA, O'Donnell KT (1987) Diagnosis fo subclinical varicocele in infertility. Am J Roentgenol 148: 71–75
6. Gritzmann N, Haller J, Czembirek H, Leitner H, Kumpan W, Floth A (1986) Hochauflösende real-time-Sonographie der Varikozele. ROFO 144: 166–169
7. Haller J, Gritzmann N, Czembirek H, Sommer G, Karnel F, Tscholakoff D, Hajek P (1987) Fehleranalyse bildgebender Varikozelendiagnostik. Radiologe 27: 576–580
8. Hamm B, Fobbe F, Sörensen R, Felsenberg D (1986) Varicoceles: combined sonography and thermography in diagnosis and posttherapeutic evaluation. Radiology 160: 419–424
9. McClure RD, Hricak H (1986) Scrotal ultrasound in the infertile man: detection of subclinical unilateral and bilateral varicoceles. J Urol 135: 711–715
10. Wolverson MK, Houttuin E, Heiberg E, Sundaram M, Gregory J (1983) High-resolution real-time sonography of scrotal varicocele. Am J Roentgenol 141: 775–779

6.5 Leistenhernie

Die Diagnose der Leistenhernie wird durch die Palpation (Einstülpung des Skrotums bis vor den äußeren Leistenring, Hustenanprall) am stehenden Patienten gestellt. Dies ist in der Regel unproblematisch, eine zusätzliche sonographische Untersuchung ist nicht indiziert. Gelegentlich wird jedoch eine skrotale Erkrankung durch eine Leistenhernie vorgetäuscht.

Sonographisch imponiert die Hernie als solide, unterschiedlich strukturierte, formvariable und zudem im Leistenkanal atemverschiebliche Struktur. Manchmal lassen sich die Darmschlingen als girlandenartige Formen erkennen (s. Atlas, Fall 63). Beweisend für eine Hernie ist bei ruhiger Schallkopflage die Peristaltik der Darmschlingen.

Im Kap. 7 wird zusätzlich auf die Problematik der eingeklemmten bzw. inkarzerierten Leistenhernie eingegangen.

7 Akutes Skrotum

Unter dem Begriff „akutes Skrotum" können alle Krankheitsbilder zusammengefaßt werden, die mit einer plötzlich auftretenden skrotalen Symptomatik einhergehen. Hierzu zählen vor allem der Schmerz, die Schwellung und die Rötung, welche getrennt oder in Kombination auftreten können. Vom klinischen Standpunkt aus betrachtet ist es beim akuten Skrotum von besonderer Bedeutung, möglichst rasch zu entscheiden, ob es sich um eine dringend operationspflichtige Erkrankung (z. B. Hodentorsion, Hodenruptur) handelt oder um eine Erkrankung, die zunächst nur eine medikamentöse Therapie erfordert (z. B. Epididymitis). Gerade beim akuten Skrotum spielen die anamnestischen Daten eine besonders wichtige Rolle, zumal die körperliche Untersuchung durch eine Schwellung oder Schmerzen eingeschränkt ist. Eine der häufigsten Ursachen des akuten Skrotums ist die Hodentorsion, sie bedarf einer sofortigen operativen Detorsion, um einer Hodennekrose zuvorzukommen. Sie gilt es in jedem Fall auszuschließen bzw. frühestmöglich zu operieren. Folgende Richtlinien haben sich als „goldene" Regeln bei der Beurteilung eines akuten (nicht traumatischen) Skrotums bewährt:

1. Die Hodentorsion ist die häufigste Ursache für ein akutes Skrotum im Kindesalter.
2. Bei einem akuten Skrotum muß jede akute Schwellung, jeder akute Hodenschmerz bis zum Beweis des Gegenteils als Hodentorsion angesehen werden. (Ein Trauma schließt eine Torsion nicht aus.)
3. Das Ausmaß der Hodenschädigung hängt nicht nur von der Dauer, sondern wesentlich vom Grad der Torsion ab. Bei kompletter Ischämie bestehen schon nach 2 h irreversible Schädigungen des germinativen Epithels. (Jede Minute zählt!)
4. Ein nicht deszendierter Hoden ist 13mal häufiger von einer Torsion betroffen, als ein skrotaler Hoden.
5. Prädilektionsalter für die extravaginale Torsion ist das Neugeborenen- und Säuglingsalter, für die intravaginale Torsion die Präpubertät und Pubertät und für die Hydatidentorsion das Schulalter.
6. Hodenschmerzen können in das Abdomen ausstrahlen. Bei einem akuten Abdomen im Kindesalter ist grundsätzlich das Skrotum mitzubeurteilen.
7. Bei der Torsion geht der Schmerz der Schwellung voraus, bei den entzündlichen Erkrankungen steht primär die Schwellung im Vordergrund.

Die wichtigsten Ursachen des akuten Skrotums sind:
- Hodentorsion,
- Hydatidentorsion,
- Trauma,
- inkarzerierte Leistenhernie,
- akute Entzündungen (z. B. Epididymitis, Orchitis),
- Hodentumor.

An dieser Stelle sei darauf hingewiesen, daß auch eine Vielzahl anderer skrotaler bzw. abdomino-skrotaler Erkrankungen zu dem Bild eines akuten Skrotums führen können. Hierzu zählen z. B. das idiopathische Skrotalödem, die Thrombophlebitis des Plexus pampiniformis, die skrotale Fettgewebsnekrose, die Mekoniumperiorchitis, die Appendizitis im Bruchsack; diese Erkrankungen treten jedoch recht selten auf. Das vorliegende Kapitel konzentriert sich dementsprechend auf die Diagnostik von Hodentorsion, Hydatidentorsion, Trauma und inkarzerierter Leistenhernie. Die wichtigsten Differentialdiagnosen beim akuten Skrotum – die akuten Entzündungen wie Epididymitis, Orchitis, Pyozele oder Abszeß – wurden bereits in den vorangegangenen Kapiteln besprochen. Der Hodentumor kann ein akutes Skrotum vortäuschen, wenn er vom Patienten „plötzlich" als skrotale Schwellung oder als schmerzhafte Resistenz entdeckt wird, so daß auch tumoröse Prozesse in die Differentialdiagnose des akuten Skrotums einzuschließen sind.

Da die diagnostische Aussage der Real-time-Sonographie bei Verdacht auf Hodentorsion limitiert ist, werden im folgenden auch die alternativen Untersuchungsmethoden kurz dargestellt.

7.1 Hodentorsion

7.1.1 Klinik

Die Hodentorsion ist definiert als eine Drehung des Hodens um die Längsachse des Samenstrangs mit folgender ischämischer oder hämorrhagisch-kongestiver Schädigung des Hodens und Nebenhodens. Es wird unterschieden zwischen der supravaginalen, intravaginalen und mesorchialen Form (Abb. 7.1 und 7.2). Die Ursachen einer Hodentorsion können in anatomischen Anomalien (z. B. erhöhte Mobilität des Hodens bei Maldeszensus, Pendelhoden, Anomalien der mesorchialen Haftung) gefunden werden, es kann jedoch auch zur Hodentorsion nach abrupten Drehbewegungen des Körpers, plötzlichen Anstrengungen oder stumpfen Traumen kommen. Hodentorsionen können in jedem Lebensalter auftreten, der Häufigkeitsgipfel liegt jedoch im Neugeborenenalter und in der Pubertät. Von allen Patienten mit akutem Skrotum haben ca. 20% eine Hodentorsion, die Relation zur Hydatidentorsion ist etwa 1:1. Die Angaben zum Alter dürfen nicht überbewertet werden, da die drei wichtigsten und häufigsten Erkrankungen des akuten Skrotums

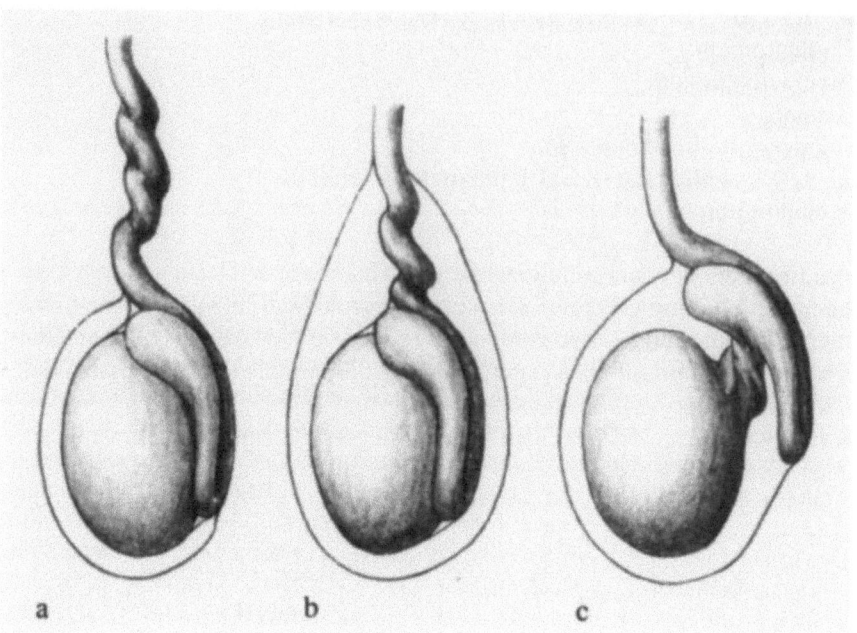

Abb. 7.1 a–c. Formen der Hodentorsion: **a** supravaginal, **b** intravaginal, **c** mesorchial

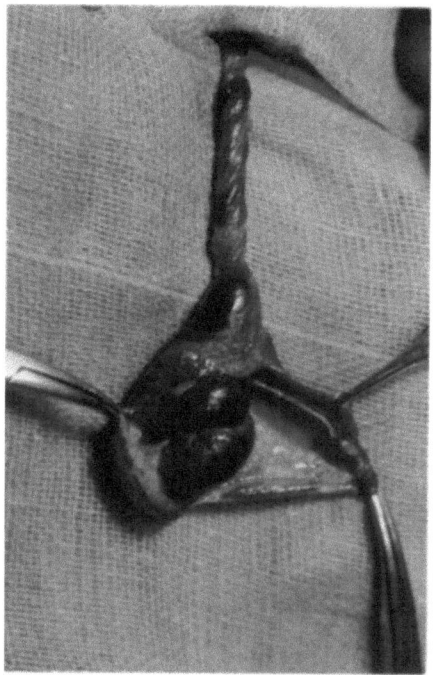

Abb. 7.2. Supravaginale Torsion von Hoden und Nebenhoden eines 4 Tage alten Neugeborenen (intraoperativer Befund)

(Hodentorsion, Hydatidentorsion, Epididymoorchitis) in jedem Lebensalter vorkommen können (Abb. 7.3).

Hauptsymptome der Hodentorsion sind der Schmerz im Skrotum und die nachfolgende Schwellung, die aus völliger Gesundheit heraus auftreten. Die Schmerzen im Skrotum beginnen ziehend und nehmen rasch an Intensität zu oder setzen schlagartig mit stärkster Heftigkeit ein, begleitet von Schocksymptomen, Übelkeit und Erbrechen. Ein Ausstrahlen der Schmerzen in die gleichseitige Leistenregion und den Unterbauch ist möglich. Bei Kleinkindern ist daher eine Verwechslung mit einer Appendizitis möglich. Gelegentlich wird der Schmerzbeginn für die Nacht- oder die Morgenstunden angegeben. Klinisch imponiert eine asymmetrische Schwellung des Skrotums sowie eine Rötung, die im akuten Stadium noch fehlen kann. Der betroffene Hoden steht hoch und quer (Brunzel-Zeichen). Das Anheben des Hodens verringert – anders als bei der Epididymitis – nicht den Schmerz (negatives Prehn-Zeichen). Der ipsilaterale Cremasterreflex fehlt. Für die Differentialdiagnose zur akuten Epididymitis sind in der Anfangsphase das Fehlen von Fieber und Leukozytose sowie das unauffällige Urinsediment wichtig. Anfangs kann die Haut am Skrotalboden grübchenförmig eingezogen sein (Ger-Zeichen). Sonderformen der Hodentorsion sind die traumatische Hodentorsion, die Torsion des retinierten Hodens, die rezidivierende habituelle Torsion (intermittierende flüchtige Torsion mit spontaner Detorsion) und die pränatale, intrauterine Torsion (symptomlos!).

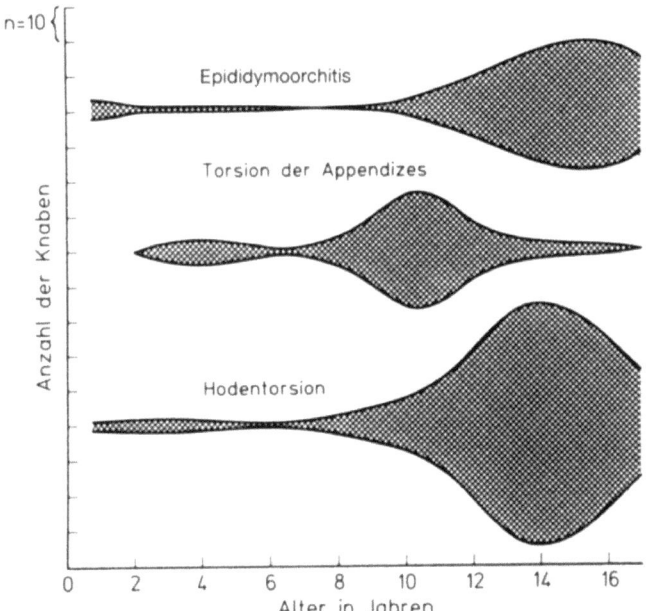

Abb. 7.3. Altersgipfel bei Hodentorsionen, Hydatidentorsionen und Epididymoorchititiden im Kindesalter ohne Berücksichtigung der Neugeborenen. (Nach Knight und Vassy [13])

7.1.2 Apparative Diagnostik

Bildgebende Untersuchungen können die im allgemeinen schwierige Differentialdiagnose des akuten Skrotums erleichtern, der Zeitverlust bis zu einer Operation sollte dabei so gering wie möglich sein.

Sonographie

Da die diagnostische Aussage der Sonographie im Frühstadium der Hodentorsion limitiert ist, findet sie als nichtinvasive und schnell durchzuführende Untersuchung ihren Einsatz, nur um

a) einen schnellen Überblick über die palpatorisch kaum zu erhebenden morphologischen Verhältnisse des Skrotalinhalts zu bekommen;
b) andere Ursachen des akuten Skrotums, wie z.B. einen Hodentumor oder eine inkarzerierte Leistenhernie auszuschließen.

Das sonographische Bild der Hodentorsion ist leider unspezifisch [5, 7, 11, 15, 17], es wird von den morphologischen Veränderungen (Ödem, Nekrose, Einblutung) bestimmt. Zu unterscheiden sind eine Früh- und eine Spätphase.

Das Spektrum der sonographischen Befunde in der Frühphase einer Hodentorsion umfaßt die Schwellung des Hodens, Verminderung der testikulä-

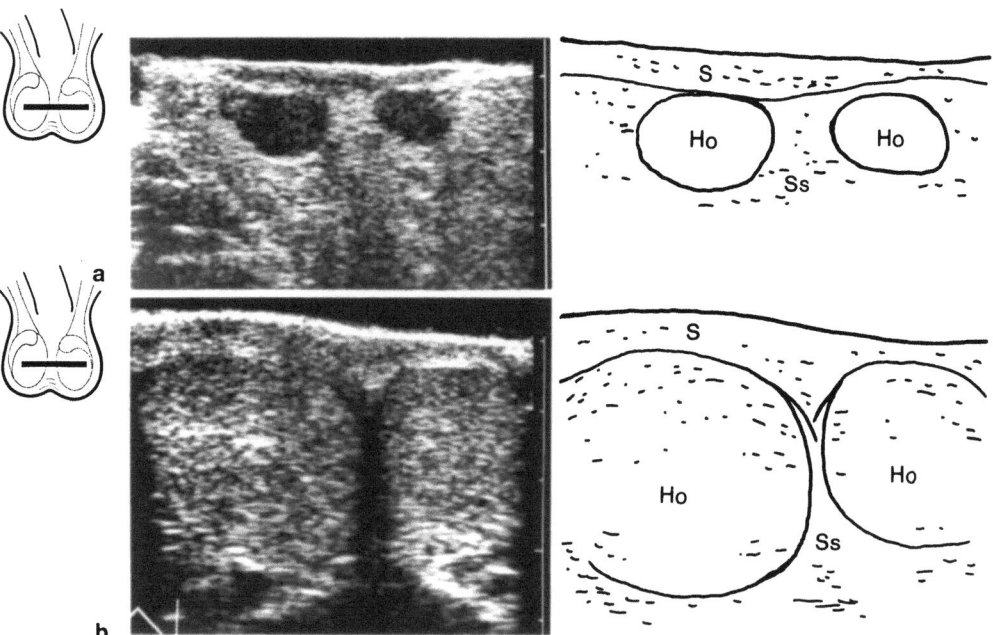

Abb. 7.4 a, b. Frische rechtsseitige Hodentorsion eines 5jährigen (**a**) und eines 16jährigen (**b**). Dargestellt ist der Skrotalinhalt im Seitenvergleich beider Hoden. Es zeigen sich jeweils nur unspezifische Veränderungen des rechten Hodens mit leichter Vergrößerung und Auflockerung der Echotextur sowie einem leichten rechtsseitigen Ödem der Skrotalhaut

ren Echogenität (dieser Befund ist bei den ohnehin hyporeflexiven Hoden der Kinder nicht zu erfassen), Vergrößerung des Nebenhodens, Skrotalhautödem und gelegentlich eine begleitende Hydrozele (Abb. 7.4) [3, 12]. Diese sonographischen Befunde müssen jedoch nicht immer bei einer frischen Hodentorsion darstellbar sein und sind in Anbetracht ihrer fehlenden Spezifität von geringem Aussagewert – so können im frühen Stadium der Epididymoorchitis ähnliche Veränderungen nachgewiesen werden.

In der Spätphase einer Hodentorsion wird das sonographische Bild durch die Gewebsnekrosen und evtl. eingetretene parenchymatöse Blutungen bestimmt. Der Hoden ist deutlich echoarm, im Falle der hämorrhagischen Infarzierung finden sich inhomogen hyperreflexive Strukturen als Zeichen der intraparenchymatösen Blutung. Ein relativ typischer Befund ist der vergrößerte hyperreflexive Nebenhoden, wobei die Hyperreflexivität ebenfalls aus der Einblutung resultiert (Abb. 7.5) [18].

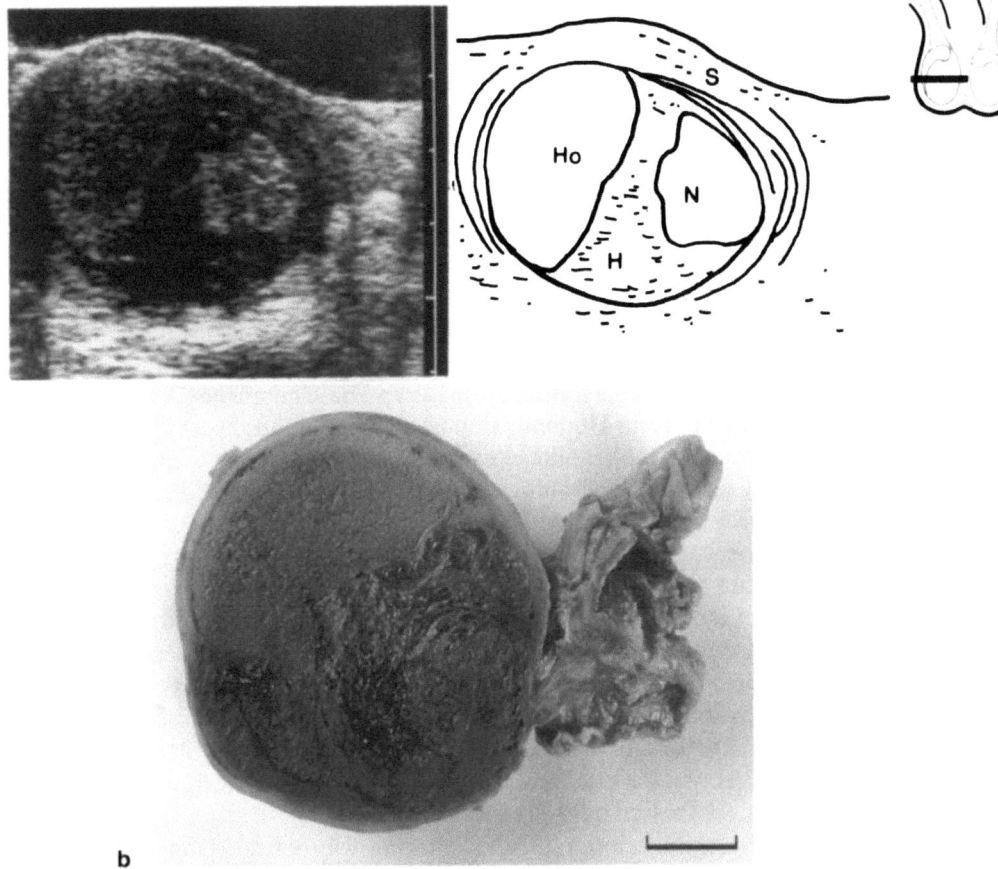

Abb. 7.5 a, b. 8 Tage alte Hodentorsion (14jähriger Patient). **a** Echoarmer Hoden, vergrößerter und hyperreflexiver Nebenhoden, Hämatozele *(H)* und Skrotalhautödem. (Histologie: Ältere Torsion mit ischämischer Nekrose des Hodens, Einblutung des Nebenhodens und Hämatozele). **b** Operationspräparat

Dopplersonographie

Die Dopplersonographie kann eine sinnvolle Ergänzung zur klinischen Untersuchung sein, sofern eine Hodenperfusionsszintigraphie oder eine farbkodierte Duplexsonographie nicht zur Verfügung steht. Die Qualität der Flußsignale im Hoden und Samenstrang wird im Seitenvergleich beurteilt. Verminderte oder fehlende Signale sind Zeichen einer Torsion, wohingegen eine vermehrte Durchblutung auf eine Entzündung hinweist. Zusätzlich wird die Veränderung des Blutflusses unter Kompression des Samenstrangs beurteilt. Bei unruhigen Patienten mit starken Schmerzen ist diese Untersuchung jedoch nur eingeschränkt durchführbar. Erschwerend für die Interpretation ist die nach wenigen Stunden einsetzende vermehrte Vaskularisation im paratestikulären Gewebe, die nicht sicher von der Pulsation der A. testicularis zu unterscheiden ist [1]. Bei Torsionen von weniger als 360° besteht nur eine venöse Stauung, und die arterielle Zirkulation ist zunächst noch erhalten, weshalb falsch-negative Befunde erhoben werden können. Verschlüsse der A. testicularis in Hodenhöhe (z. B. mesorchiale Torsion) können kaum erfaßt werden.

Insgesamt ist der Stellenwert der Dopplersonographie bei der Diagnose der Hodentorsion kritisch zu beurteilen [9].

Perfusionsszintigraphie

Die Hodenperfusionsszintigraphie galt als Methode der Wahl bei Verdacht auf Hodentorsion [4, 6, 10]. Mit dieser Untersuchungstechnik läßt sich die Durchblutung des Skrotalinhalts beurteilen. Nach intravenöser Applikation von ^{99m}Tc-Pertechnetat wird die Aktivität über dem Skrotum in einer dynamischen frühen und einer statischen späteren Phase gemessen.

Im Frühstadium einer Hodentorsion ist die Durchblutung des Hodens deutlich reduziert oder fehlt völlig. Persistiert die Torsion für einige Stunden, entwickelt sich eine Hyperämie in den Skrotalhüllen über die pudentalen Gefäße. Durch diese reaktive Hyperämie entsteht ein sogenanntes „Halo-Zeichen", welches durch die fehlende zentrale Aktivität des torquierten Hodens und einer umgebenen ringförmigen Anreicherung der Skrotalhaut gekennzeichnet ist. Bei Patienten mit einer Epididymitis oder Orchitis findet sich demgegenüber eine verstärkte Anreicherung sowohl über dem Hoden als auch über dem Samenstrang. Es ist zu unterstreichen, daß das „Halo-Zeichen" unspezifisch ist und nur im Zusammenhang mit dem klinischen Befund für die korrekte Diagnose einer Torsion herangezogen werden kann. Die ringförmige Aktivitätsverteilung mit zentralem kalten Bezirk wird auch bei Hämatomen, Abszessen oder Tumoren angetroffen [19].

Mit der Perfusionsszintigraphie erhält man wie bei der Dopplersonographie nur Informationen über den Blutfluß, eine morphologische Darstellung der Strukturen ist nicht möglich. Als besonderer Nachteil der szintigraphischen Untersuchung gilt der relativ hohe Zeitaufwand und die (zwar geringe) Strahlenexposition.

Farbkodierte Duplexsonographie

Die farbkodierte Duplexsonographie (s. Kap. 10) kombiniert die Vorteile der Sonographie (Darstellung der Morphologie) mit denen der Szintigraphie (Darstellung der Perfusion). Das Verfahren ist nichtinvasiv und bedarf nur einer kurzen Untersuchungszeit. Im normalen Hoden und Nebenhoden zeigen sich einzelne Flußsignale. Im Frühstadium der Hodentorsion finden sich keine Flußsignale im Hoden, und einige Stunden später läßt sich die paratestikuläre Hyperämie – insbesondere in der Skrotalhaut – direkt darstellen bei weiterhin fehlender Durchblutung des Hodens [8]. Bei der akuten Epididymitis sowie der Orchitis ist eine deutlich verstärkte Vaskularisation in den Organen nachzuweisen.

Durch die morphologisch exakte Beurteilbarkeit der Perfusion darf die farbkodierte Duplexsonographie inzwischen als Methode der Wahl bei Verdacht auf Hodentorsion angesehen werden.

Hodentorsion

Häufigkeitsgipfel: – Neugeborene, Pubertät

Therapie: – Dringende Operationsindikation, möglichst in den ersten sechs Stunden, „jede Minute zählt"

Klinik: – Meist plötzlicher Hodenschmerz aus völliger Gesundheit
– Hoden steht hoch und quer
– Schwellung folgt
– Ausstrahlung in den Unterbauch möglich
– Cremasterreflex fehlt
– Kein Fieber
– Laborwerte zunächst unauffällig

Sonographie: Frühstadium:
– Hodenschwellung (?)
– Reduzierte Echogenität des Hodens (?)
– Nebenhodenvergrößerung (?)
– Skrotalhautverdickung
– Torsion des Samenstrangs selbst nicht darstellbar
– Perfusion nicht darstellbar
– Sonographische Zeichen insgesamt unspezifisch
Spätstadium:
– Hoden deutlich echoarm (Nekrose), gelegentlich mit inhomogenen hyperreflexiven Arealen (Einblutungen)
– Nebenhodenvergrößerung, meist hyperreflexiv durch Einblutungen
– Symptomatische Hydrozele/Hämatozele
– Skrotalhautverdickung
– Später Atrophie des Hodens

Hodentorsion (Fortsetzung)

Doppler-
sonographie:
- Seitendifferente Verminderung der Flußsignale
- Gute Aussage nur bei hoher supravaginaler Torsion
- Falsch-negative Befunde im Spätstadium durch paratestikuläre Hyperämie
- Keine Darstellung der Morphologie

Perfusions-
szintigraphie:
Frühstadium:
- Fehlende Aktivität

Spätstadium:
- Halo-Zeichen (unspezifisch!)
- Keine Darstellung der Morphologie

Farbkodierte
Duplex-
sonographie:
- Methode der Wahl zu jedem Zeitpunkt der Hodentorsion
- Fehlende Perfusion von Hoden und Nebenhoden beweisend für Torsion
- Abgrenzung gegenüber Entzündung (Hyperämie) und Hydatidentorsion (normale oder mäßig gesteigerte Perfusion) möglich

Literatur

1. Ahlen H van, Bruehl P, Porst H (1987) Das akute Skrotum beim Kind. Dtsch Med Wochenschr 112: 231–233
2. Bartels H (1987) „Das akute Skrotum" im sonographischen Bild. Ultraschall Klin Prax 2: 26–32
3. Bird K, Rosenfield AT, Taylor KJW (1983) Ultrsonography in testicular torsion. Radiology 147: 527–534
4. Caldamone AA, Valvo JR, Altenbarmakian VK, Rabinowitz R (1984) Acute scrotal swelling in children. J Pediatr Surg 19: 581–584
5. Chen DC, Holder LE, Kaplan GN (1986) Correlation of radionuclide imaging and diagnostic ultrasound in scrotal diseases. J Nucl Med 27: 1774–1781
6. Costa DC, Jewkes RF (1988) Radionuclide imaging of scrotum. Lancet i: 124–125
7. Finkelstein MS, Kotlus Rosenberg H, McCrum Snyder H, Duckett JW (1986) Ultrasound evaluation of scrotum in pediatrics. Urology 27: 1–9
8. Fobbe F, Heidt P, Hamm B, Koennecke HC, Hauck G, Dieckmann KP, Wolf KJ (1989) Verbesserung der Diagnostik skrotaler Erkrankungen mit der farbkodierten Duplexsonographie. ROFO 150: 629–634
9. Haynes BE (1984) Doppler ultrasound failure in testicular torsion. Ann Emerg Med 13: 1103–1107
10. Haynes BE, Bessen HA, Haynes VE (1983) The diagnosis of testicular torsion. JAMA 249: 2522–2527
11. Hricak H, Jeffrey RB (1983) Sonography of acute scrotal abnormalities. Radiol Clin North AM 21: 595–603
12. Hricak H, Lue T, Filly RA (1983) Experimental study of the sonographic diagnosis of testicular torsion. J Ultrasound Med 2: 349–356
13. Knight PJ, Vassy LE (1984) The diagnosis and treatment of the acute scrotum in children and adolescents. Ann Surg 200: 664–673
14. Majd M (1985) Radionuclide imaging in pediatrics. Pediatr Clin North Am 32: 1559–1579

15. Martin B, Conte J (1987) Ultrasonography of the acute scrotum. J Clin Ultrasound 15: 37–44
16. Mueller DL, Amundson GM, Rubin SZ, Wesenberg RL (1988) Acute scrotal abnormalities in children: Diagnosis by combined sonography and scintigraphy. Am J Roentgenol 150: 643–646
17. Stoller ML, Kogan BA, Hricak H (1985) Spermatic cord torsion: diagnostic limitations. Pediatrics 76: 929–933
18. Vick CW, Bird K, Rosenfield AT, Klein FA, Schneider V, Walsh JW, Brewer WH (1986) Extratesticular hemorrhage associated with torsion of the spermatic cord: sonographic demonstration. Radiology 158: 401–404
19. Vieras F, Kuhn CR (1983) Nonspecificity of the „rim sign" in the scintigraphic diagnosis of missed testicular torsion. Radiology 146: 519–522
20. Waldschmidt J, Hamm B, Schier F (1989) Das akute Skrotum. Hippokrates, Stuttgart

7.2 Hydatidentorsion

Unter dem Begriff Hydatidentorsion werden die Torsionen verschiedener Adnexe zusammengefaßt. Hierzu zählt die Appendix testis bzw. epididymis als Morgagni-Hydatide, seltener auch das Haller-Organ (Vas aberrans) oder das Giraldes-Organ (Paradidymis) (Abb. 7.6).

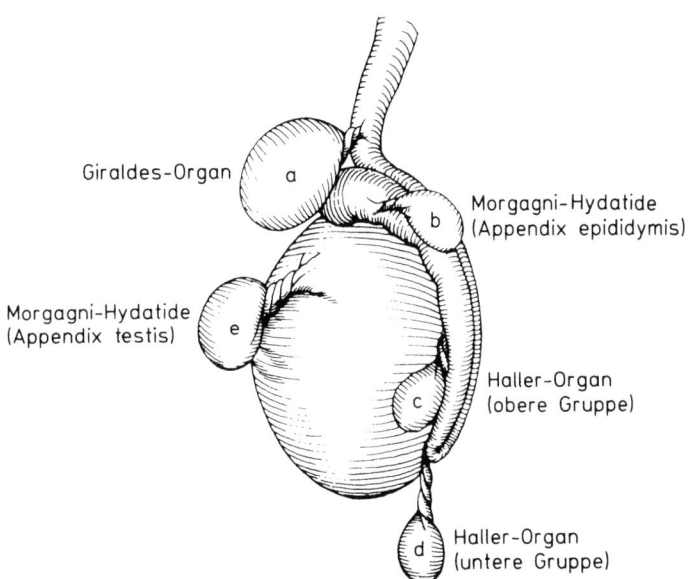

Abb. 7.6. Formen der Hydatiden und anderer intraskrotaler Appendizes

7.2.1 Klinik

Adnextorsionen sind im Kindesalter nur wenig seltener als die Hodentorsion. Der Häufigkeitsgipfel liegt in der Präpubertät. Eine Hydatidentorsion kann asymptomatisch (stumm) verlaufen, dabei kommt es zur Atrophie der Hydatide oder auch zur spontanen Abdrehung. Diese freien Körper können verkalken und werden als sogenannte Hydrozelenkonkremente im Sonogramm oder während einer Operation zufällig entdeckt.

Gewöhnlich geht jedoch die Hydatidentorsion mit einem akuten Skrotum einher. Der Beginn ist oft weniger heftig und milder als bei der Hodentorsion. Die Schmerzen sind anfangs auf den oberen Abschnitt der betroffenen Skrotalhälfte beschränkt. Sie können in die Leiste und mitunter auch in den Unterbauch ausstrahlen, Übelkeit und Erbrechen sind jedoch weitaus seltener als bei der Hodentorsion, da letztere mit einer direkten peritonealen Reizung einhergeht. Das Wohlbefinden und die körperliche Aktivität der Patienten sind zunächst nicht beeinträchtigt. Nach einem Tag kommt es jedoch zur Anschwellung des Hemiskrotums durch eine symptomatische Hydrozele mit Rötung, Skrotalödem und Schmerzen beim Laufen.

In der frühen Phase der Hydatidentorsion erscheint das Skrotum bei der klinischen Untersuchung unauffällig. Gelegentlich schimmert durch die Skrotalhaut ein derbes, dunkelblaues Knötchen, wobei dieses „blue dot sign" für die Hydatidentorsion pathognomonisch ist. Hoden, Nebenhoden und Funiculus spermaticus sind schmerzfrei. Der Cremasterreflex ist erhalten, Fieber und Leukozytose fehlen.

In der Spätphase, d. h. nach mehreren Stunden bis Tagen wird der Initialbefund durch unterschiedlich stark ausgeprägte Sekundärveränderungen überlagert und maskiert. Durch eine symptomatische Hydrozele sowie ein Skrotalhautödem ist die klinische Untersuchung stark eingeschränkt.

7.2.2 Apparative Diagnostik

Der Einsatz bildgebender Verfahren gilt weniger der direkten Diagnosesicherung einer Hydatidentorsion als vielmehr dem Ausschluß einer Hodentorsion bzw. einer Epididymitis.

Sonographie

Im Normalfall sind die kleinen Hydatiden sonographisch nicht zu orten. Nur gelegentlich kann man sie als kleine gestielte Anhangsgebilde in einer Hydrozele schwimmend erkennen (Abb. 7.7).

Kommt es infolge einer Torsion zu einer Schwellung der Hydatide, kann diese als sogenannte „dritte Struktur" neben Hoden und Nebenhoden nachweisbar sein (Abb. 7.8). Hoden und Nebenhoden sind von regelrechter Form und Echogenität. In der späten Phase nach Hydatidentorsion findet sich häufig eine sekundäre Hydrozele und ein Skrotalhautödem. Bei der Torsion der

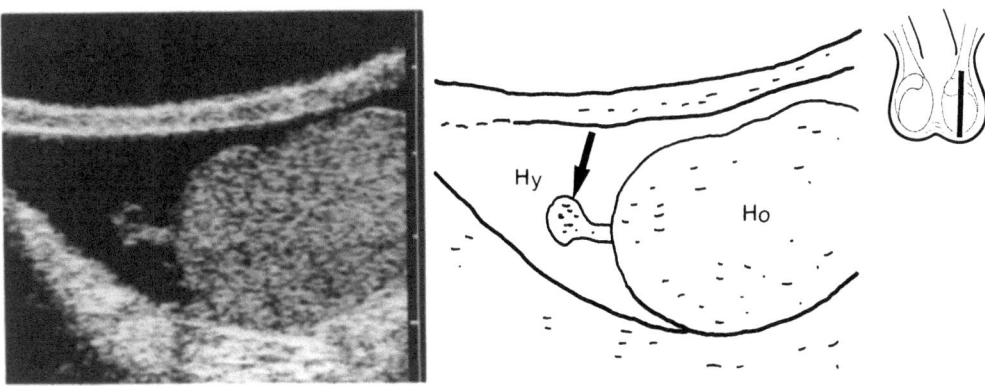

Abb. 7.7. Gestielte Hydatide (37jähriger Patient). Gute Darstellung der Hydatide (→) durch die umgebende Flüssigkeit einer Hydrozele

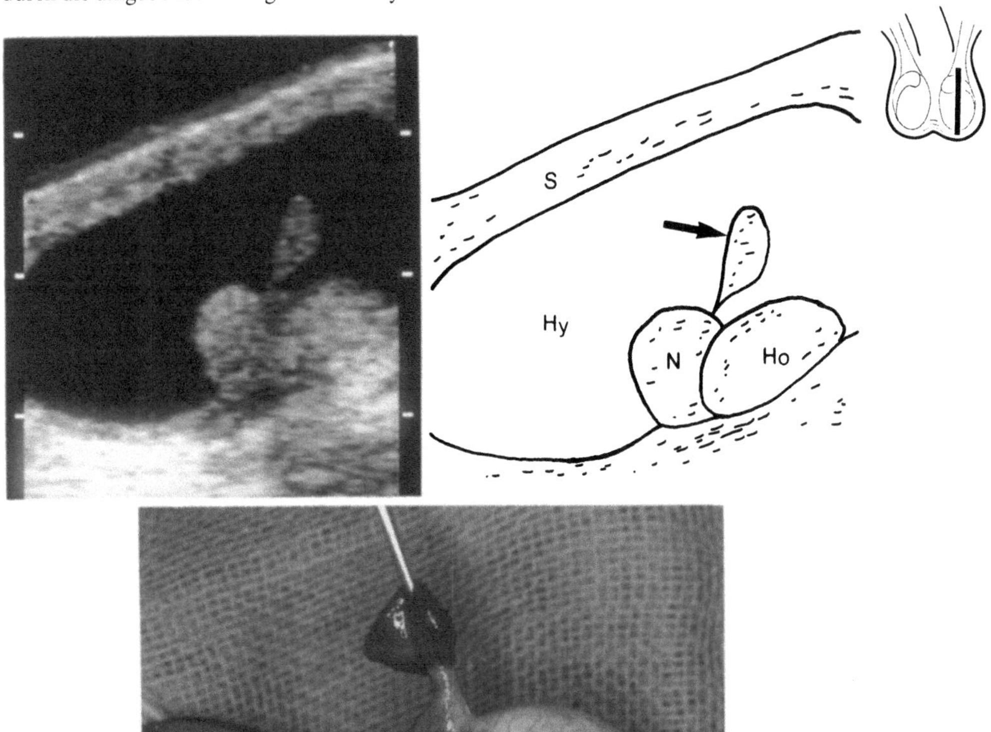

Abb. 7.8 a, b. Hydatidentorsion (13jähriger Patient mit akutem Skrotum). **a** Vor dem Hintergrund einer großen Hydrozele sind drei Strukturen als Hoden, vergrößerter Nebenhoden und Hydatide (→) zu erkennen (Operationsbefund: Hydatidentorsion). **b** Intraoperativer Befund

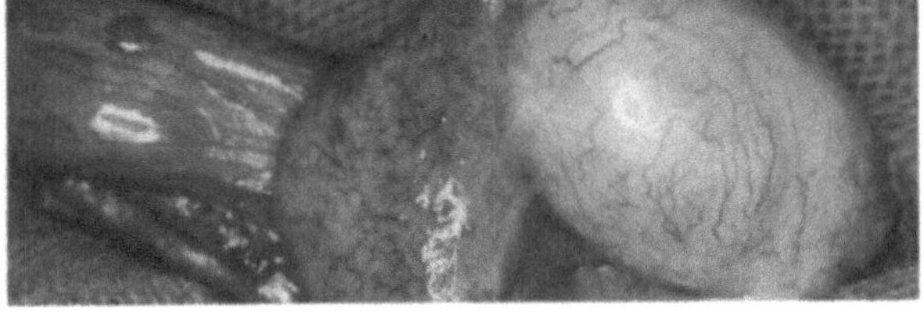

Appendix epididymis entwickelt sich gelegentlich eine ödematöse Vergrößerung des angrenzenden Nebenhodenkopfes.

Dopplersonographie

Da bei erhaltener intraskrotaler Pulsation auch an andere Krankheitsbilder (z. B. Epididymitis) gedacht werden muß, sind die Ergebnisse der Dopplersonographie unsicher. Keine Darstellung der Morphologie!

Perfusionsszintigraphie

In der Frühphase findet sich kein pathologischer Befund. In der Spätphase kann eine fokale Anreicherung des Nuklids im Bereich der torquierten Hydatide (gewöhnlich am oberen Hodenpol) beobachtet werden [1, 2]. Dieser "hot spot" ist als reaktive Hyperperfusion des umgebenden Gewebes zu interpretieren, während die ischämische Appendix selbst nicht zur Darstellung kommt. Oft besteht jedoch eine generalisierte, mäßig verstärkte Nuklidanreicherung, weshalb entzündliche Prozesse nicht ausgeschlossen werden können.

Farbkodierte Duplexsonographie

In Ergänzung zur sonographischen Darstellung der Morphologie bietet die farbkodierte Duplexsonographie die wichtige Information über die intraskrotalen Durchblutungsverhältnisse. Im Gegensatz zur Hodentorsion findet sich eine regelrechte Perfusion von Hoden und Nebenhoden. In der späteren Phase nach Hydatidentorsion kann eine mäßig vermehrte Blutzirkulation des Nebenhodens als reaktive Hyperämie beobachtet werden.

Hydatidentorsion

Häufigkeitsgipfel: – Präpubertät

Klinik: – Skrotum zunächst unauffällig
– „Blue dot sign" pathognomonisch
– Hoden, Nebenhoden und Funiculus schmerzfrei
– Cremasterreflex erhalten
– Fieber und Leukozytose fehlen
– Erschwerte palpatorische Beurteilbarkeit in der Spätphase durch Hydrozele und Skrotalhautödem

Sonographie: – Sog. „dritte Struktur"
– Hoden und Nebenhoden unauffällig
– Hydrozele und Skrotalhautödem in der Spätphase
– Hodentorsion oft nicht auszuschließen

Doppler-sonographie:	– Intraskrotale Pulsation erhalten – Evtl. Zeichen der Hyperämie – Insgesamt unspezifisch – Keine Darstellung der Morphologie
Perfusions-szintigraphie:	– Regelrechte Perfusion in der Frühphase – Gelegentlich „hot spot" in der Spätphase – Insgesamt unspezifisch – Keine Darstellung der Morphologie
Farbkodierte Duplex-sonographie:	– Regelrechte Perfusion von Hoden und Nebenhoden – Methode der Wahl zur Abgrenzung gegenüber der Hodentorsion

Literatur

1. Majd M (1985) Radionuclide imaging in pediatrics. Pediatr Clin North Am 32: 1559–1579
2. Mueller DL, Amundson GM, Rubin SZ, Wesenberg RL (1988) Acute scrotal abnormalities in children: diagnosis by combined sonography and scintigraphy. Am J Roentgenol 150: 643–646
3. Waldschmidt J, Hamm B, Schier F (1989) Das akute Skrotum. Hippokrates, Stuttgart

7.3 Trauma

7.3.1 Klinik

Die Diagnose eines skrotalen Traumas ist unter Berücksichtigung der anamnestischen Daten und des oft eindrucksvollen klinischen Befundes eindeutig. Durch direkte Gewalteinwirkung oder Quetschung des Hodens gegen den Ramus ossis pubis kann es zu einer Ruptur der Tunica albuginea kommen. Das Hodenparenchym quillt aus dem Tunikaeinriß hervor. Bei sehr großer Gewalteinwirkung kommt es auch zur Fragmentation des Organs. Bei erheblicher Schwellung oder Hämatombildung bzw. bei offenen Verletzungen ist die Möglichkeit der palpatorischen Untersuchung sehr eingeschränkt. Diaphanoskopisch ist der Hodenschatten durch intraskrotale Hämatome oder eine Hämatozele fast immer verdeckt. Von besonderem Interesse ist die Frage einer möglichen Hodenruptur (sofortige Operation indiziert) oder einer punktionswürdigen großen Hämatozele.

7.3.2 Sonographie

Indikationen

Offene und penetrierende Skrotalverletzungen stellen eine direkte Operationsindikation dar, auf eine zusätzliche sonographische Untersuchung ist zu verzichten. Die Sonographie findet ihren Einsatz beim stumpfen Skrotaltrauma, um

a) eine Hodenruptur nachzuweisen, bzw. auszuschließen (in diesem Punkt hat die Sonographie einen entscheidenden Einfluß auf die weitere Therapie);
b) eine Differenzierung zwischen Weichteilhämatom und Hämatozele vorzunehmen;
c) den Verlauf bei konservativer Therapie zu kontrollieren.

(Andere apparative Untersuchungsverfahren sind zur Beantwortung dieser wichtigen Fragen nicht erforderlich.)

Sonomorphologie

Skrotalhämatom
Das sonographische Bild von Hämatomen in den Skrotalhüllen bzw. im Septum scroti wird von der Größe und auch der Dauer ihres Bestehens bestimmt. Frische Hämatome imponieren zunächst nur als Weichteilverdickung. Einige Tage später erscheinen die Hämatome aufgrund ihrer Verflüssigung hyporeflexiv. Das Ausmaß der Hämatome ist gut zu beurteilen.

Hämatozele
Die Ansammlung von Blut im Cavum serosum testis wird als Hämatozele bezeichnet. Die Diagnose der Hämatozele basiert auf den Angaben eines aktuellen Traumas in Verbindung mit dem sonographischen Nachweis einer „hydrozelenähnlichen" Flüssigkeitsansammlung (jedoch negative Diaphanoskopie!). Im Vergleich zur einfachen serösen Hydrozele finden sich innerhalb der Hämatozele zahlreiche kleine Echos.

Im chronischen Stadium entwickeln die Hämatozelen echodichte Septen und verdickte Wandungen [2]. Gelegentlich findet man Verkalkungen innerhalb chronischer Hämatozelen. Das sonomorphologische Bild der chronischen Hämatozele kann dem Bild der Pyozele so ähneln, daß eine entsprechende Differenzierung nur unter Berücksichtigung des klinischen Befundes gelingt (*cave:* superinfizierte Hämatozele nach Trauma!).

Läßt sich nach einem stumpfen Skrotaltrauma eine Hodenruptur durch die erhaltene testikuläre Echotextur ausschließen und findet sich dennoch eine umgebende Hämatozele, so sind weitere sonographische Verlaufskontrollen angebracht.

Hodenruptur
Eine traumatische Verletzung des Hodens (Einblutung, Einriß, Fragmentation) ist in der Regel sonographisch einfach zu erkennen. Konturunregelmäßigkeiten des Hodens sowie jede testikuläre Inhomogenität (Abb. 7.9) – sei sie echoarm oder echoreich – ist als Hodenverletzung zu interpretieren [7]. Eine fehlende Darstellbarkeit hodenähnlicher Strukturen und stattdessen Nachweis eines gemischten, soliden/liquiden Skrotalinhalts entspricht einer Hodenfragmentation. Diskrete Einrisse der Tunica albuginea ohne intratestikuläre Blutungen und ohne Hervorquellen von Hodengewebe können sonographisch übersehen werden [5].

Trauma

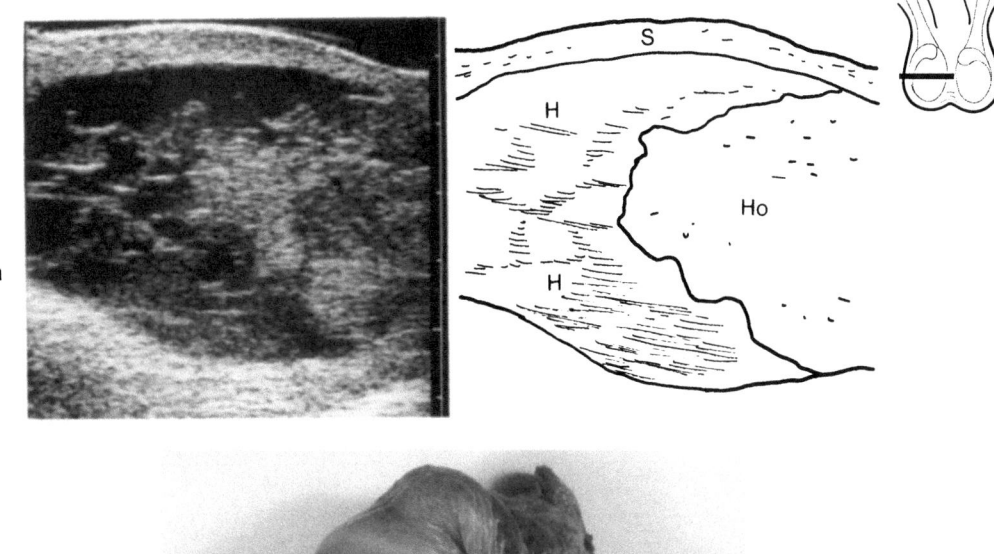

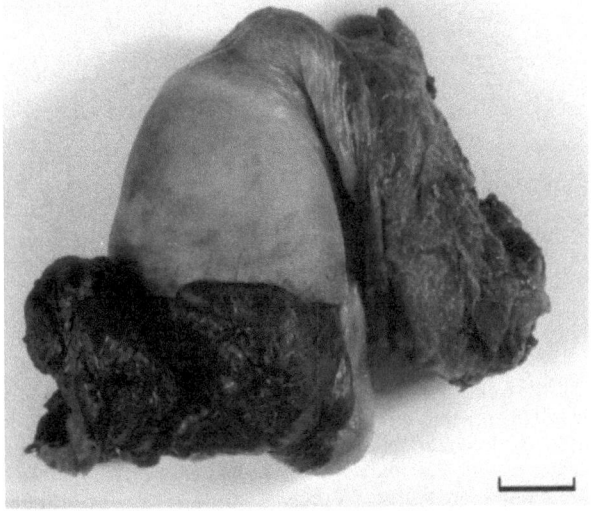

Abb. 7.9 a, b. Frische Hodenruptur (20jähriger Patient nach Verkehrsunfall). **a** Im Sonogramm zeigt sich eine unregelmäßige Konturierung des Hodens mit echoarmen Inhomogenitäten des testikulären Gewebes bei begleitender Hämatozele (Operationsbefund: Hodenruptur). **b** Operationspräparat

Urinextravasat

Bei Verletzungen des Penis unter Einschluß des Corpus spongiosum kann Urin austreten und in das Skrotum absinken. Die Verletzung der Urethra läßt sich durch die Urethrographie belegen. Bei der sonographischen Untersuchung des Skrotums führt der in die Weichteile ausgetretene Urin zu einer „zwiebelschalenähnlichen" Auftreibung der Skrotalhüllen.

Sonographische Befunde beim Skrotaltrauma

Hämatom
- Zunächst Verdickung der Skrotalhüllen
- Echoarm nach einigen Tagen durch Verflüssigung

Hämatozele
- „Hydrozelenähnliche" Flüssigkeit im Cavum serosum testis
- Zahlreiche kleine Echos in der Flüssigkeit
- Sichere Diagnose in Verbindung mit den klinischen Daten
- Chronische Hämatozele mit Septen und verdickten Wänden, gelegentlich Verkalkungen
- Differenzierung zwischen chronischer Hämatozele und Pyozele schwierig (klinische Daten!)

Hodenruptur
- Konturunschärfe des Hodens
- Inhomogenitäten des testikulären Gewebes
- Völlige Zerstörung des Organs bei Fragmentation
- Sonographie insgesamt sehr zuverlässige Methode, wenn auch diskrete Rupturen der Tunica albuginea nicht immer zu erkennen sind

Literatur

1. Anderson KA, McAninch JW, Jeffrey RB, Laing FC (1983) Ultrasonography for the diagnosis and staging of blunt scrotal trauma. J Urol 130: 933–935
2. Cunningham JJ (1983) Sonographic findings in clinically unsuspected acute and chronic scrotal hematoceles. Am J Roentgenol 140: 749–752
3. Forunier GR, Laing FC, McAninch JW (1989) Scrotal ultrasonography and the management of testicular trauma. Urol Clin North Am 16: 377–385
4. Hricak H, Jeffrey RB (1983) Sonography of acute scrotal abnormalities. Radiol Clin North Am 21: 595–603
5. Jeffrey RB, Laing FC, Hricak H, McAninch JW (1983) Sonography of testicular trauma. Am J Roentgenol 141: 993–995
6. Kratzik C, Hainz A, Kuber W, Donner G, Lunglmayr G, Frick J, Schmoller HJ (1989) Has ultrasound influenced the therapy concept of blunt scrotal trauma? J Urol 142: 1243–1246
7. Lupetin AT, King W, Rich PJ, Lederman RB (1983) The traumatized scrotum. Radiology 148: 203–207
8. MacDermott JP, Gray CK, Stewart PA (1988) Traumatic rupture of the testis. Br J Urol 62: 179–181
9. Schaffer RM (1985) Ultrasonography of scrotal trauma. Urol Radiol 7: 245–249

7.4 Inkarzerierte Leistenhernie

7.4.1 Klinik

Zwei Formen der Leistenhernie können zu einem akuten Skrotum führen: Bei einem weiten elastischen Leistenring können durch intraabdominelle Druckerhöhung Peritoneum, Darm und Omentumanteile durch den Inguinalkanal treten und eingeklemmt werden, bei lange bestehenden Skrotalhernien ist eine Koteinklemmung möglich.

In jedem Fall kommt es nach einer Drosselung des venösen Abstroms zu einem Ödem, einer Entzündung und bei Ausbleiben der chirurgischen Reposition zur hämorrhagischen Infarzierung, Gangrän und Perforation. Weitere Folgen einer inkarzerierten Leistenhernie sind Peritonitis und Ileus.

Das wichtigste klinische Symptom ist der plötzlich auftretende Leisten- und Skrotalschmerz. Bei Kindern tritt in 80% der Fälle Erbrechen mit begleitender Obstipation auf. Palpatorisch findet sich eine schmerzhafte, teigige, nicht reponierbare Schwellung einer Skrotalhälfte. Die Diaphanoskopie ist negativ.

7.4.2 Sonographie

Die klinischen Untersuchungsbefunde sind meist ausreichend für eine korrekte Erkennung der inkarzerierten Leistenhernie und Einleitung der chirurgischen Maßnahmen. Die Sonographie gehört somit nicht zu den Standarduntersuchungen dieses Krankheitsbildes. Da jedoch die inkarzerierte Leistenhernie gelegentlich das Bild eines akuten Skrotums bietet, sollten die morphologischen Veränderungen auch sonographisch richtig einzuordnen sein.

Die intraskrotale Leistenhernie erscheint als unregelmäßig strukturierte Masse, Hoden und Nebenhoden sollten abgrenzbar und von regelrechter Struktur sein. Gelegentlich finden sich im Frühstadium der Inkarzeration noch peristaltische Wellen in den Darmschlingen.

Im fortgeschrittenen Stadium der Inkarzeration imponieren die Darmschlingen als multizystisches Gebilde, hervorgerufen durch die ödematöse Verbreiterung der Darmwand, der zunehmenden Flüssigkeitsansammlung im Darmlumen und der fehlenden Peristaltik. Erleichtert wird die Diagnose der zunächst suspekten Strukturstörung durch die kontinuierliche Darstellung nach kranial bis in den Leistenkanal.

Inkarzerierte Leistenhernie

Klinik:
- Schmerzen in der Leiste mit Ausstrahlung in das Skrotum
- Kann ein akutes Skrotum vortäuschen
- Schmerzausstrahlung ebenfalls bis in den Oberbauch möglich
- Bei Kindern häufig Erbrechen
- Entwicklung eines Ileus mit Peritonismus
- Schmerzhafte, teigige, nicht reponierbare Schwellung
- Diaphanoskopie negativ

Sonographie:
- Inhomogene, bis in den Leistenkanal ziehende Struktur
- Hoden und Nebenhoden abgrenzbar
- Im fortgeschrittenen Stadium „zystenähnliche Gebilde" der paralytischen Darmschlingen möglich

Literatur

1. Waldschmidt J, Hamm B, Schier F (1989) Das akute Skrotum. Hippokrates, Stuttgart

8 Bildartefakte

Bei der sonographischen Untersuchung des Skrotalinhalts können Artefakte auftreten, welche die Bildinterpretation erschweren. Im folgenden werden die häufigsten Artefakte kurz erwähnt und deren Abhilfe beschrieben.

Vertikale Streifenartefakte (Abb. 8.1) entstehen hinter kleinen Luftbläschen, welche sich nach Auftragen des Kontaktgels noch zwischen der Skrotalbehaarung befinden. Typischerweise ziehen die Streifenartefakte von der Skrotaloberfläche durch sämtliche Gewebsstrukturen. Beseitigen lassen sich diese Streifenartefakte (bzw. Luftbläschen) durch nochmaliges Auftragen und Verstreichen des Kontaktgels.

Horizontale hyperreflexive Streifenartefakte (Abb. 8.2) entstehen durch Wiederholungsechos der Grenzflächen zwischen Schallkopf und Wasservorlaufstrecke (z.B. wassergefüllter Fingerling) oder Wasservorlaufstrecke und Skrotum. Diese Artefakte werden am ehesten vor der homogenen Struktur des testikulären Gewebes entdeckt. Sie beeinträchtigen die Beurteilbarkeit des Hodens und werden gelegentlich als Mediastinum testis fehlinterpretiert. Typischerweise erscheinen sie als hyperreflexive, horizontal verlaufende, zarte glatte Streifen, die bei Schwenken des Schallkopfs in gleicher Tiefe auch an anderer Stelle zu erkennen sind. Sie lassen sich durch nochmaliges Auftragen von Kontaktgel zwischen Schallkopf und Wasservorlaufstrecke bzw. Wasservorlaufstrecke und Skrotum beseitigen.

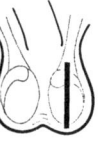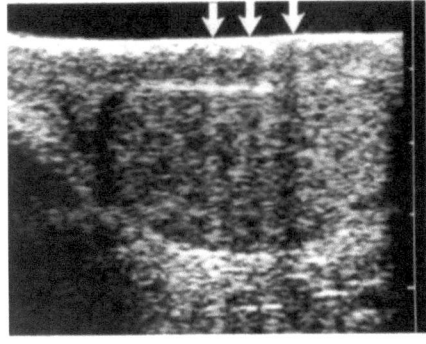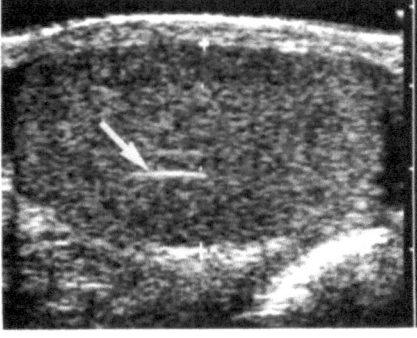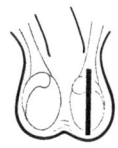

Abb. 8.1. Vertikale Streifenartefakte (→)   **Abb. 8.2.** Horizontale Streifenartefakte (→)

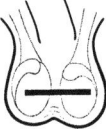
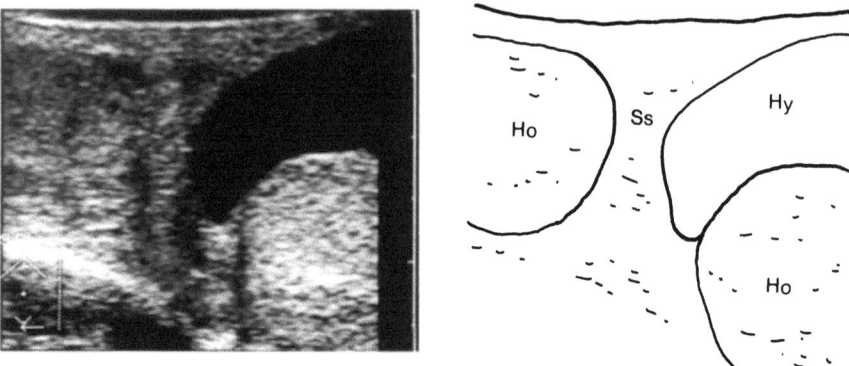

Abb. 8.3. Vorgetäuschte seitendifferente Echogenität der Hoden durch vorgelagerte Hydrozele links

Diskrete intratestikuläre Schallschatten können in beliebiger Orientierung im Hoden auftreten. Hierbei ist an Refraktärschatten zu denken, welche sich hinter dem Mediastinum testis (einfach zu identifizieren) oder hinter schräg verlaufenden Hodensepten (welche nicht direkt zu erkennen sind) entwickeln. Diese Refraktärschatten treten selten auf. Eine Fehlinterpretation als echoarme intratestikuläre Läsion kann vermieden werden durch leichte Kompression mit dem Schallkopf – hierbei verschwindet der Schatten – oder durch Betrachtung der entsprechenden Region mit geändertem Schalleintrittswinkel.

Der sonographische Seitenvergleich beider Hoden kann durch eine einseitige Hydrozele erschwert werden, wenn sich die Flüssigkeit der Hydrozele vor dem Hoden befindet und daraus eine Schallverstärkung der testikulären Echogenität resultiert (Abb. 8.3).

9 Zuverlässigkeit der Skrotalsonographie (wissenschaftliche Daten)

Der Stellenwert der Sonographie bei der Diagnostik intraskrotaler Erkrankungen wurde in verschiedenen wissenschaftlichen Untersuchungen beurteilt. Gemeinsam ist allen Untersuchungen die Erkenntnis, daß für die Skrotalsonographie folgende 3 Charakteristika zutreffen:
1. hohe Sensitivität in der Erfassung pathologischer Befunde;
2. sehr gute Differenzierung testikulärer und paratestikulärer Erkrankungen;
3. eingeschränkte Möglichkeit bei der Differenzierung tumoröser und nicht-tumoröser Läsionen.

Einige wissenschaftliche Arbeiten enthalten konkrete Zahlen bezüglich der diagnostischen Aussage der Skrotalsonographie. Die Untersuchungen wurden stets mit hochauflösenden Ultraschallgeräten (zwischen 5 und 10 MHz) durchgeführt. Rifkin et al. [11] untersuchten 289 Patienten und beschrieben für die Sonographie eine Sensitivität von 98,5% bei der Erkennung pathologischer Befunde. Gleichzeitig konnte in 99% der Fälle korrekt zwischen testikulären und paratestikulären Erkrankungen differenziert werden. London et al. [9] (109 untersuchte Patienten) und Fowler et al. [3] (230 untersuchte Patienten) bescheinigten der skrotalen Ultraschalluntersuchung eine 100%ige Sensitivität (Spezifität jeweils 99%) in der Erfassung testikulärer Tumoren. Demgegenüber lag die Sensitivität der klinischen Untersuchung bezüglich der Erkennung von Hodentumoren bei Fowler et al. [3] nur bei 72% (Spezifität 89%). Vom klinischen Standpunkt aus beurteilten London et al. [9] die sonographische Untersuchung bei 53% der Patienten als hilfreich, bei 8% konnte auf einen operativen Eingriff verzichtet werden. Kromann-Andersen et al. [8] berechneten anhand von 166 Patientenuntersuchungen den positiven prädiktiven Wert (Prozent der Patienten mit positivem Test, bei denen auch tatsächlich ein Befund vorliegt) für die klinische Untersuchung wie auch für die Skrotalsonographie hinsichtlich der Entscheidung, ob bei einem entsprechenden pathologischen Befund ein operativer Eingriff oder konservative Therapie angebracht ist. Dabei zeigte sich eine Verbesserung des positiven prädiktiven Wertes von 33% (klinische Untersuchung) auf 53% (durch die Ultraschalluntersuchung).

Die eigenen Erfahrungen umfassen insgesamt 827 Patientenuntersuchungen. 146 Patienten wurden operiert, so daß eine direkte Korrelation der sonographischen Befunde und der histopathologischen Ergebnisse möglich war. Bei diesem Vergleich ergab sich eine 100%ige Sensitivität der Sonographie für die Erfassung pathologischer Befunde; eine korrekte Differenzierung zwischen testikulären und paratestikulären Erkrankungen gelang bei der klinischen Untersuchung in 79% und bei der sonographischen Untersuchung in 98% der Fälle; die Dignität der Läsion wurde durch die alleinige klinische Untersuchung zu 72% und durch die sonographische Untersuchung zu 84% richtig beurteilt (die verbesserte Dignitätsbeurteilung durch die Sonographie basierte zu einem großen Teil auf der besseren Zuordnung der Erkrankung zum Hoden – eher tumorverdächtig – oder zum paratestikulären Gewebe).

Die differentialdiagnostischen Schwierigkeiten einer alleinigen sonographischen Beurteilung testikulärer Läsionen zeigte die Analyse von 191 Patienten mit Störungen der testikulären Echotextur unterschiedlicher Ätiologie. Bei der Beurteilung der Dignität testikulärer Läsionen erreichte die klinische Untersuchung eine Treffsicherheit von 78%, welche durch die alleinige sonographische Bildanalyse mit 82% kaum verbessert werden konnte. Nur durch die Kombination von klinischer Untersuchung (Palpation und Anamneseerhebung) und sonographischem Befund ließ sich eine deutliche Verbesserung in der Dignitätsbeurteilung testikulärer Läsionen mit 91,5% erzielen.

Die Nützlichkeit der sonographischen Untersuchung aus klinischer Sicht wurde durch eine Auswertung aller 827 untersuchten Patienten bestimmt. Hierbei fand sich eine Bestätigung der klinischen Diagnose bei 57%. Einen gewissen diagnostischen Gewinn brachte die Sonographie in 19,5%, indem sie die klinische Verdachtsdiagnose untermauerte. Therapeutisch relevante Befunde, welche über die klinische Diagnose hinausgingen oder von dieser entscheidend abwichen, wie z.B. die Entdeckung eines Tumors, einer Abszedierung oder einer ausgedehnten Epididymoorchitis zeigten sich in 17% der Fälle. Als wertvoll wurde der definitive Tumorausschluß bei klinischem Tumorverdacht gewertet, dies traf für 6% der Untersuchungen zu. Sonographische Fehlbefunde von klinischer Relevanz traten nur in 0,5% auf.

Die Sonographie sollte immer eingesetzt werden, wenn der Arzt eine zusätzliche Information über die morphologischen Verhältnisse des Skrotalinhalts wünscht. Keinesfalls kann jedoch die Ultraschalluntersuchung eine subtile klinische Untersuchung inklusive Anamneseerhebung ersetzen, da die klinischen Daten wiederum entscheidend für die korrekte Interpretation des sonographischen Bildes sind. Unzureichend ist die Real-time-Sonographie bei der Frage einer Hodentorsion, diese Lücke in der Diagnostik der intraskrotalen Erkrankungen kann inzwischen von der farbkodierten Duplexsonographie zuverlässig geschlossen werden.

Literatur

1. Anderson KA, McAninch JW, Jeffrey RB, Laing FC (1983) Ultrasonography for the diagnosis and staging of blunt scrotal trauma. J Urol 130: 933–935
2. Cunningham JJ (1983) Sonographic findings in clinically unsuspected acute and chronic scrotal hematoceles. Am J Roentgenol 140: 749–752
3. Fowler RC, Chennells PM, Ewing R (1987) Scrotal ultrasonography: a clinical evaluation. Br J Radiol 60: 649–654
4. Gutman H, Bolimbu M, Subramanyam BR (1986) Diagnostic ultrasound of scrotum. Urology 27: 72–75
5. Hricak H, Jeffrey RB (1983) Sonography of acute scrotal abnormalities. Radiol Clin North Am 21: 595–603

6. Jeffrey RB, Laing FC, Hricak H, McAninch JW (1983) Sonography of testicular trauma. Am J Roentgenol 141: 993–995
7. Kratzik C, Kuber W, Donner G, Lunglmayr G, Frick J, Schmoller HJ (1988) Impact of sonography on diagnosis of scrotal diseases: a multicenter study. Eur Urol 14: 270–275
8. Kromann-Andersen B, Hansen LB, Larsen PN, Lawetz K, Lynge P, Lysen D, Pors Nielson S et al. (1988) Clinical versus ultrasonographic evaluation of scrotal disorders. Br J Urol 61: 350–353
9. London NJ, Smart JG, Kinder RB, Watkin EM, Rees Y, Haley P (1989) Prospektive study of routine scrotal ultrasonography in urological practice. Br J Urol 63: 416–419
10. Lupetin AT, King W, Rich PJ, Lederman RB (1983) The traumatized scrotum. Radiology 148: 203–207
11. Rifkin MD, Kurtz AB, Pasto ME, Goldberg BB (1985) Diagnostic capabilities of high-resolution scrotal ultrasonography: prospective evaluation. J Ultrasound Med 4: 13–19
12. Schaffer RM (1985) Ultrasonography of scrotal trauma. Urol Radiol 7: 245–249
13. Scott RF, Bayliss AP, Calder JF, Garvie WH (1986) Indications for ultrasound in the evaluation of the pathological scrotum. Br J Urol 58: 178–182
14. Willscher MK, Conway JF, Daly KJ, DiGiancinto TM, Patten D (1983) Scrotal ultrasonography. J Urol 130: 931–932

10 Anhang:
Farbkodierte Duplexsonographie

Die Echtzeit-B-Bildsonographie erlaubt unter Verwendung von hochfrequenten Schallköpfen eine gute Darstellung der Morphologie des Skrotalinhalts. Limitiert wird dieses Verfahren aber durch die fehlende Erfassung der Blutbewegung. Die Unterscheidung zwischen einer Hodentorsion und einer akuten Epididymitis ist deshalb nicht und die Diagnostik der Varikozele nur eingeschränkt möglich. Die seit 1987 verfügbare farbkodierte Duplexsonographie (FKDS) vereint Dopplersonographie und Echtzeit-B-Bildsonographie. Sie erlaubt die simultane Erfassung von Weichteilstrukturen und Blutbewegung über die ganze Fläche des B-Bildes und schließt damit die noch verbliebene diagnostische Lücke im Spektrum der sonographischen Diagnostik des Skrotalinhalts.

Die Dopplersonographie und die B-Bildsonographie haben sich getrennt entwickelt. Beide Verfahren beruhen aber letztlich auf der Auswertung der vom Körper reflektierten und vom Schallkopf wieder aufgenommenen Schallwellen. Bei der Dopplersonographie werden die reflektierten Schallwellen bezüglich ihrer Frequenz- und Phasenverschiebung ausgewertet. Über die von Christian Doppler beschriebene Formel erhält man damit Informationen über die Blutbewegung. Bei der B-Bildsonographie hingegen werden die reflektierten Schallwellen bezüglich der zeitlichen Verzögerung und der Höhe der Amplitude ausgewertet. Die zeitliche Verzögerung erlaubt unter Zugrundelegung einer konstanten Schallausbreitungsgeschwindigkeit im Gewebe die örtliche Zuordnung eines Reflektors, während die Höhe der Amplitude der reflektierten Schallwelle Auskunft über die Art des Reflektors gibt. Die Kombination beider Verfahren bot sich an – eine Reihe technischer Probleme mußte jedoch vorher gelöst werden. So sind z. B. die Signale aus dem Gefäßlumen um 40–60 dB schwächer (das entspricht einer 100- bis 1000fach schwächeren Amplitude) als die Signale aus der Gefäßwand. Um für die Dopplersonographie ein verwertbares Signal zu erhalten, mußte eine höhere Energie eingestrahlt werden. Die Duplexsonographie war der erste Versuch, beide Verfahren zu kombinieren. Über eine getrennte Schallquelle für den Aufbau des B-Bildes und für das Dopplersignal konnte das Problem der schwachen Signale aus dem Gefäßlumen gelöst werden. Der entscheidende Nachteil der Duplexsonographie ist, daß jeweils nur von einer Stelle des B-Bildes die Blutbewegung abgeleitet werden kann. Bei der farbkodierten Duplexsonographie hingegen werden von allen Meßpunkten gleichzeitig neben der zeitlichen Verzögerung und der Amplitude die Frequenz- und Phasenverschiebung gemessen. Die Information über die Blutbewegung wird dem Grauwertebild farbig unterlegt. Die Farben „Rot" oder „Blau" zeigen jeweils die Richtung der Bewegung bezüglich des Schallkopfes und die Helligkeit der Farben die Höhe der Frequenzverschiebung an. Damit erhält man in Echtzeit die simultane Darstellung der Weichteilstrukturen und der Blutbewegung. Das von uns verwandte System (Quantum/Philips) ist empfindlich genug, Flußsignale auch aus kleinen Gefäßen zu erfassen, die im B-Bild nicht abgegrenzt werden können. Bei Verwendung des 7,5-MHz-Schallkopfes werden Frequenzverschiebungen ab 37,5 Hz farbig kodiert. Dies entspricht bei einem Einfallswinkel von 72° einer errechneten Geschwindigkeit von 1,25 cm/s. Damit läßt sich auch die langsame Blutbewegung in sehr kleinen Organen wie z. B. den Hoden von Kleinkindern erfassen.

Klinische Anwendung

Die farbkodierte Duplexsonographie ist indiziert, wenn neben der Information über die Weichteilstrukturen die Kenntnis der Durchblutung für die Differentialdiagnose notwendig ist.

Beim akuten Skrotum kommt differentialdiagnostisch neben entzündlichen Erkrankungen die Hodentorsion in Frage. Die morphologischen Veränderungen sind insbesondere bei der Hodentorsion unspezifisch. Die Darstellung der Perfusion erlaubt die sichere Unterscheidung der beiden Erkrankungen: während bei der akuten Entzündung eine deutlich vermehrte Durchblutung im Nebenhoden (Epididymitis) bzw. Hoden (Orchitis) nachgewiesen wird (Abb. 10.1), fehlt bei einer Torsion die Blutbewegung in den Organen. Bei der Torsion findet sich dagegen eine reaktiv vermehrte Durchblutung in der Skrotalhaut und im peritestikulären Gewebe (Abb. 10.2). Auch eine partielle Torquierung und die spontane Detorsion können mit der farbkodierten Duplexsonographie diagnostiziert werden. Die partielle Torsion zeichnet sich durch eine im Seitenvergleich verminderte Perfusion des betroffenen Hodens aus. Patienten mit einer spontanen Detorsion hingegen zeigen eine reaktiv vermehrte Durchblutung auf der erkrankten Seite. Zur Unterscheidung gegenüber einer beginnenden Epididymoorchitis helfen in diesen Fällen die nahezu unauffällige Morphologie und die nachlassende Symptomatik.

Eine weitere Indikation für die farbkodierte Duplexsonographie ist die Frage nach einer Varikozele. Die Varikozele ist phlebographisch definiert durch eine vollständige retrograde Füllung der V. testicularis unter Kontrastmittelapplikation während des Valsalva-Versuchs. Dieser retrograde Blutfluß kann mit der farbkodierten Duplexsonographie schnell und einfach erfaßt werden: Im Liegen wird der Plexus pampiniformis im Längs- oder Querschnitt eingestellt und der Patient zum Valsalva-Versuch aufgefordert. Liegt eine Varikozele vor, kann die retrograde Blutbewegung über die Farbkodierung sofort erkannt werden (Abb. 10.3). Dies gilt auch für kleine, subklinische Varikozelen. In Ruhelage und bei gesunden Patienten liegt dieser retrograde Blutfluß nicht vor. Symptomatische Varikozelen sind auf diese Weise ebenfalls einfach zu erfassen: wegen des behinderten venösen Abflusses über die Nierenvene zeigt sich eine konstante, von der Atemlage unabhängig verstärkte Blutbewegung in den Gefäßen des Plexus pampiniformis.

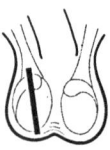
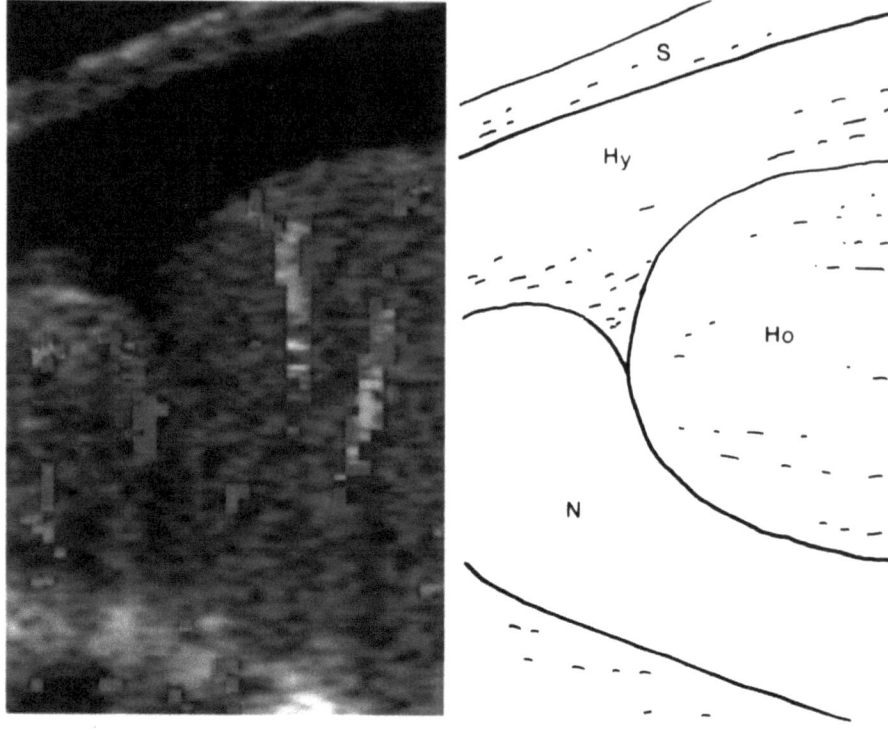

Abb. 10.1. Epididymoorchitis. Vergrößerung von Nebenhoden und Hoden mit deutlich vermehrten Flußsignalen (rot/blau). Begleitende Hydrozele

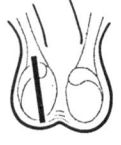
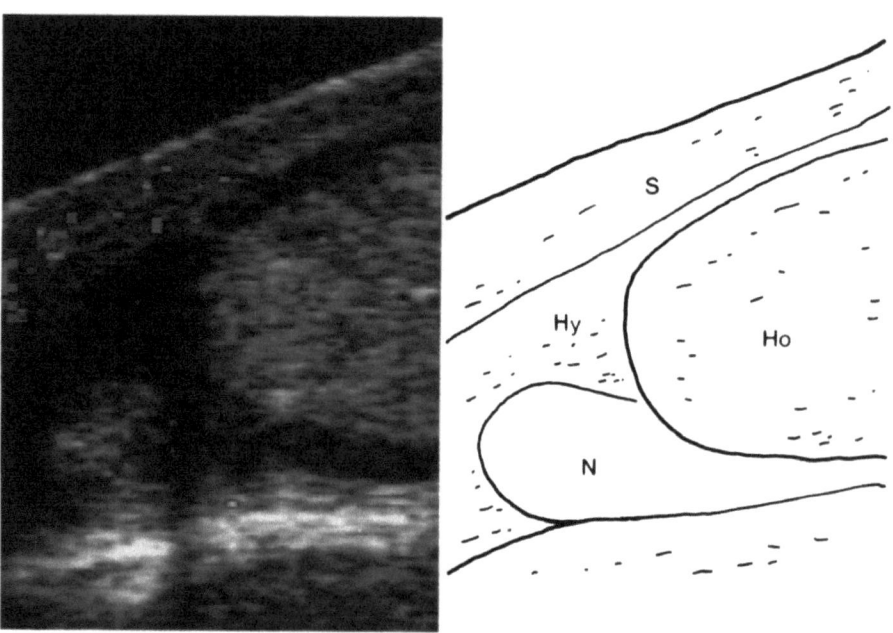

Abb. 10.2. Hodentorsion. Fehlende Flußsignale in Hoden und Nebenhoden, jedoch reaktiv vermehrte Durchblutung der Skrotalhaut. Geringe Hydrozele

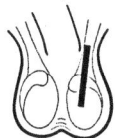

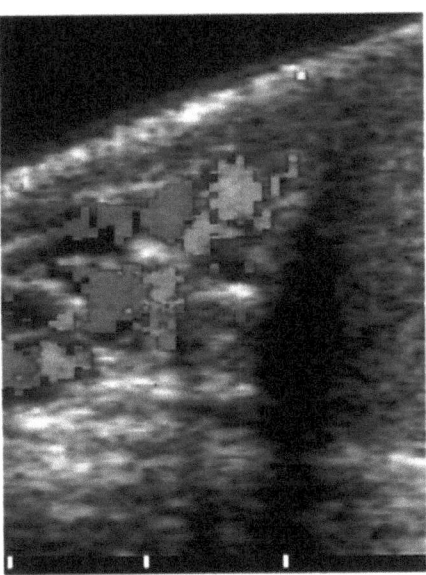

Abb. 10.3. Varikozele. Längsschnitt durch den Plexus pampiniformis und den oberen Hodenpol *(H)* während des Valsalva-Versuches: Ausgeprägte Flußsignale *(rot/blau)* in den erweiterten Venen

Bei anderen Erkrankungen des Skrotalinhalts ist die Kenntnis der Perfusion für die Diagnose nicht von entscheidender Bedeutung. Strukturströmungen des Hodens mit der Differentialdiagnose eines Hodentumors oder einer fokalen Orchitis können beide sowohl vermehrt als auch (insbesondere bei länger bestehenden Erkrankungen) vermindert durchblutet sein. Eine Differenzierung zwischen Hodentumor und Orchitis gelingt mit der farbkodierten Duplexsonographie nicht; auch können Hodentumoren durch die Darstellung der Perfusion nicht weiter differenziert werden.

Die farbkodierte Duplexsonographie ermöglicht über die Erfassung der Perfusion eine sichere, schnelle und einfache Unterscheidung zwischen einer Hodentorsion und einer Entzündung. Die Diagnose der Varikozele wird durch das Verfahren erheblich vereinfacht. Bei den anderen Erkrankungen des Skrotalinhalts liefert die Darstellung der Blutbewegung keine wichtige Zusatzinformation.

Literatur

1. Fobbe F, Heidt P, Hamm B, Koennecke HC, Hauck G, Dieckmann KP, Wolf KJ (1989) Verbesserung der Diagnostik skrotaler Erkrankungen mit der farbkodierten Duplexsonographie. ROFO 150: 629–634
2. Fobbe F, Wolf KJ (1988) Erste klinische Erfahrungen mit der Angiodynographie. ROFO 148: 259–264
3. Middleton WD, Thorne DA, Melson GL (1989) Color Doppler ultrasound of the normal testis. Am J Roentgenol 152: 293–297

11 Atlas

Tips zur Benutzung des Atlas

Der Atlas soll dem Leser helfen seine Kenntnisse der Skrotalsonographie in Form von praktischen Übungen zu vertiefen und zu überprüfen. Die folgenden 98 Fallbeispiele stellen ein großes Spektrum pathologischer Veränderungen des Skrotalinhalts dar (mit 11 farbigen Abbildungen der entsprechenden Operationspräparate).

Bei der Arbeit mit dem Atlas empfiehlt es sich, zunächst einen Teil des jeweiligen Textes abzudecken und – entsprechend der täglichen Praxis – das sonographische Bild mit den anamnestischen Daten und dem körperlichen Untersuchungsbefund für sich allein zu interpretieren. Schrittweise kann dann die eigene Beschreibung und Analyse des sonographischen Befundes mit den entsprechenden Angaben im Text verglichen werden. Der sonographischen Diagnose (Folgerung) wird schließlich die endgültige Diagnose (erhoben anhand des histologischen Befundes bzw. des klinischen Verlaufs) gegenübergestellt. Anmerkungen bei einzelnen Fällen weisen auf wichtige Aspekte bzw. Besonderheiten hin. Gelegentliche Querverweise auf die vorherigen Buchabschnitte sollen ein rasches Nachlesen erleichtern.

Um eine möglichst unvoreingenommene Interpretation der einzelnen Fälle zu gewährleisten, werden diese weder nach anatomischen Aspekten noch nach Krankheitsbildern geordnet. Entsprechend der täglichen Praxis ist die Reihenfolge der einzelnen Beispiele bewußt willkürlich gewählt und die häufigen bzw. differentialdiagnostisch wichtigen Krankheitsbilder sind in der Mehrzahl vertreten. Auf die Darstellung von Raritäten wird verzichtet. Es erfolgt allerdings eine Staffelung der Fallbeispiele nach Schwierigkeitsgraden hinsichtlich der sonographischen Diagnose, wobei die Fälle 1–30 als *leicht*, 31–76 als *mittel* und 77–98 als *schwer* einzustufen sind (subjektive Bewertung!).

Zur besseren räumlichen Orientierung ist jedem sonographischen Bild eine kleine Skizze mit Darstellung der Schallkopfposition beigefügt. Der linke Bildrand weist bei einem Längsschnitt durch das Skrotum stets nach kranial bzw. bei einem Querschnitt durch das Skrotum zur rechten Körperhälfte. Die sonographischen Darstellungen, die Daten zur Anamnese und zum körperlichen Untersuchungsbefund sowie die Bildbeschreibungen konzentrieren sich hier jeweils nur auf die symptomatische Seite, selbstverständlich umfaßt die sonographische Untersuchung sonst immer das gesamte Skrotum.

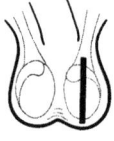 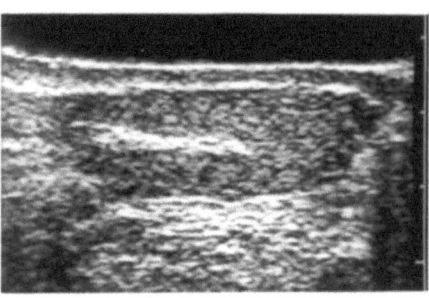 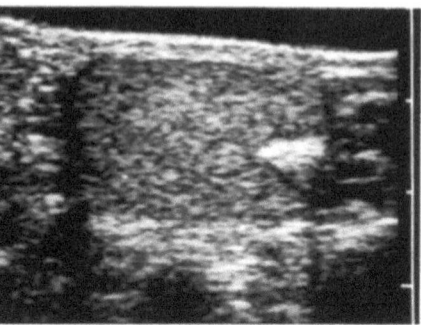 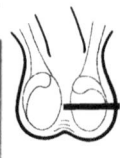

Fall 1

28jähriger Patient mit unklarem Hodenschmerz beidseits. Keine Entzündungen in der Anamnese.

Körperliche Untersuchung
Regelrechter Palpationsbefund des Skrotalinhalts. Vermehrt druckschmerzhafter Hoden beidseits.

Sonographie
Linker Hoden im Längsschnitt (**a**) sowie im Querschnitt (**b**).
Das homogene Echomuster des Hodens wird lediglich von einem randständig gelegenen, hyperreflexivem Band durchzogen.

Folgerung
Mediastinum testis als hyperreflexives intratestikuläres Band.

Anmerkung
Typischer Befund des Mediastinum testis: Hyperreflexives, von kaudal nach kranial an Breite zunehmendes, marginal gelegenes Band im Hoden.

In den meisten Fällen tritt das Mediastinum testis nicht so deutlich hervor wie in dem vorliegenden Fall.

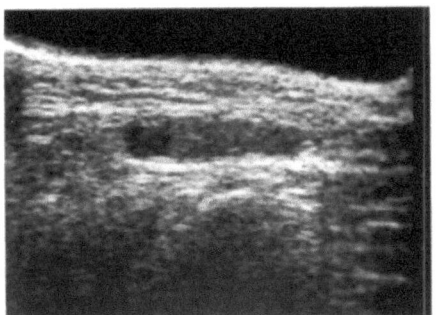
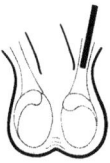

Fall 2

31jähriger Patient mit Maldescensus testis links.

Körperliche Untersuchung
Linker Hoden im Leistenkanal zu tasten, eingeschränkte Beurteilbarkeit hinsichtlich seiner Konsistenz.

Sonographie
Längsschnitt durch den linken Hoden im Leistenkanal.
Länglicher, kleiner und homogen echoarmer Hoden. Echoarmer Nebenhodenkopf am oberen Hodenpol erkennbar. Gute Verschieblichkeit des Hodens im Leistenkanal beim Husten.

Folgerung
Hypoplastischer linker Hoden bei Maldescensus testis ohne Nachweis tumorverdächtiger Läsionen.

Anmerkung
Für den nicht ausgereiften maldeszendierten Hoden und für die Hodenatrophie ist die homogene Echoarmut des Organs typisch.

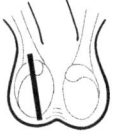
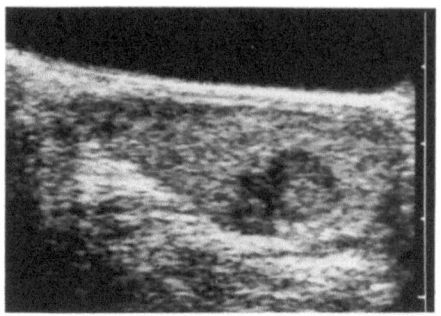

Fall 3

16jähriger Patient, dem eine schmerzlose Resistenz des rechten Hodens auffiel. Zustand nach Hormonbehandlung wegen Maldescensus testis rechts.

Körperliche Untersuchung
Bei seitengleich großen Hoden findet sich eine umschriebene, schmerzlose und derbe Resistenz des unteren Hodenpols rechts. Keine Entzündungszeichen.

Sonographie
Längsschnitt durch den rechten Hoden.
Nachweis einer herdförmigen, echoarmen Läsion im Bereich des unteren Hodenpols.

Folgerung
Hodentumor rechts.

Histologie
Teratokarzinoms des Hodens (embryonales Karzinom und unreifes Teratom).

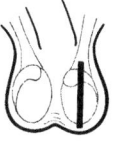
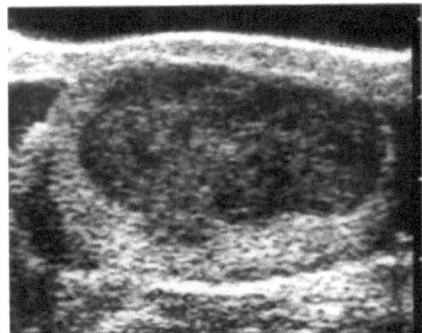
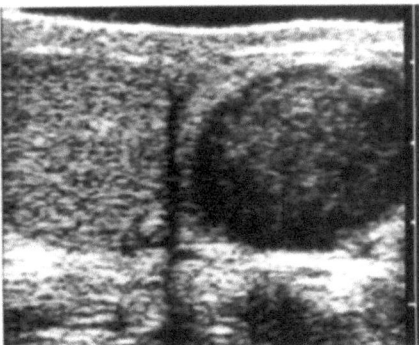
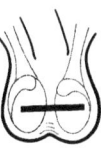

Fall 4

33jähriger Patient. Zustand nach Antibiotikatherapie wegen Epididymorchitis links, jetzt schmerzlose Schwellung des linken Hodens.

Körperliche Untersuchung
Derbe, schmerzhafte Resistenz des normal großen linken Hodens. Linker Nebenhoden von regelrechter Form und Größe und gut vom Hoden zu differenzieren.

Sonographie
Längsschnitt durch den linken Hoden (**a**) sowie Querschnitt durch beide Hoden (**b**).
Normale Form und Größe des linken Hodens mit Nachweis einer eindeutig intratestikulär gelegenen, gut konturierten echoarmen Läsion. Das Hodenparenchym ist nur noch randständig erhalten. Unauffällige Darstellung des linken Nebenhodenkopfs (**a**). Gering vermehrte Flüssigkeit im Cavum serosum testis im Sinne einer Hydrozele.

Analyse
Trotz der angegebenen Entzündung vor 3 Wochen weist bereits die klinische Untersuchung auf einen Tumor hin, dieser Verdacht wird durch den sonographischen Nachweis einer fokalen intratestikulären Strukturstörung bestätigt.

Folgerung
Hodentumor.

Histologie
Seminom.

Siehe Operationspräparat S. 224.

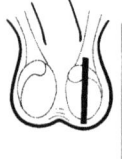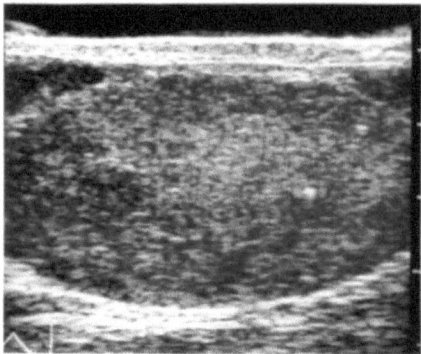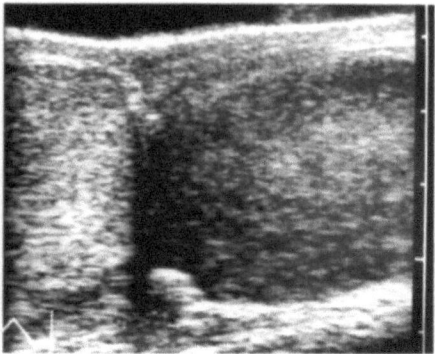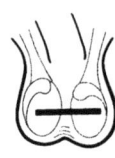

Fall 5

42jähriger Patient; nach einem Skrotaltrauma vor 6 Wochen klagt der Patient jetzt über eine konstante Hodenschwellung links.

Körperliche Untersuchung
Vergrößerung und nahezu schmerzlose Induration des gesamten linken Hodens. Diaphanoskopie negativ.

Sonographie
Längsschnitt durch den linken Hoden (**a**) sowie Querschnitt durch beide Hoden (**b**).
Vergrößerung des linken Hodens mit einer irregulären, teils echoarmen Destruktion des sonst mittelreflexiven homogenen Hodenparenchyms (s. Seitenvergleich im Querschnitt).

Analyse
Palpation und sonographischer Befund einer eindeutig intratestikulären, soliden und derben Läsion legen den hochgradigen Verdacht eines Hodentumors nahe, obwohl aufgrund der anamnestischen Daten an ein intraskrotales Hämatom oder eine Hämatozele gedacht werden könnte.

Folgerung
Hodentumor links.

Histologie
Seminom.

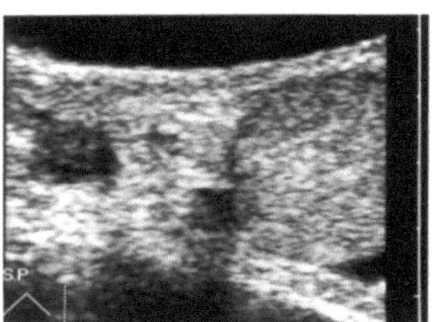
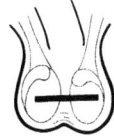

Fall 6

63jähriger Patient; Zustand nach Herniotomie rechts (vor mehreren Jahren) mit anschließender Atrophie des rechten Hodens. Jetzt fraglicher Hodentumor links.

Körperliche Untersuchung
Mäßig druckschmerzhafter linker Hoden ohne Resistenz. Linker Nebenhoden abgrenzbar. Sehr kleiner, weicher rechter Hoden.

Sonographie
Querschnitt durch beide Hoden.
Homogene mittelreflexive Echotextur des normal großen linken Hodens. Sehr kleiner, echoarmer rechter Hoden.

Folgerung
Alte Hodennekrose rechts nach Herniotomie. Regelrechter Befund des linken Hodens ohne Tumorverdacht.

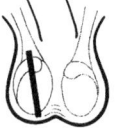
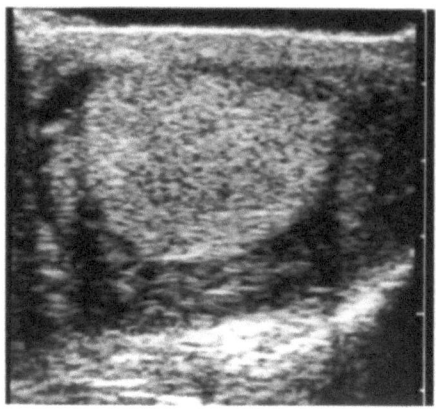

Fall 7

31jähriger Patient mit sehr schmerzhafter Schwellung des rechten Skrotalinhalts. Mäßige Temperaturerhöhung. Diabetes mellitus.

Körperliche Untersuchung
Hochschmerzhafte Vergrößerung des rechten Nebenhodens, insbesondere des Nebenhodenschwanzes. Skrotalhautödem und Rötung. Diaphanoskopie negativ. Leukozytose.

Sonographie
Längsschnitt durch den rechten Hoden.
Deutliche Vergrößerung des Nebenhodenschwanzes und -körpers. Annähernd normal großer Nebenhodenkopf. Echoarme Auflockerung des Nebenhodengewebes. Nebenhoden und Hoden sicher zu differenzieren. Unauffällige Darstellung des Hodens. Skrotalhautödem.

Folgerung
Akute Epididymitis rechts.

Verlauf
Komplikationsloser Verlauf unter Antibiotikatherapie.

Anmerkung
Trotz des klinisch überzeugenden Bildes einer Epididymitis sollte ein zugrundeliegender Hodentumor ausgeschlossen werden. Dies gelingt mit großer Zuverlässigkeit durch die Sonographie.

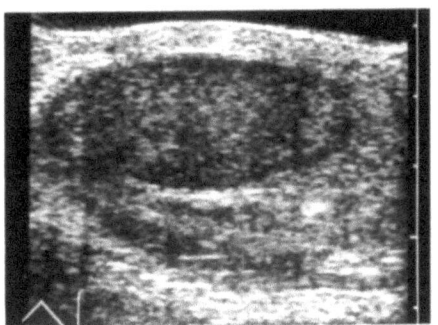
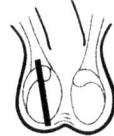

Fall 8

53jähriger Patient mit schmerzhafter Schwellung des rechten Hodens seit 6 Tagen.

Körperliche Untersuchung
Erhebliche Schwellung des rechten Skrotalinhalts. Hoden und Nebenhoden nicht voneinander zu differenzieren. Leukozytose. Fieber.

Sonographie
Längsschnitt durch den rechten Hoden.
Erheblich vergrößerter Nebenhoden (vor allem Nebenhodenschwanz und -körper). Homogene Hyporeflexivität des Hodens. Skrotalhautödem.

Folgerung
Epididymoorchitis.

Verlauf
Rückbildung des Befunds unter Antibiotikatherapie.

Siehe S. 60–64.

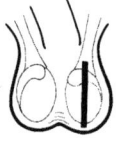

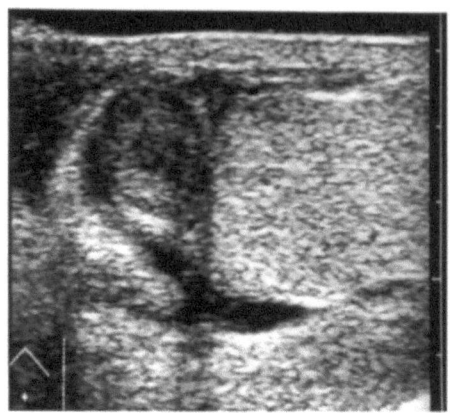

Fall 9

33jähriger Patient mit schmerzhafter Hodenschwellung links seit 14 Tagen.

Körperliche Untersuchung
Deutlich indurierte, sehr druckschmerzhafte Schwellung im Bereich des linken oberen Hodenpols (in erster Linie dem Nebenhodenkopf zuzuordnen). Schmerzlinderung durch Hochlagern und Kühlung.

Sonographie
Längsschnitt durch den linken Hoden.
Erhebliche echoarme Vergrößerung des linken Nebenhodenkopfs. Gute Differenzierung von Nebenhodenkopf und angrenzendem Hodenparenchym. Unauffällige Darstellung des Hodens. Diskrete Flüssigkeitsansammlung im Cavum serosum testis.

Folgerung
Akute Epididymitis links mit Betonung des Nebenhodenkopfs.

Verlauf
Rückbildung des Befunds unter Antibiotikatherapie.

Anmerkung
Der sichere Ausschluß eines möglichen Tumors (Induration) im Bereich des oberen Hodenpols gelingt im vorliegenden Fall durch die Sonographie.

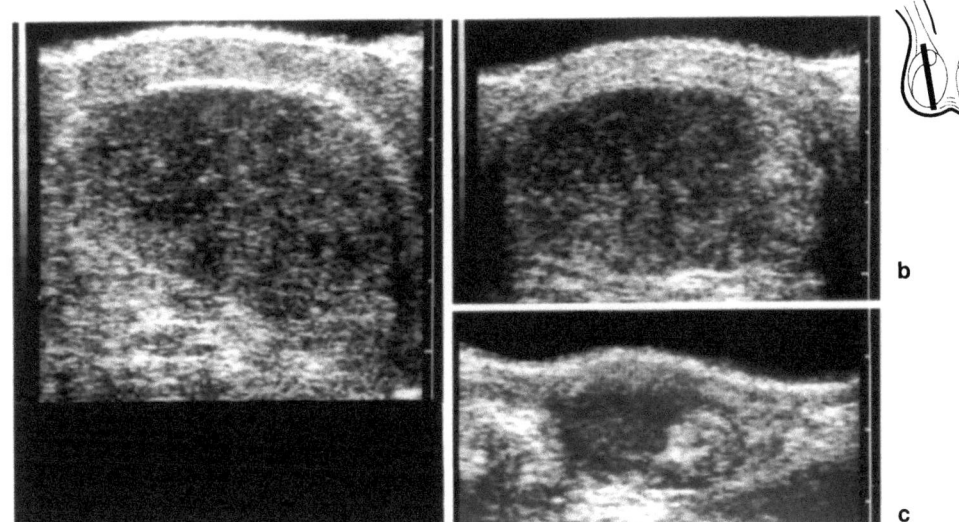

Fall 10

42jähriger Patient mit sehr schmerzhafter, akuter Schwellung des rechten Hodens.

Körperliche Untersuchung
Extrem druckschmerzhafte Schwellung des rechten Skrotalinhaltes. Palpatorische Untersuchung wegen der starken Schmerzen nicht möglich. Diaphanoskopie negativ. Rötung und Schwellung der Skrotalhaut. Fieber.

Sonographie
Längsschnitt durch den rechten Hoden (**a**).
Massive Vergrößerung von Hoden und Nebenhoden mit deutlicher, gering inhomogener Echoarmut des testikulären Gewebes. Starkes Skrotalhautödem.

Analyse
Klinisch eindeutiger Befund einer Epididymoorchitis, die sonographisch nachgewiesene geringe Inhomogenität des testikulären Gewebes ist im Rahmen der schweren Entzündung zu erklären.

Folgerung
Schwere Epididymoorchitis.

Verlauf
Nur langsame Befundbesserung unter Antibiotikatherapie. Sonographische Kontrolle nach 14 Tagen (**b**) mit Abnahme der Hodenschwellung bei weiterhin bestehender deutlicher Echoarmut des testikulären Gewebes. Skrotalhautödem.
Sonographische Kontrolle nach 8 Monaten (**c**): postentzündliche Hodenatrophie (bzw. Nekrose).

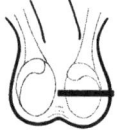

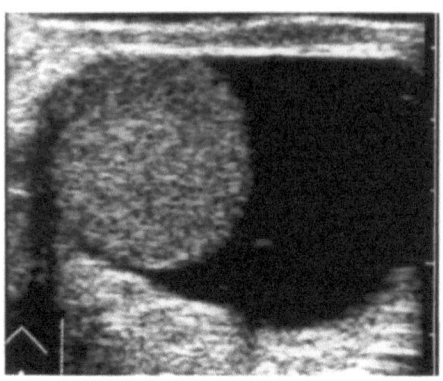

Fall 11

21jähriger Patient; langsame, schmerzlose Schwellung des linken Skrotalinhalts seit 4 Monaten.

Körperliche Untersuchung
Pralle, nicht druckschmerzhafte Schwellung des linken Skrotalinhalts. Hoden und Nebenhoden nicht abgrenzbar. Diaphanoskopie positiv. Keine Entzündungszeichen.

Sonographie
Querschnitt durch das linke Skrotalfach.
Große Flüssigkeitsansammlung im Cavum serosum testis. Hoden und Nebenhoden (nicht abgebildet) unauffällig.

Folgerung
Hydrocele testis. Ausschluß eines Hodentumors.

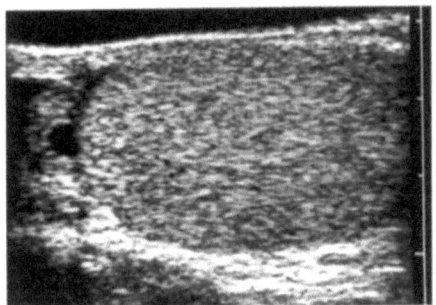
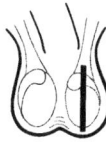

Fall 12

34jähriger Patient mit unklarer Schmerzsymptomatik links. Kein Fieber.

Körperliche Untersuchung
Unauffällig.

Sonographie
Längsschnitt durch den linken Hoden.
Hoden und Nebenhodenkopf gut zu differenzieren. Kleine (Durchmesser ca. 5 mm) zystische Läsion im Nebenhodenkopf. Hoden unauffällig. Diskrete physiologische Flüssigkeitsansammlung um den Nebenhodenkopf im Cavum serosum testis.

Folgerung
Kleine Spermatozele des linken Nebenhodenkopfs als Zufallsbefund.

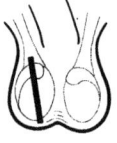
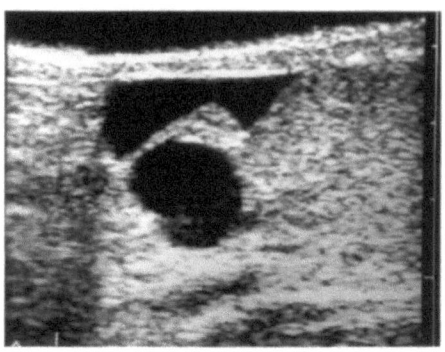

Fall 13

73jähriger Patient mit asymptomatischer Vergrößerung des rechten Skrotalinhalts.

Körperliche Untersuchung
Schlaffe, schmerzlose Schwellung der rechten Skrotalhälfte im Sinne einer Hydrozele. Kugelige derbe Resistenz im Bereich des rechten Nebenhodenkopfs. Hoden gut abgrenzbar und palpatorisch unauffällig. Keine Entzündungszeichen.

Sonographie
Längsschnitt durch den oberen Hodenpol rechts.
Rundliche, glatt begrenzte und nahezu echofreie Läsion im rechten Nebenhodenkopf. Echofreie Flüssigkeit in Umgebung des Nebenhodenkopfs als Teil der bekannten Hydrozele. Hoden unauffällig.

Folgerung
Spermatozele des rechten Nebenhodenkopfs sowie Hydrocele testis.

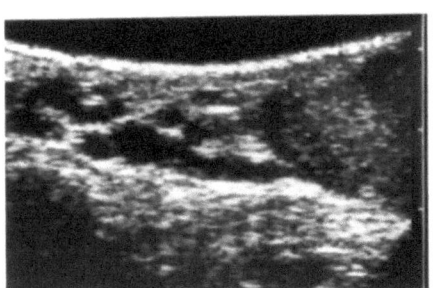 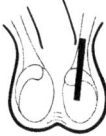

Fall 14

28jähriger Patient, der über ein leichtes Schweregefühl im Bereich des linken Hodens klagt.

Körperliche Untersuchung
Hoden und Nebenhoden beidseits unauffällig. Schwellung des Samenstrangs im Stehen.

Sonographie
Längsschnitt durch den oberen Hodenpol und Samenstrang links.
Dilatation der geschlängelten Venen des Plexus pampiniformis links während eines Valsalva-Manövers (bzw. bei Untersuchung im Stehen). Hoden und Nebenhoden beidseits unauffällig.

Folgerung
Varicocele testis links.

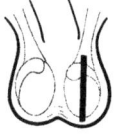
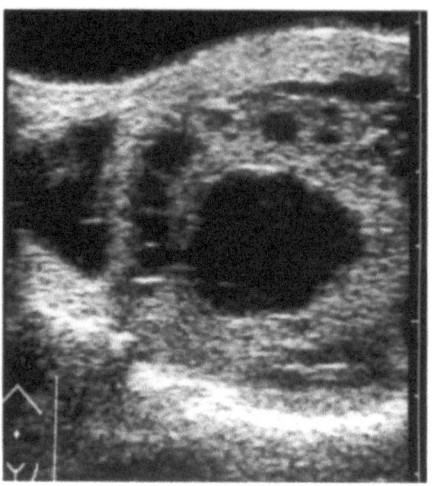

Fall 15

33jähriger Patient mit einer seit 6 Monaten zunehmenden, schmerzlosen Schwellung des linken Hodens.

Körperliche Untersuchung
Große, höckerige, derbe und schmerzlose Schwellung des linken Hodens.

Sonographie
Längsschnitt durch Anteile des linken Hodens.
Riesige Raumforderung des linken Hodens mit zystischen und soliden Anteilen. Regelrechtes Hodenparenchym nicht mehr nachweisbar. Geringe paratestikuläre Flüssigkeitsansammlung im Cavum serosum testis. Skrotalhautverdickung.

Folgerung
Hodentumor.

Histologie
Maligner Hodentumor mit Teilen eines reifem Teratoms, eines embryonalen Karzinoms und eines Chorionkarzinoms. Keine Infiltration der Skrotalhaut.

Anmerkung
Zystische intratestikuläre Läsionen können im Rahmen eines Tumors (häufig bei Teratomen) entstehen.
Die sogenannten „sekundären Entzündungszeichen" wie Hydrozele oder Skrotalhautödem können gelegentlich auch bei Hodentumoren beobachtet werden!

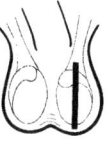 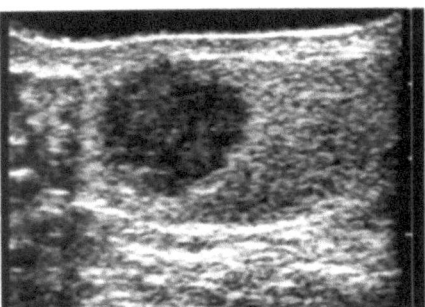 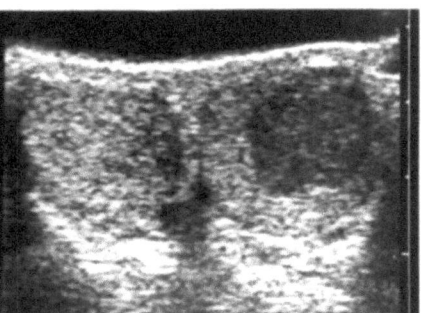 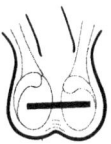

Fall 16

Der 30jährige Patient sucht den Arzt auf, da sich eine Gynäkomastie entwickelt.

Körperliche Untersuchung
Gynäkomastie beidseits. Gering druckschmerzhafte Resistenz des oberen Hodenpols links.

Sonographie
Längsschnitt durch den linken Hoden (**a**) sowie Querschnitt durch beide Hoden (**b**).
Echoarme, eindeutig intratestikulär gelegene Läsion des oberen Hodenpols links. Nebenhodenkopf gut abgrenzbar.

Folgerung
Hodentumor links.
In Verbindung mit der Gynäkomastie ergibt sich der Verdacht auf einen hormonaktiven Leydig-Zelltumor.

Histologie
Leydig-Zelltumor.

Siehe S. 35 und 44.

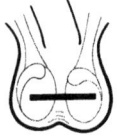
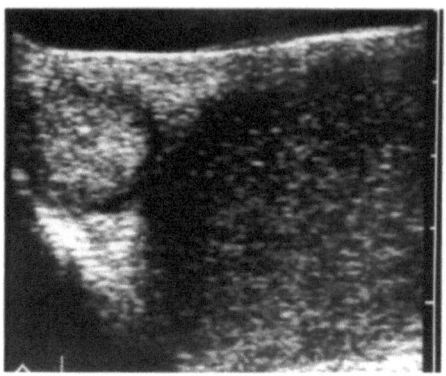

Fall 17

56jähriger Patient mit plötzlich auftretender, wenig schmerzhafter Schwellung des linken Hodens seit 3 Tagen. Erhöhte Temperatur bis 40°C. Vor 10 Tagen Weichteilschwellung im Bereich der linken Glandula parotis.

Körperliche Untersuchung
Indurierte, erhebliche Schwellung des linken Hodens mit mäßiger Druckschmerzhaftigkeit.

Sonographie
Querschnitt durch beide Hoden.
Massive Vergrößerung des linken Hodens bei deutlicher Hyporeflexivität des gesamten Parenchyms.

Analyse
Die relativ schmerzlose und derbe Vergrößerung des linken Hodens sowie der sonographische Befund lassen zunächst den Verdacht auf einen Hodentumor aufkommen, während die erhöhte Temperatur für eine Orchitis spricht, z. B. Mumpsorchitis (s. Anamnese).

Folgerung
Verdacht auf Orchitis, Hodentumor nicht sicher auszuschließen.

Verlauf
Langsame Rückbildung des Befundes unter konservativer Therapie. Eine anschließend durchgeführte Probeexzision ergab den Befund einer Orchitis.

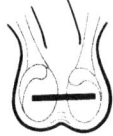

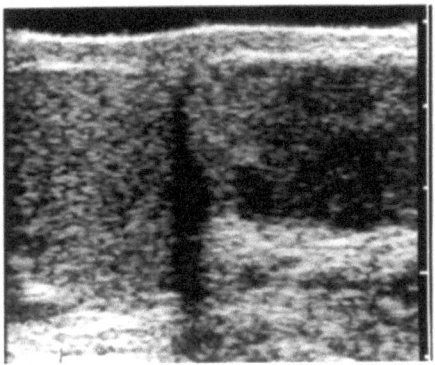

Fall 18

29jähriger Patient, der seit 3 Wochen eine Verhärtung des linken Hodens bemerkt. Kein Trauma und keine Entzündung in der Anamnese.

Körperliche Untersuchung
Im Vergleich zur rechten Seite kleiner Hoden links mit derber, schmerzloser Induration.

Sonographie
Querschnitt durch beide Hoden.
Subtotale, inhomogene und echoarme Destruktion des Hodenparenchyms links. Regelrechtes homogenes Echomuster des rechten Hodens.

Folgerung
Hodentumor links.

Histologie
Seminom.

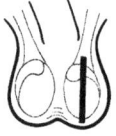
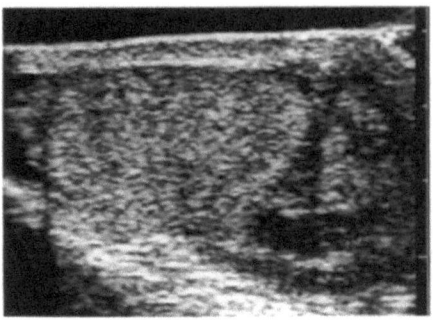

Fall 19

22jähriger Patient mit akuter linksseitiger Hodenschwellung und erheblichen Schmerzen seit 2 Tagen. Verdacht auf Hodentorsion.

Körperliche Untersuchung
Sehr schmerzhafte Schwellung und Induration im Bereich des unteren Hodenpols links. Unauffälliger linker Nebenhodenkopf.

Sonographie
Längsschnitt durch den linken Hoden.
Unauffällige Darstellung des Hodens mit homogener, mittelreflexiver Echotextur. Erhebliche Schwellung und mäßige Inhomogenität des Nebenhodenschwanzes bei unauffälliger Darstellung des Nebenhodenkopfs.

Analyse
Der Verdacht einer Hodentorsion (jugendliches Alter, akutes Schmerzereignis) kann in Anbetracht der unauffälligen Echotextur des Hodens verworfen werden, ebenso die differentialdiagnostische Möglichkeit eines Tumors im Bereich des unteren Hodenpols. Der pathologische Prozeß ist sonographisch eindeutig im Nebenhodenschwanz lokalisiert. In Verbindung mit der klinischen Symptomatik erscheint eine nebenhodenschwanzbetonte Epididymitis die wahrscheinlichste Diagnose.

Folgerung
Epididymitis links.

Verlauf
Rückbildung des Befundes unter antibiotischer Therapie.

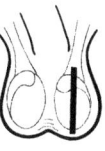 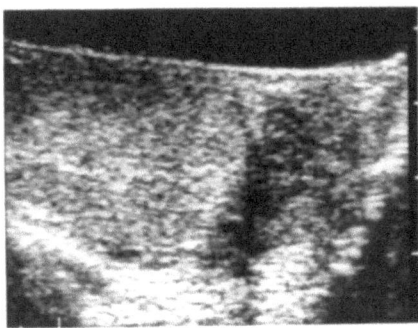 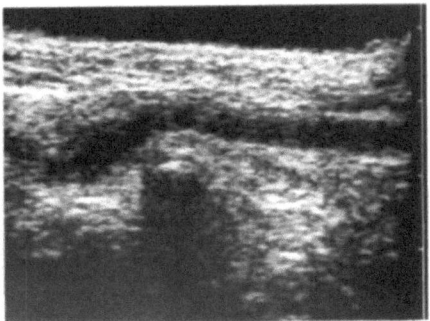 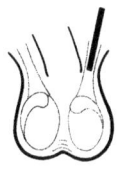

Fall 20

26jähriger Patient mit schmerzhafter Schwellung des linken Skrotums.

Körperliche Untersuchung
Schmerzhafte Induration des linken Nebenhodenschwanzes sowie Induration entlang des Samenstrangs. Hoden palpatorisch unauffällig. Rötung und Ödem des Skrotums.

Sonographie
Längsschnitt durch den unteren Hodenpol (**a**) und Samenstrang links (**b**).
Solide, echoarme Vergrößerung des Nebenhodenschwanzes. Hoden unauffällig. Bandförmige, echoarme Struktur im Bereich der palpablen Resistenz entlang des Samenstrangs.

Folgerung
Entzündung des Nebenhodenschwanzes und entlang des Ductus deferens links.

Verlauf
Nachweis von Gonokokken im Harnröhrenabstrich, somit Diagnose einer Epididymitis gonorrhoica.
Rückbildung des Befundes unter antibiotischer Therapie.

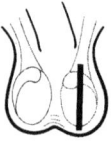
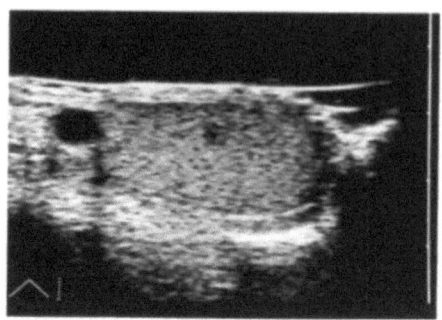

Fall 21

45jähriger Patient mit unklaren Oberbauchbeschwerden. Die Diagnostik ergibt eine große (Durchmesser ca. 11 cm) paraaortale Raumforderung. Mumpsorchitis links vor 8 Jahren.

Körperliche Untersuchung
Regelrechte Form, Größe und Konsistenz beider Hoden. Keine tumorverdächtigen Indurationen. Kleine kugelige Resistenz im Bereich des linken Nebenhodenkopfs wie bei Spermatozele.

Sonographie
Längsschnitt durch den linken Hoden.
Sehr kleine (Durchmesser ca. 5 mm) echoarme Läsion im Hoden bei sonst regelrechtem testikulärem Echomuster. Glatt begrenzte, zystische Läsion des Nebenhodenkopfs, eindeutig vom Hoden zu differenzieren. Unauffälliger Befund des rechten Hodens.

Analyse
Die Sonographie erfolgte zunächst zum Ausschluß eines Hodentumors als Ursache der retroperitonealen Raumforderung. Der Verdacht eines Hodentumors im vorliegenden Fall entsteht jedoch durch die Kombination aus retroperitonealer Raumforderung und fokaler Hodenläsion, auch wenn diese nicht palpabel ist.

Folgerung
Hochgradiger Verdacht auf kleinen Hodentumor links mit ausgedehnter retroperitonealer Metastasierung.
Nebenbefund: Spermatozele des linken Nebenhodenkopfs.

Histologie
Seminom.

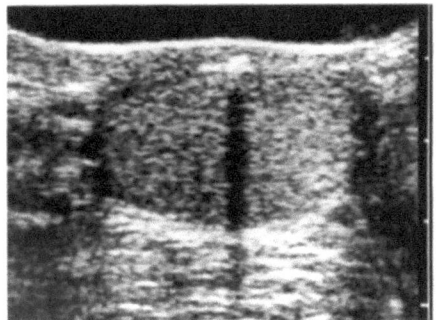
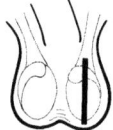

Fall 22

29jähriger Patient, der einen kleinen Knoten des linken Hodens bemerkte.

Körperliche Untersuchung
Normal große Hoden beidseits. Derbe, schmerzlose Resistenz (Durchmesser ca. 5 mm) des linken Hodens.

Sonographie
Längsschnitt durch den linken Hoden.
Plaqueförmige Verkalkung im Bereich der Tunica albuginea mit nachgeschaltetem Schallschatten. Bei sonographischer Untersuchung des linken Hodens von dorsal regelrechte homogene Textur des Hodenparenchyms unterhalb der Verkalkung.

Folgerung
Verkalkung der Tunica albuginea, kein Hinweis auf einen Tumor.

Verlauf
Befundkonstanz (Kontrolle über 6 Monate).

Siehe S. 55.

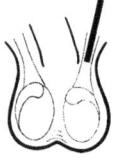
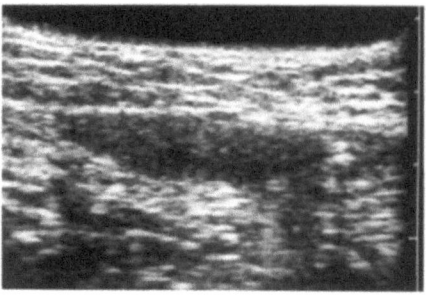

Fall 23

35jähriger Patient. Azoospermie. Maldescensus testis beidseits.

Körperliche Untersuchung
Beide Hoden im Bereich des Leistenkanals palpabel.

Sonographie
Längsschnitt durch den linken Hoden.
Kleiner, länglicher Hoden im Leistenkanal. Homogen echoarm (ähnlicher Befund des rechten Hodens).

Folgerung
Hypoplastischer Leistenhoden beidseits. Kein Anhalt für Tumor.

Fall 24

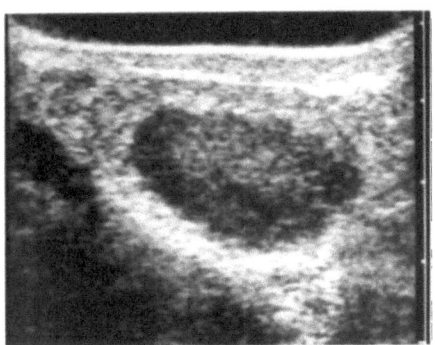 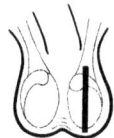

Fall 24

26jähriger Patient; bei der Selbstuntersuchung entdeckte er einen Knoten im linken Hoden.

Körperliche Untersuchung
Schmerzlose derbe Resistenz des linken Hodens.

Sonographie
Längsschnitt durch den linken Hoden.
Echoarme intratestikuläre Läsion bei schmalem, randständig erhaltenem Hodenparenchym. Nebenhodenkopf abgrenzbar.

Folgerung
Hodentumor links.

Histologie
Seminom.

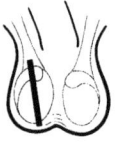
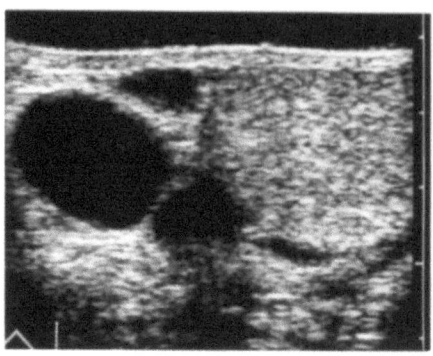

Fall 25

37jähriger Patient, der eine derbe, höckerige Resistenz des rechten Hodens bemerkte.

Körperliche Untersuchung
Gering druckschmerzhafte Resistenz (Durchmesser ca. 2 cm) im Bereich des rechten Nebenhodenkopfs. Hoden – soweit beurteilbar – unauffällig.

Sonographie
Längsschnitt durch den oberen Hodenpol rechts.
Unauffälliger Hoden. Nachweis mehrerer, glatt begrenzter zystischer Läsionen des Nebenhodenkopfs.

Folgerung
Mehrere Spermatozelen des rechten Nebenhodens. Kein Anhalt für Hodentumor.

Intraoperativer Befund und Histologie
Spermatozelen des rechten Nebenhodenkopfs.

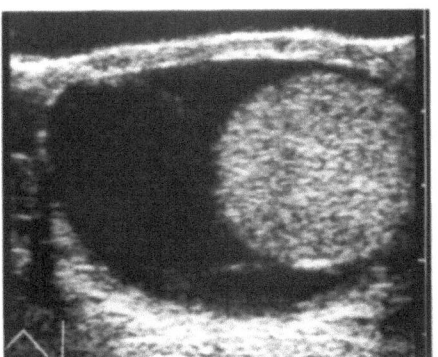
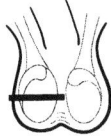

Fall 26

16jähriger Patient mit einer schmerzlosen Hodenschwellung rechts seit 14 Tagen. Keine Entzündungszeichen.

Körperliche Untersuchung
Prall-elastische, leicht druckschmerzhafte Schwellung des rechten Skrotalinhalts. Hoden kaum palpabel. Diaphanoskopie positiv.

Sonographie
Querschnitt durch das rechte Skrotalfach.
Große Flüssigkeitsansammlung im Cavum serosum, den Hoden halbmondförmig umgebend. Hoden und Nebenhoden (nicht abgebildet) unauffällig.

Folgerung
Hydrocele testis. Ausschluß eines Hodentumors.

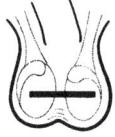
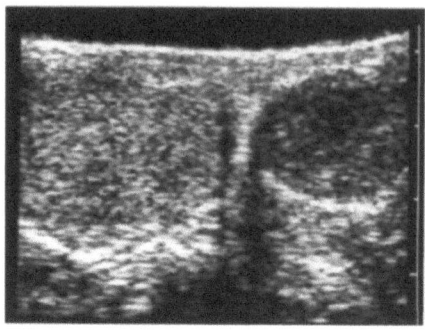

Fall 27

31jähriger Patient ohne Beschwerden.

Körperliche Untersuchung
Kleiner, weicher Hoden links. Unauffälliger Tastbefund rechts.

Sonographie
Querschnitt durch beide Hoden.
Kleiner echoarmer linker Hoden.

Folgerung
Hodenatrophie links.

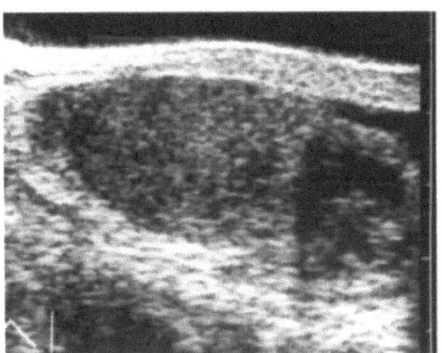
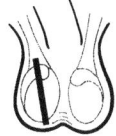

Fall 28

50jähriger Patient mit schmerzhafter Schwellung des rechten Skrotalinhalts seit 12 Tagen.

Körperliche Untersuchung
Druckschmerzhafte Schwellung und Induration des rechten Skrotalinhalts. Unterer Hodenpol und Nebenhodenschwanz nicht sicher zu differenzieren. Skrotalhautödem. Diaphanoskopie negativ.

Sonographie
Längsschnitt durch den rechten Hoden.
Deutliche Vergrößerung des Nebenhodenschwanzes mit mehreren echofreien Arealen. Mäßig vergrößerter und echoarmer Hoden (im Vergleich zum linken Hoden) bei homogener Echogenität des testikulären Gewebes. Leichte Impression des unteren Hodenpols durch die Raumforderung im Bereich des Nebenhodenschwanzes. Geringe Flüssigkeitsansammlung im Cavum serosum testis um den Nebenhodenschwanz. Skrotalhautverdickung.

Analyse
Klinisch ist nicht sicher zwischen einer Epididymitis (Schmerzen, Skrotalhautödem) und einem Tumor (Induration) zu unterscheiden. Sonographisch gelingt eine gute Differenzierung zwischen dem Hoden und dem pathologisch vergrößerten Nebenhodenschwanz. Die echofreien Areale im Nebenhodenschwanz sind abszeßverdächtig. Die homogene, hyporeflexive Echotextur des Hodens entspricht einer Begleitorchitis und ist nicht tumorverdächtig.

Folgerung
Epididymoorchitis mit Abszedierung im Nebenhodenschwanz.

Verlauf
Rückbildung unter Antibiotikatherapie, keine Fluktuation im Bereich des Nebenhodenschwanzes palpabel.

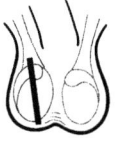
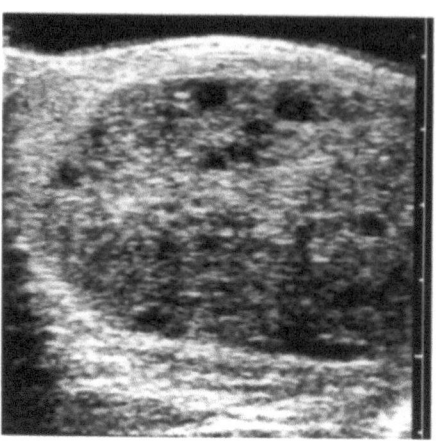

Fall 29

30jähriger Patient; Hodenschwellung rechts seit 2 Wochen bemerkt.

Körperliche Untersuchung
Derbe, kaum druckschmerzhafte Raumforderung des rechten Hodens. Keine Entzündungszeichen. Diaphanoskopie negativ.

Sonographie
Längsschnitt durch den rechten Hoden.
Große, inhomogen strukturierte Raumforderung mit völliger Destruktion des rechten Hodens und kleineren zystischen Arealen. Homogen strukturierter Nebenhodenkopf abgrenzbar.

Folgerung
Hodentumor rechts.

Histologie
Teratokarzinom (embryonales Karzinom und Teratom).

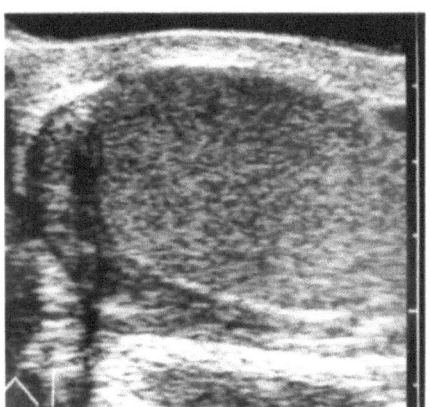
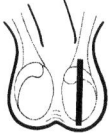

Fall 30

51jähriger Patient mit rezidivierenden Nebenhodenentzündungen während der letzten 2 Monate.

Körperliche Untersuchung
Schmerzhafte Schwellung des linken Skrotalinhalts. Vergrößerung von Hoden und Nebenhoden. Rötung und Ödem der Skrotalhaut. Subfebrile Temperatur.

Sonographie
Längsschnitt durch den linken Hoden.
Vergrößerter Hoden mit homogener echoarmer Textur (vor allem des oberen Pols). Nebenhoden vergrößert. Hoden und Nebenhoden gut zu differenzieren. Skrotalhautverdickung.

Folgerung
Epididymoorchitis ohne Tumorverdacht.

Verlauf
Rückbildung des Befundes unter antibiotischer Therapie.

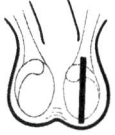
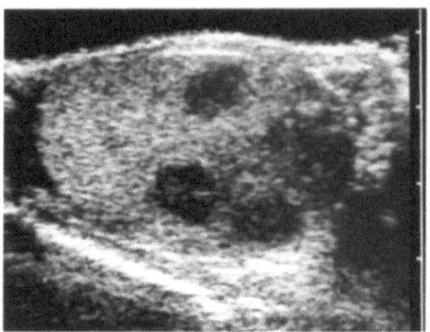

Fall 31

Der 29jährige Patient bemerkt seit etwa einer Woche eine derbe Vergrößerung des linken Hodens ohne Schmerzen.

Körperliche Untersuchung
Derbe, höckerige und schmerzlose Resistenz des linken Hodens. Keine Entzündungszeichen.

Sonographie
Längsschnitt durch den linken Hoden.
Nachweis mehrerer, echoarmer intratestikulärer Läsionen. Regelrechter mitabgebildeter Nebenhodenschwanz.

Folgerung
Hodentumor links mit mehreren intratestikulären Tumorherden.

Histologie
Seminom.

Anmerkung
In einzelnen Fällen können Hodentumoren (vor allem Seminome) zu multifokalen intratestikulären Tumormanifestationen führen.

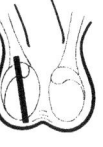 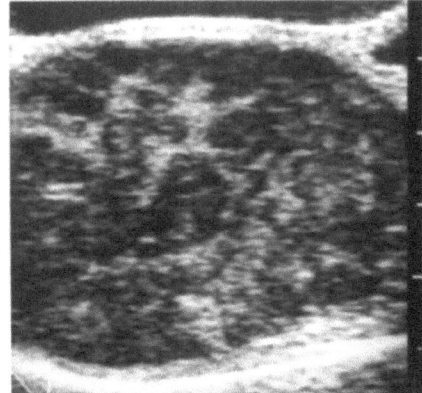 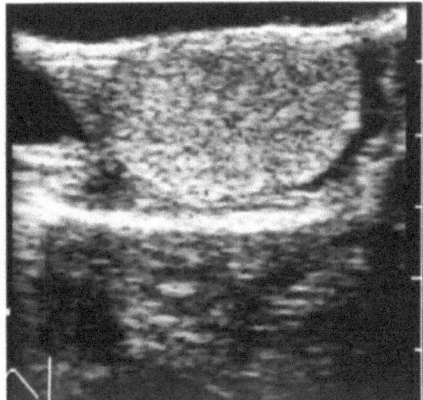 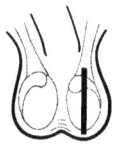

Fall 32

75jähriger Patient mit einer schmerzlosen Schwellung des rechten Skrotalinhalts seit ca. einem Jahr.

Körperliche Untersuchung
Große, derbe, schmerzlose Schwellung des rechten Hodens. Diaphanoskopie negativ. Keine Entzündungszeichen.

Sonographie
Längsschnitt durch den rechten (**a**) und linken (**b**) Hoden.
Solide, inhomogene Raumforderung des gesamten rechten Hodens mit erheblicher Organvergrößerung. Normaler linker Hoden zum Seitenvergleich.

Analyse
Trotz des hohen Alters des Patienten besteht bei der derben, soliden Raumforderung des Hodens dringender Tumorverdacht.

Folgerung
Hodentumor rechts.

Histologie
Non-Hodgkin-Lymphom (Primärmanifestation).

Siehe S. 35 und 44.

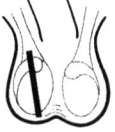
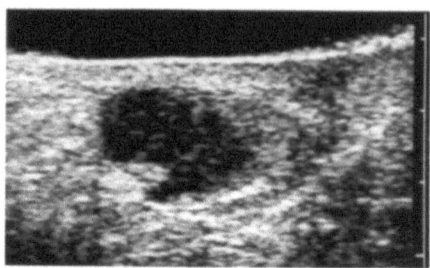

Fall 33

26jähriger Patient, der den Arzt aufsucht, da der rechte Hoden kleiner ist als der linke. Zustand nach Operation eines rechtsseitigen Maldescensus testis in der Kindheit.

Körperliche Untersuchung
Hochstand des rechten Hodens im Bereich des Skrotalansatzes. Der Hoden ist klein und erscheint induriert. Keine Entzündungszeichen. Unauffälliger Palpationsbefund des linken Skrotalinhalts.

Sonographie
Längsschnitt durch den rechten Hoden.
Kleiner, ovaler Hoden. Lediglich im Bereich des unteren Hodenpols findet sich eine regelrechte mittelreflexive Echotextur, in den übrigen Hodenabschnitten zeigt sich eine echoarme Strukturstörung.

Analyse
Tumorsuspekte Induration des maldeszendierten rechten Hodens bei der Palpation, sonographischer Nachweis einer testikulären Strukturstörung.

Folgerung
Hodentumor rechts.

Histologie
Seminom.

Anmerkung
Bei maldeszendierten Hoden ist das Risiko der malignen Entartung deutlich erhöht.

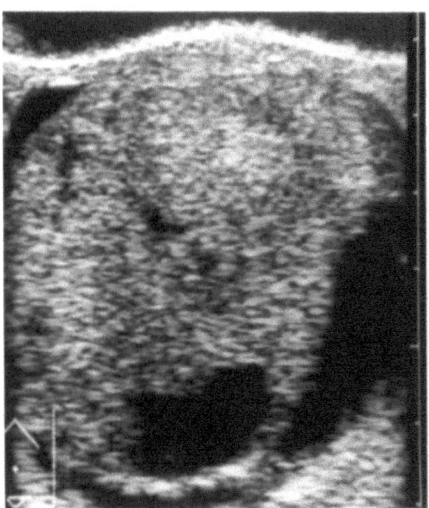
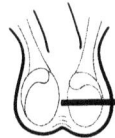

Fall 34

42jähriger Patient mit einer Vergrößerung des linken Hodens seit 4 Monaten.

Körperliche Untersuchung
Erhebliche Schwellung des linken Skrotalinhalts. Der linke Hoden ist nicht abgrenzbar. Die Schwellung ist diaphanoskopisch nur schwer durchleuchtbar.

Sonographie
Querschnitt durch den linken Hoden.
Sehr großer linker Hoden mit einer inhomogenen teils zystischen Strukturstörung. Mäßig vermehrte Flüssigkeit im umgebenden Cavum serosum testis.

Folgerung
Hodentumor links mit symptomatischer Hydrocele testis.

Histologie
Seminom mit ausgedehnten, z. T. verflüssigten Nekrosen.

Siehe Operationspräparat S. 224.

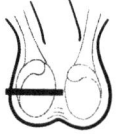
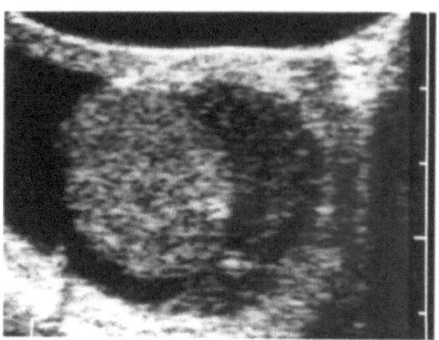

Fall 35

58jähriger Patient mit praller, mäßig schmerzhafter Schwellung des rechten Skrotalinhalts. Mäßig erhöhte Temperatur.

Körperliche Untersuchung
Stark druckschmerzhafte Schwellung des rechten Skrotalinhalts mit zum Teil prall-elastischem Charakter. Hoden und Nebenhoden nicht sicher zu unterscheiden. Diaphanoskopie positiv.

Sonographie
Querschnitt durch den rechten Hoden.
Deutlich vergrößerter, echoarmer Nebenhoden (hier abgebildet im Bereich des Nebenhodenkörpers). Unauffällige Darstellung des Hodens (die kleine, marginal gelegene, echodichte Struktur entspricht dem Mediastinum testis). Echofreie Flüssigkeit im Cavum serosum testis.

Folgerung
Epididymitis rechts mit symptomatischer Hydrozele. Kein Anhalt für Hodentumor.

Verlauf
Rückbildung des Befundes unter Antibiotikatherapie.

Fall 36

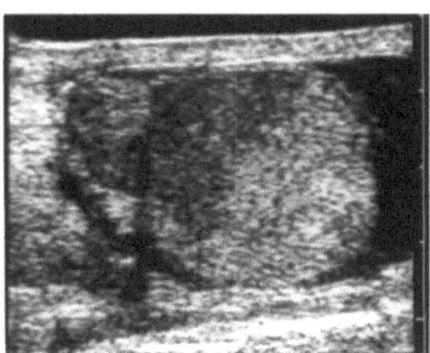 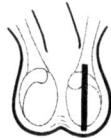

Fall 36

69jähriger Patient mit akuter Schwellung des linken Hodens und Schmerzen seit 3 Tagen. Fieber.

Körperliche Untersuchung
Sehr schmerzhafte Vergrößerung des Nebenhodens. Soweit beurteilbar, regelrechte Form und Konsistenz des Hodens.

Sonographie
Längsschnitt durch den linken Hoden.
Deutlich vergrößerter, echoarmer Nebenhoden (nur Nebenhodenkopf dargestellt). Unregelmäßige Echotextur des testikulären Gewebes mit einer echoarmen, homogenen Strukturstörung im Bereich des oberen Hodenpols. Mäßige Flüssigkeitsansammlung im Cavum serosum testis.

Analyse
Klinisch besteht kein Zweifel an einer Epididymitis. Die sonographisch nachgewiesene Strukturstörung des Hodens ist in Anbetracht ihrer Homogenität und in Verbindung mit der Nebenhodenvergrößerung als entzündliche Affektion zu werten.

Folgerung
Epididymitis mit Begleitorchitis. Symptomatische Hydrozele.

Verlauf
Komplikationsloser Verlauf unter Antibiotikatherapie.

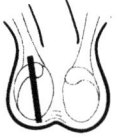
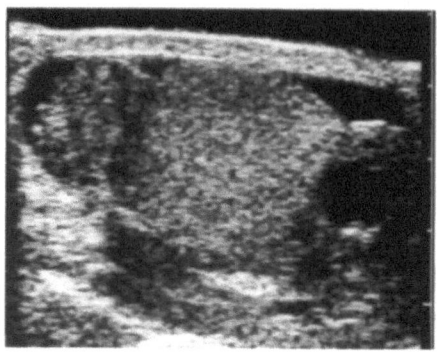

Fall 37

85jähriger Patient mit sehr schmerzhafter Schwellung des rechten Skrotalinhalts seit einer Woche. Blasenkatheter bei Prostatahyperplasie.

Körperliche Untersuchung
Schmerzhafte Induration des rechten Skrotalinhalts – in erster Linie dem Nebenhoden zuzuordnen. Hoden und Nebenhoden nicht sicher zu differenzieren. Diaphanoskopie negativ.

Sonographie
Längsschnitt durch den rechten Hoden.
Erhebliche Vergrößerung des gesamten Nebenhodens (Nebenhodenkopf und -schwanz dargestellt). Nahezu echofreie Läsion mit einem Durchmesser von 12 mm im Nebenhodenschwanz. Unauffällige Echotextur des Hodengewebes. Geringe Flüssigkeitsansammlung im Cavum serosum testis.

Folgerung
Akute Epididymitis mit Verdacht auf Abszeß im Nebenhodenschwanz. Geringe symptomatische Hydrozele.

Verlauf
Rückbildung des Befundes unter Antibiotikatherapie; keine Fluktuation im Bereich des Nebenhodenschwanzes palpabel.

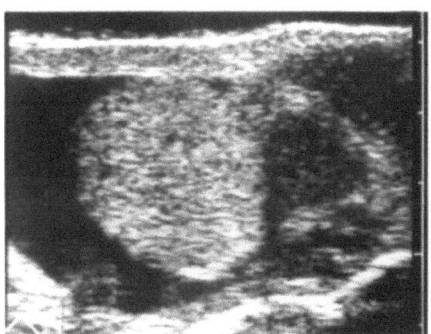
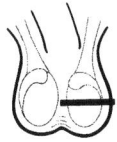

Fall 38

43jähriger Patient mit gering schmerzhafter Schwellung des linken Hodens.

Körperliche Untersuchung
Gering druckschmerzhafte, fluktuierende Schwellung neben dem linken Hoden. Hoden – soweit beurteilbar – unauffällig. Hoden und Nebenhoden jedoch im Skrotalfach nicht verschieblich. Kein Fieber.

Sonographie
Querschnitt durch den linken Hoden.
Hoden unauffällig. Erhebliche Vergrößerung des Nebenhodens. Echoarme Läsionen im Nebenhoden sowie im paratestikulären Gewebe mit Fortsetzung in die Skrotalhaut. Flüssigkeitsansammlung im Cavum serosum testis.

Analyse
Trotz der geringen Schmerzsymptomatik ist in Anbetracht des Tastbefundes (Fluktuation) und der pathologischen Veränderungen im Nebenhoden und im paratestikulären Gewebe an eine abszedierende Epididymitis zu denken. Ein Hodentumor kann ausgeschlossen werden.

Folgerung
Epididymitis mit Abszedierung bis in die Skrotalhaut.

Therapie, Histologie
Linksseitige Epididymektomie.
Ausgedehnte, konfluierende verkäsende Nekrosen mit säurefesten Stäbchen entsprechend einer floriden Nebenhodentuberkulose.

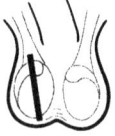

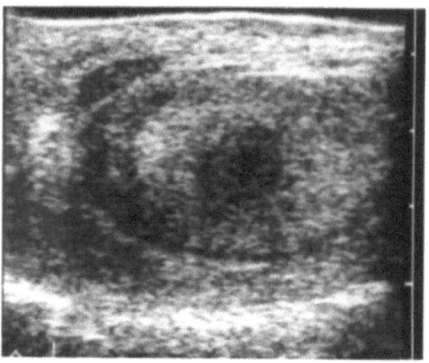

Fall 39

28jähriger Patient; Zustand nach Hoden-PE vor 10 Tagen. Jetzt schmerzhafte Schwellung des rechten Hodens. Diabetes mellitus.

Körperliche Untersuchung
Druckschmerzhafte Schwellung des rechten Skrotalinhalts. Hoden und Nebenhoden nicht ausreichend differenzierbar. Diaphanoskopie negativ. Keine Fluktuation palpabel. Fieber. Leukozytose.

Sonographie
Längsschnitt durch den rechten Hoden.
Regelrechte Form und Größe des rechten Hodens mit einer unscharf begrenzten, echoarmen, fokalen Läsion. Vergrößerung des Nebenhodens sowie „zwiebelschalenartige" Verdickung des paratestikulären Gewebes. Skrotalhautödem.

Analyse
Der sonographische Befund einer umschriebenen intratestikulären Läsion wäre zunächst tumorverdächtig, unter Berücksichtigung der vorangegangenen Operation und der Entzündungszeichen besteht jedoch der Verdacht auf eine Epididymoorchitis mit Hodenabszeß.

Folgerung
Epididymoorchitis mit Hodenabszeß.

Verlauf
Rückbildung des Befundes unter antibiotischer Therapie.

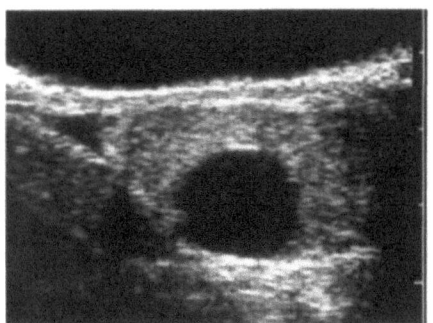 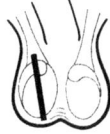

Fall 40

53jähriger Patient mit rezidivierenden Schmerzen im Skrotum.

Körperliche Untersuchung
Regelrechter Palpationsbefund.

Sonographie
Längsschnitt durch den rechten Hoden.
Echofreie, glatt begrenzte Läsion im rechten Hoden, welche auch bei sonographisch gezielter Palpation nicht als Resistenz tastbar ist. Mitabgebildeter Nebenhoden regelrecht. Unauffällige Darstellung des linken Hodens.

Folgerung
Einfache Hodenzyste rechts.

Histologie
Einfache intratestikuläre Zyste, kein Anhalt für Tumor.
Siehe Operationspräparat S. 225.

Anmerkung
Im Gegensatz zu zystischen Komponenten eines Tumors sind die einfachen Hodenzysten nicht als Resistenz palpabel.
Siehe S. 53–55.

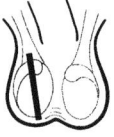
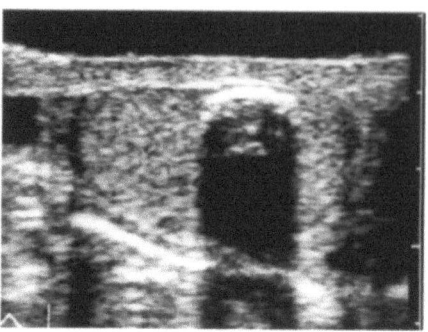

Fall 41

54jähriger Patient, der seit Monaten eine größenkonstante Induration des rechten Hodens bemerkt.

Körperliche Untersuchung
Umschriebene knotige und schmerzlose Resistenz des rechten Hodens, keine Entzündungszeichen.

Sonographie
Längsschnitt durch den rechten Hoden.
Ausgedehnte plaqueförmige Verkalkung des rechten Hodens im Bereich der Tunica albuginea mit nachgeschaltetem Schallschatten. Bei seitlicher sonographischer Einsicht regelrechte homogene Echotextur des testikulären Gewebes. Regelrechter Nebenhoden.

Analyse
Trotz der tumorsuspekten palpatorischen Resistenz darf bei sonographisch unauffälliger Darstellung des Hodenparenchyms von einer einfachen, nicht tumorbedingten Verkalkung der Tunica albuginea ausgegangen werden. Die anamnestisch angegebene Befundkonstanz über einen längeren Zeitraum untermauert diese Diagnose.

Folgerung
Ausgedehnte plaqueförmige Verkalkung der Tunica albuginea.

Siehe S. 55.

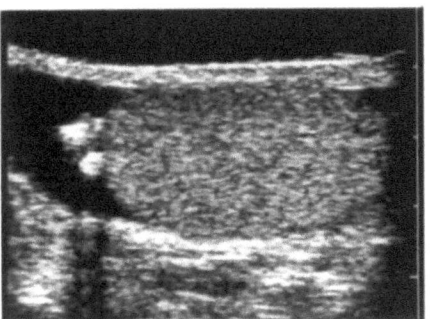 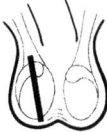

Fall 42

43jähriger Patient, der einen kleinen Knoten am oberen Hodenpol bemerkte.

Körperliche Untersuchung
Kleine, schmerzlose, derbe Resistenz im Bereich des rechten Nebenhodenkopfs. Rechter Hoden palpatorisch unauffällig. Schlaffe Hydrozele. Keine Entzündungszeichen.

Sonographie
Längsschnitt durch den rechten Hoden.
Kleine herdförmige Verkalkungen im Nebenhodenkopf. Unauffällige Darstellung des Hodens. Mäßige Flüssigkeitsansammlung im Cavum serosum testis.

Analyse
Verkalkungen des Nebenhodens sind selten. Sie können nach Entzündungen oder Einblutungen entstehen. Nach genauer Befragung des Patienten gibt dieser eine mehrjährige Tätigkeit als Ringer mit gelegentlichen skrotalen Traumata an.

Folgerung
Verkalkungen des Nebenhodens (z.B. posttraumatisch). Kein Anhalt für Hodentumor.

Fälle 43–45

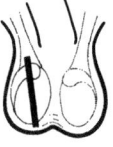

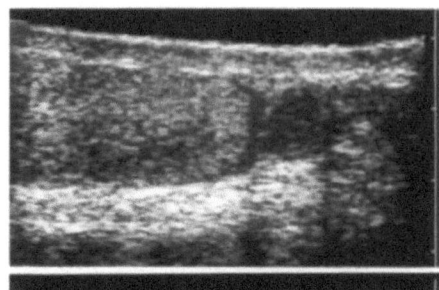

Fall 43

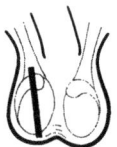

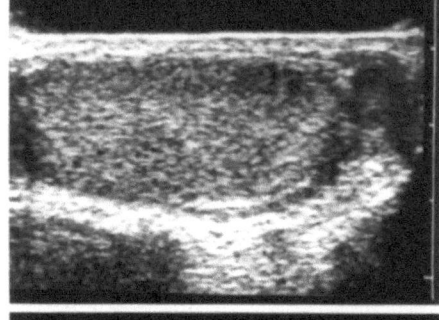

Fall 44

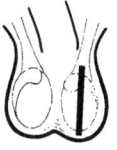

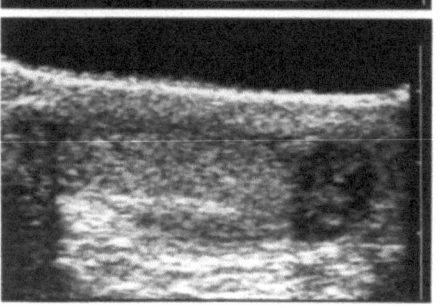

Fall 45

Fälle 43–45

Drei Patienten mit einem sehr ähnlichen Beschwerdebild.
Fall 43 und 44: Derbe, schmerzlose Resistenz im Bereich des Nebenhodenschwanzes. Keine Entzündungszeichen.
Fall 45: Derbe, mäßig druckschmerzhafte Resistenz im Bereich des unteren Hodenpols bzw. Nebenhodenschwanzes.

Körperliche Untersuchung
Derbe Resistenz des jeweiligen Nebenhodenschwanzes bei allen drei Patienten. Hoden und Nebenhoden jeweils gut zu unterscheiden. Mäßige Druckschmerzhaftigkeit der palpablen Resistenz bei Fall 45.

Sonographie
Sonographische Längsschnitte.
Umschriebene echoarme Läsion im Bereich des Nebenhodenschwanzes bei allen drei Patienten. Gute Abgrenzbarkeit des jeweiligen Hodens (Mediastinum testis bei Fall 45 mitabgebildet).

Folgerung
Solide Raumforderung des Nebenhodenschwanzes bei allen drei Patienten.

Histologie
Fall 43: Adenomatoidtumor des Nebenhodens.
Fall 44: Spermagranulom des Nebenhodens.

Verlauf
Fall 45: Rückbildung der Nebenhodenschwellung unter Antibiotikatherapie im Sinne einer granulomatösen Epididymitis.

Anmerkung
Die drei Fälle demonstrieren die gute Differenzierbarkeit von Hoden und Nebenhoden, gleichzeitig zeigen diese Beispiele die Grenzen der Sonographie bezüglich der Beurteilung, ob es sich um einen tumorösen oder nichttumorösen Prozeß handelt.

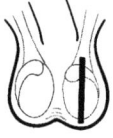 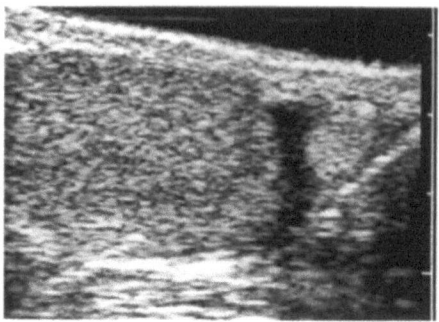

Fall 46

56jähriger Patient mit einer seit mindestens 3 Monaten bekannten, ca. 1 cm großen, rundlichen Resistenz am unteren linken Hodenpol ohne Größenzunahme. Kein Fieber.

Körperliche Untersuchung
Derbe, schmerzlose Resistenz im Bereich des unteren Hodenpols links, scheinbar gegenüber dem Hoden verschieblich. Keine Entzündungszeichen.

Sonographie
Längsschnitt durch den linken Hoden.
Regelrechte Darstellung des linken Hodens. Nachweis einer echodichten, rundlichen Läsion mit einem Durchmesser von ca. 1 cm im Nebenhodenschwanz. Hoden- und Nebenhodenstrukturen gut zu unterscheiden.

Analyse
Bei unauffälliger Darstellung des Hodenparenchyms kann der Verdacht eines Hodentumors verworfen werden. Statt dessen Nachweis einer soliden und somit tumorverdächtigen Läsion des Nebenhodens.

Folgerung
Verdacht auf Adenomatoidtumor des Nebenhodens.

Histologie
Adenomatoidtumor des Nebenhodens.

Anmerkung
Beachte die unterschiedliche Echogenität der Adenomatoidtumoren; sie können sowohl echodicht als auch echoarm (s. Fall 43) sein.

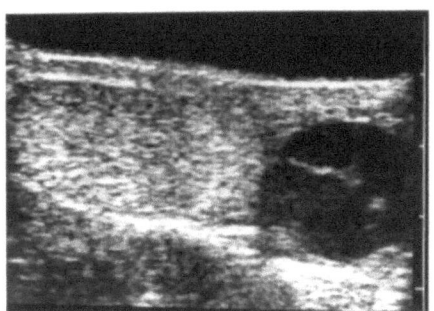
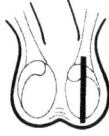

Fall 47

25jähriger Patient mit einer knotigen Induration im linken Skrotalfach. Zustand nach stumpfem Skrotaltrauma vor 3 Wochen.

Körperliche Untersuchung
Isolierte, derbe, kaum druckschmerzhafte und verschiebliche Resistenz unterhalb des linken Hodens. Hoden palpatorisch unauffällig. Keine Entzündungszeichen.

Sonographie
Längsschnitt durch den linken Hoden.
Unauffälliger linker Hoden. Glatt begrenzte, sehr echoarme Raumforderung kaudal des unteren Hodenpols mit septenartigen Strukturen. Übrige Anteile des Nebenhodens (nicht abgebildet) unauffällig.

Analyse
Ein Hodentumor kann sicher ausgeschlossen werden, ebenso ein isolierter Nebenhodenabszeß (fehlende entzündliche Schwellung des Nebenhodens, keine klinischen Entzündungszeichen). In Verbindung mit der Anamnese ist an eine posttraumatische Veränderung zu denken.

Folgerung
Verdacht auf älteres, abgekapseltes Hämatom im Bereich des Nebenhodenschwanzes nach Trauma.

Intraoperativer Befund und Histologie
Eingeblutete Spermatozele.

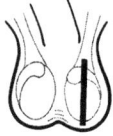
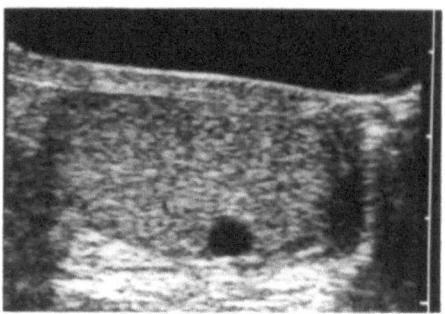

Fall 48

41jähriger Patient mit Karzinophobie.

Körperliche Untersuchung
Unauffällig.

Sonographie
Längsschnitt durch den linken Hoden.
Echofreie, glatt begrenzte, intratestikuläre Läsion in subkapsulärer Lage. Keine Resistenz bei nochmaliger Palpation unter sonographischer Kontrolle.

Analyse
Obwohl die Läsion mit einem Durchmesser von 5 mm relativ klein ist, müßte sie bei subkapsulärer Lage im Falle eines Tumors als umschriebene Resistenz palpabel sein. Demzufolge Diagnose einer einfachen Hodenzyste (nicht palpabel, zystischer Charakter im Sonogramm ohne Strukturstörungen des umgebenden Hodengewebes).

Folgerung
Einfache Hodenzyste.

Intraoperativer Befund
Subkapsuläre zystische Läsion auch nach Freilegung des Hodens nur bei Durchleuchtung mit einer Kaltlichtquelle zu entdecken. Kleine Exzision.

Histologie
Einfache, mit einschichtigem Epithel ausgekleidete Zyste.

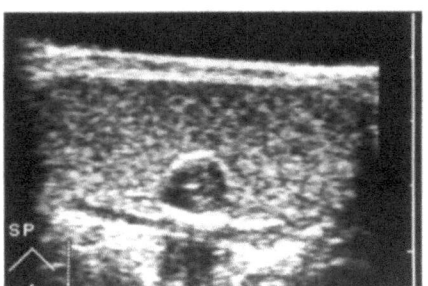 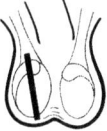

Fall 49

22jähriger Patient mit einem seit mehreren Jahren bemerkten, schmerzlosen Knoten des rechten Hodens.

Körperliche Untersuchung
Umschriebene, derbe Resistenz, eindeutig dem rechten Hoden zuzuordnen.

Sonographie
Längsschnitt durch den rechten Hoden.
Intratestikuläre Läsion. Die Läsion ist deutlich echoarm mit echodichten ventralen und dorsalen Konturen.

Analyse
In Anbetracht des „zystenähnlichen" Bildes der testikulären Läsion, welche anamnestisch seit mehreren Jahren bekannt ist, kann der Verdacht auf eine epidermale Zyste geäußert werden.

Folgerung
Hodentumor rechts, Verdacht auf epidermale Zyste.

Histologie
Epidermale Zyste.
Siehe Operationspräparat S. 225.

Siehe auch S. 36 und 45

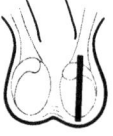
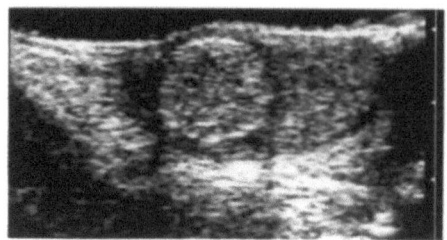

Fall 50

12jähriger Junge, anläßlich einer Reihenuntersuchung in der Schule wurde eine derbe Resistenz des linken Hodens entdeckt.

Körperliche Untersuchung
Derbe, kaum schmerzhafte Resistenz mit Vergrößerung des linken Hodens.

Sonographie
Längsschnitt durch den linken Hoden.
Solide, echodichte, gut abgrenzbare Raumforderung im Hoden.

Folgerung
Hodentumor.

Histologie
Epidermale Zyste.

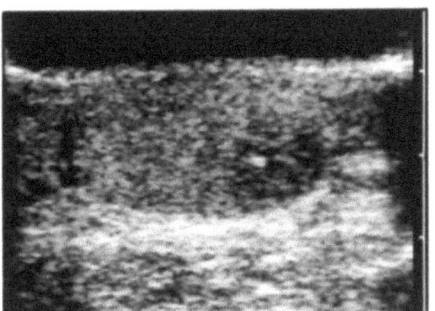
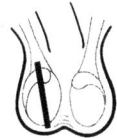

Fall 51

38jähriger Patient mit Zustand nach Semikastration links, Radiatio und Zytostase wegen metastasiertem Hodenkarzinom (histologisch: embryonales Karzinom) vor 10 Jahren. Seither Vollremission. Jetzt bemerkt der Patient eine schmerzhafte Schwellung im Bereich des rechten Hodens.

Körperliche Untersuchung
Umschriebene, mäßig schmerzhafte Resistenz, welche dem rechten Hoden zuzuordnen ist. Entzündungszeichen fehlen, kein Fieber.

Sonographie
Längsschnitt durch den rechten Hoden.
Eindeutiger Nachweis einer herdförmigen, intratestikulären Läsion des unteren Hodenpols. Die Läsion ist unscharf begrenzt, gering echoarm mit einzelnen kleinen echodichten Arealen. Regelrechter Nebenhoden.

Analyse
Trotz der Schmerzsymptomatik besteht bei der eindeutig intratestikulär gelegenen Läsion hochgradiger Tumorverdacht.

Folgerung
Hochgradiger Verdacht auf Zweittumor.

Histologie
Malignes Teratom.

Anmerkung
Intratumorale echodichte Areale können herdförmigen Fibrosen, Verkalkungen oder Knorpelstrukturen entsprechen.
Hodentumorpatienten haben ein erhöhtes Risiko zur Entwicklung eines Zweittumors im Resthoden.

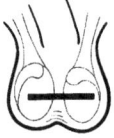 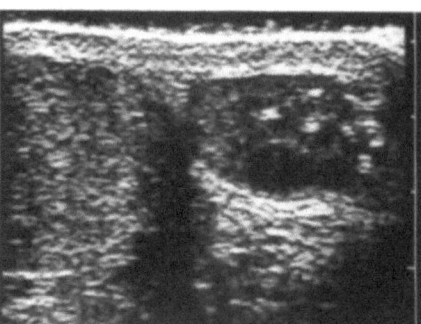 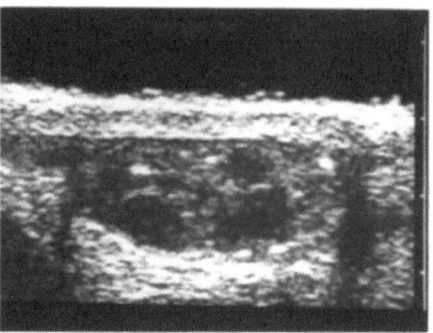 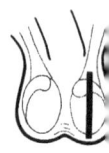

a b

Fall 52

28jähriger Patient mit Gewichtsverlust und Abgeschlagenheit. Sonographischer Nachweis paraaortaler Lymphome. Klinische Verdachtsdiagnose: malignes Lymphom.

Körperliche Untersuchung
Regelrechter Befund des rechten Hodens, atrophischer Hoden links.

Sonographie
Querschnitt durch beide Hoden (**a**) sowie Längsschnitt durch den linken Hoden (**b**).
Atrophischer Hoden links im Vergleich zu rechts. Mehrere echoarme sowie multiple kleine echodichte Läsionen im linken Hoden (vgl. die homogene Echotextur des rechten Hodens).

Analyse
Eindeutiger Tumorverdacht durch die Kombination von testikulärer Strukturstörung und retroperitonealen Lymphomen. Die Atrophie des tumorösen Hodens erklärt sich (nach nochmaligem Befragen des Patienten) durch einen Maldescensus testis in der Kindheit. Die multiplen, kleinen echodichten Herde könnten regressiven Tumorveränderungen entsprechen.

Folgerung
Lymphogen metastasierender Hodentumor links bei Zustand nach Maldescensus testis.

Histologie
Seminom in einem atrophischen linken Hoden. Mehrere intratestikuläre Seminomherde sowie kleinherdige regressive Veränderungen in Form von Verkalkungen und Narben.

Siehe Operationspräparat S. 225.

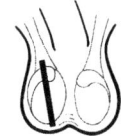
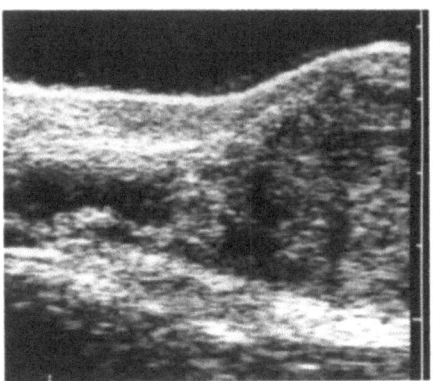

Fall 53

34jähriger Patient; derbe, schmerzlose Schwellung des rechten Skrotalinhalts seit mehreren Monaten.

Körperliche Untersuchung
Deutlich vergrößerter rechter Hoden als derbe Resistenz ohne Druckschmerz. Gleichzeitig knotige Induration des rechten Samenstrangs. Diaphanoskopie negativ. Keine Entzündungszeichen.

Sonographie
Längsschnitt durch den oberen Hodenpol sowie Anteile des Samenstrangs rechts.
Große, echoarme und inhomogen strukturierte Läsion des rechten Hodens mit völliger Destruktion des Parenchyms. Echoarme Raumforderungen im kaudalen Samenstrang.

Analyse
Das sonographische Bild des rechten Hodens entspricht einem Tumor, atypisch ist jedoch die Schwellung des rechten Samenstrangs. Ein entzündlicher Prozeß (z.B. Tuberkulose mit perlschnurartiger Verdickung des Samenstrangs) ist in Anbetracht fehlender Entzündungszeichen, des palpatorischen und sonographischen Befundes sehr unwahrscheinlich. Die Diagnose eines Hodentumors wird durch den sonographischen Nachweis ausgedehnter retroperitonealer Lymphome untermauert.

Folgerung
Hodentumor rechts mit Infiltration des Samenstrangs.

Histologie
Embryonales Karzinom des Hodens mit Infiltration von Nebenhoden und Samenstrang.
Siehe Operationspräparat S. 226.

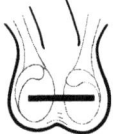

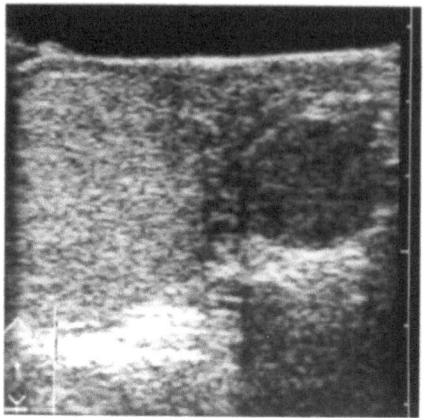

Fall 54

16jähriger Patient mit kleinem, schmerzlosem und induriertem linken Hoden. Zustand nach akutem linksseitigem Schmerzereignis vor ca. 6 Monaten. Damals kein Fieber.

Körperliche Untersuchung
Kleiner, nicht druckschmerzhafter, linker Hoden mit deutlicher Induration. Keine Entzündungszeichen.

Sonographie
Querschnitt durch beide Hoden.
Kleiner, homogen strukturierter, echoarmer Hoden links (unauffällige Paraaortalregion).

Analyse
In Anbetracht der derben, schmerzlosen Resistenz sollte an einen Hodentumor rechts gedacht werden. Die Größe des Organs ist dabei von untergeordneter Bedeutung (z.B. Zustand nach Maldeszensus). Der sonographische Befund einer homogenen Echoarmut des Hodens bei fehlenden retroperitonealen Lymphomen und das akute Schmerzereignis in der Anamnese sprechen gegen einen tumorösen Prozeß.

Folgerung
Hodenatrophie links.

Histologie
Ältere Hodennekrose.

Anmerkung
Die Hodennekrose ist als Folge einer Hodentorsion vor 6 Monaten zu interpretieren.

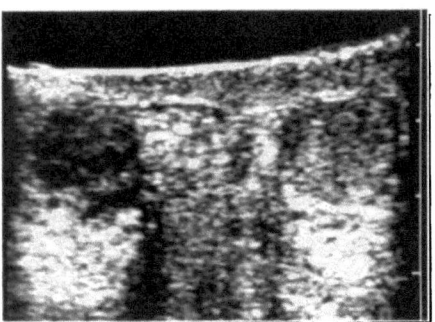
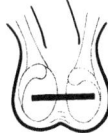

Fall 55

67jähriger Patient; im Rahmen der Vorsorgeuntersuchung fiel eine schmerzlose, derbe Resistenz des rechten Hodens auf.

Körperliche Untersuchung
Relativ kleine Hoden beidseits mit einer seitendifferenten, deutlichen Induration rechts. Keine Entzündungszeichen.

Sonographie
Querschnitt durch beide Hoden.
Echoarme, inhomogene Strukturstörung des rechten Hodens im Vergleich zu links. Keine Vergrößerung des rechten Hodens.

Folgerung
Hodentumor rechts.

Histologie
Seminom.

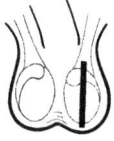
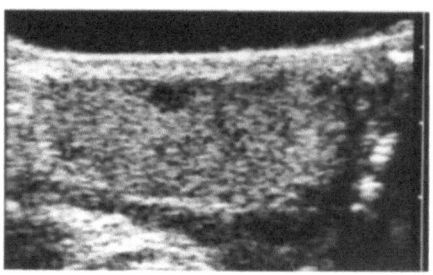

Fall 56

22jähriger Patient, der ein kleines Knötchen auf dem linken Hoden bemerkte.

Körperliche Untersuchung
Kleine, umschriebene Resistenz des linken Hodens.

Sonographie
Längsschnitt durch den linken Hoden.
Kleine, echoarme, subkapsuläre Läsion des Hodens im Bereich der palpablen Resistenz.

Folgerung
Verdacht auf kleinen Hodentumor.

Histologie
Leydig-Zelltumor.

Anmerkung
Eine Unterscheidung des benignen Leydig-Zelltumor von den malignen Keimzelltumoren ist sonographisch nicht möglich.

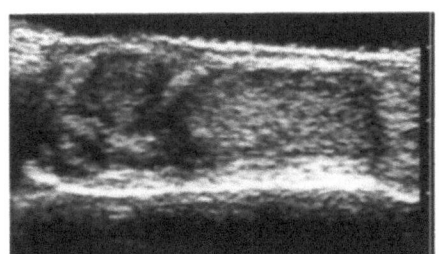
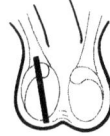

Fall 57

23jähriger Patient, der anläßlich eines leichten Traumas eine derbe Schwellung des rechten Hodens vor einigen Wochen bemerkte.

Körperliche Untersuchung
Derbe, kaum druckschmerzhafte Raumforderung des oberen rechten Hodenpols. Keine Leukozytose.

Sonographie
Längsschnitt durch den rechten Hoden.
Inhomogen strukturierte, teils echoarme, solide Raumforderung neben dem oberen Hodenpol – wohl dem Nebenhodenkopf zuzuordnen. Raumforderung und Hoden sicher zu trennen. Unauffällige Darstellung des Hodens.

Analyse
Bei dringendem klinischen Verdacht auf einen Hodentumor (derbe Resistenz, Alter) zeigt die Sonographie eine solide paratestikuläre Raumforderung, jedoch keinen Anhalt für einen Hodentumor.

Folgerung
Solide Raumforderung im Bereich des Nebenhodenkopfs mit der Differentialdiagnose eines älteren organisierten Hämatoms, eines granulomatösentzündlichen Prozesses oder eines Nebenhodentumors (selten!).

Histologie
Chronische granulomatöse Epididymitis.

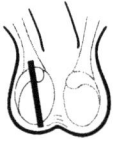
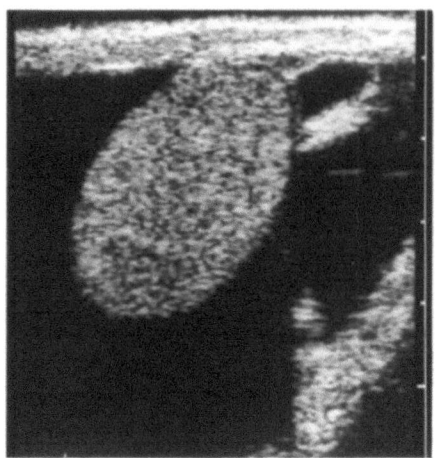

Fall 58

74jähriger Patient, der eine langsame Größenzunahme des rechten Hodens in den letzten Jahren bemerkte. Keine Schmerzen.

Körperliche Untersuchung
Riesige, pralle Schwellung des rechten Skrotalinhalts. Hoden und Nebenhoden nicht palpabel. Diaphanoskopie positiv.

Sonographie
Längsschnitt durch das rechte Skrotalfach.
Große Flüssigkeitsansammlung im Cavum serosum testis. Hoden und Nebenhoden unauffällig. (Die scheinbar im Nebenhoden gelegene zystische Struktur entspricht einem Ausläufer der Hydrozele).

Folgerung
Große Hydrozele testis. Kein Anhalt für Hodentumor.

Anmerkung
Die Sonographie bietet eine sichere Beurteilung von Hoden und Nebenhoden, wenn diese infolge einer großen Hydrozele der Palpation nicht mehr zugänglich sind.

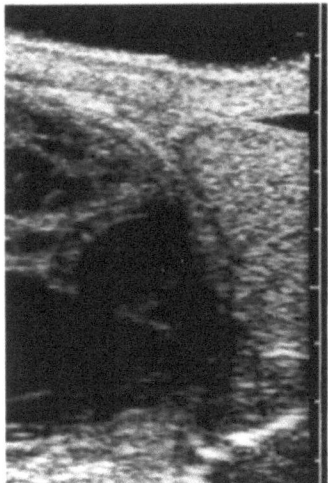
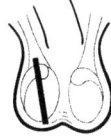

Fall 59

80jähriger Patient. Zustand nach Hydrozelenpunktion vor 10 Tagen. Jetzt erneute starke Schwellung des rechten Skrotums.

Körperliche Untersuchung
Große, pralle und mäßig druckschmerzhafte Schwellung im rechten Skrotalfach. Hoden und Nebenhoden nicht abgrenzbar. Schwellung und mäßige Rötung der Skrotalhaut. Diaphanoskopie negativ.

Sonographie
Längsschnitt durch den kaudalen Teil des rechten Skrotalfachs.
Halbmondförmig deformierter, komprimierter rechter Hoden an der Basis des rechten Skrotalfachs. Homogene Echotextur des Hodens. Nachweis einer großen, zum Teil septierten Flüssigkeitsansammlung im Skrotalfach. Skrotalhautödem.

Analyse
Eine differentialdiagnostisch zu erwägende Epididymitis oder Orchitis mit erheblicher Schwellung des Hodens kann anhand des sonographischen Befundes ausgeschlossen werden. Die septierte Flüssigkeit könnte unter Berücksichtigung der Anamnese einer Hämatozele (Schwellung allerdings nicht unmittelbar nach Punktion aufgetreten) oder einer infizierten Hydrozele – jetzt Pyozele (Entzündungszeichen!) – entsprechen.

Folgerung
Verdacht auf Pyozele rechts.

Intraoperativer Befund und Histologie
Pyozele rechts.

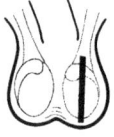
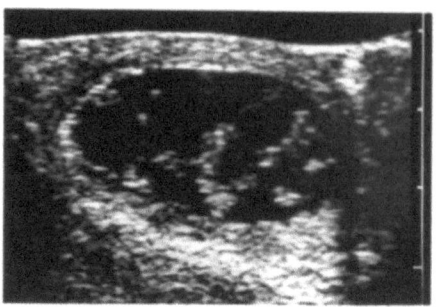

Fall 60

32jähriger Patient; Zustand nach Semikastration links (wegen eines Karzinoms) vor 5 Tagen. Persistierende intraskrotale Schwellung links. Kein Fieber.

Körperliche Untersuchung
Deutlich indurierte, mäßig druckschmerzhafte intraskrotale Schwellung links mit fraglicher Fluktuation. Skrotalhautödem.

Sonographie
Längsschnitt durch das linke Skrotalfach.
Glatt begrenzte, teilweise septierte, intraskrotale Flüssigkeitsansammlung.

Analyse
Die sonomorphologische Interpretation der septierten, intraskrotalen Flüssigkeit ist schwierig, da Abszesse, Pyozelen und kolliquierte Hämatome ein vergleichbares Bild hervorrufen können. Anamnese und körperlicher Untersuchungsbefund sprechen jedoch eher gegen einen entzündlichen Prozeß.

Folgerung
Verdacht auf postoperatives Hämatom, Differentialdiagnose: Abszeß.

Punktion
Kolliquiertes Hämatom.

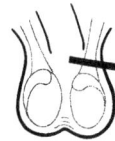

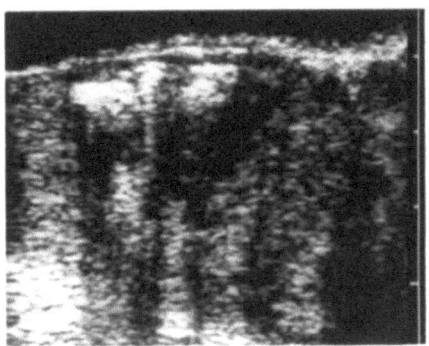

Fall 61

19jähriger Patient; Zustand nach Operation einer Hydrozele links vor 12 Tagen. Postoperative Hämatomentwicklung. Jetzt Temperaturerhöhung bis 39,5°C.

Körperliche Untersuchung
Sehr druckschmerzhafte, nahezu derbe intraskrotale Schwellung links. Keine Fluktuation. Rötung und Ödem der Skrotalhaut. Leukozytose.

Sonographie
Querschnitt durch das linke Skrotalfach, kranial des Hodens.
Intraskrotale Flüssigkeitsansammlung mit unscharfer Begrenzung. Stark echodichte Strukturen in den ventralen Abschnitten der Flüssigkeit mit nachgeschalteter Schallabschwächung. Schwellung des übrigen Weichteilgewebes.

Analyse
Die echodichten Strukturen entsprechen eindeutig Lufteinschlüssen.

Folgerung
Intraskrotaler Abszeß als Folge eines infizierten postoperativen Hämatoms.

Intraoperativer Befund
Abszeß.

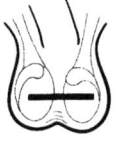 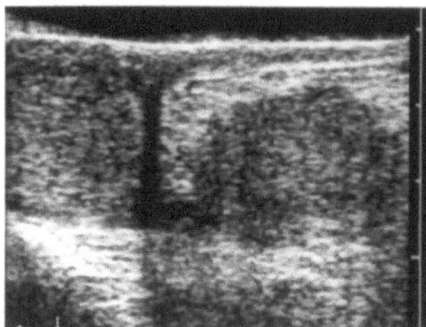 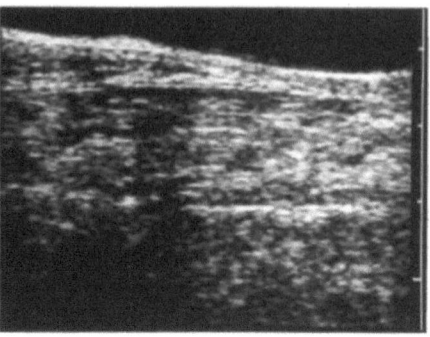 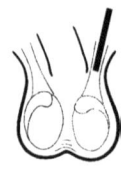

Fall 62

24jähriger Patient mit einer Schwellung der linken Skrotalhälfte.

Körperliche Untersuchung
Schlaffe, paratestikuläre Schwellung mit Fortleitung entlang des Samenstranges. Kein Druckschmerz. Hoden unauffällig.

Sonographie
Querschnitt durch beide Hoden (**a**) sowie entlang dem linken Samenstrang (**b**).
Unauffällige Darstellung beider Hoden. Paratestikuläres, formvariables und relativ echodichtes Gewebe mit Fortleitung bis in den Leistenkanal. Kein Nachweis von Flüssigkeitsansammlungen.

Analyse
Der klinische Befund entspricht dem einer schlaffen Hydrocele testis et funiculi. Der sonographische Befund ist jedoch beweisend für solides Gewebe, wobei die weiche Konsistenz und Formvariabilität gegen einen malignen Tumor spricht.

Folgerung
Lipomatose des linken Samenstrangs, Differentialdiagnose: Lipom, Omentumanteile in einer Leistenhernie.

Intraoperativer Befund und Histologie
Samenstranglipomatose links.

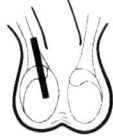

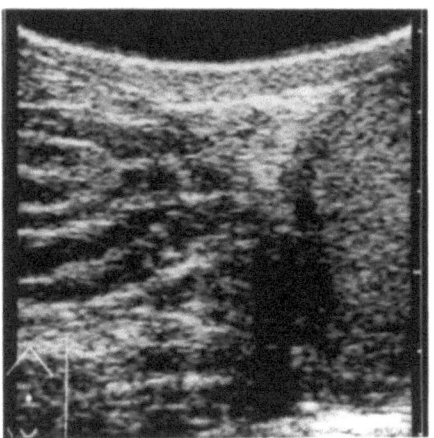

Fall 63

73jähriger Patient mit einer Schwellung im rechten Skrotalfach

Körperliche Untersuchung
Teigige und mäßig druckschmerzhafte Raumforderung kranial des rechten Hodens. Hoden und Nebenhoden unauffällig.

Sonographie
Längsschnitt durch das obere Skrotalfach rechts.
Unauffälliger rechter Hoden (am rechten Bildrand). Nachweis girlandenförmiger Strukturen kranial des Hodens mit Fortleitung entlang des gesamten Leistenkanals. Nur geringe Verschieblichkeit beim Valsalva-Manöver.

Folgerung
Leistenhernie rechts mit Darmanteilen.

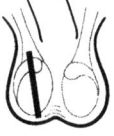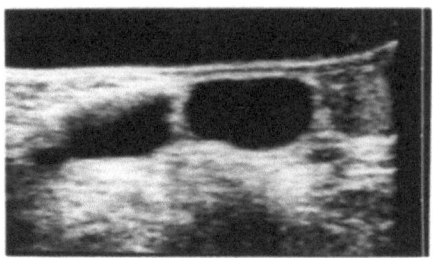

Fall 64

11 Monate alter Säugling. Die Mutter berichtet über eine Schwellung im rechten Skrotalfach. Kein Fieber.

Körperliche Untersuchung
Prall-elastische, zum Teil noduläre Schwellung im rechten Skrotalfach mit Fortleitung zum Leistenkanal. Keine Schmerzen. Keine Entzündungszeichen.

Sonographie
Längsschnitt durch das rechte Skrotalfach.
Unauffälliger, homogen strukturierter kleiner Hoden (am rechten Bildrand). Mehrere, glatt begrenzte, echofreie Gebilde entlang des Samenstrangs.

Analyse
Durch den sonographischen Nachweis mehrerer umschriebener Flüssigkeitsansammlungen im Bereich des Samenstrangs kann der differentialdiagnostisch zu erwägende solide Tumor (z.B. Rhabdomyosarkom des Samenstrangs im Kindesalter) ausgeschlossen werden.

Folgerung
Funikulozele.

Verlauf
Spontane Rückbildung nach mehreren Wochen.

Siehe S. 82.

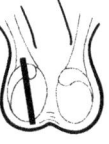 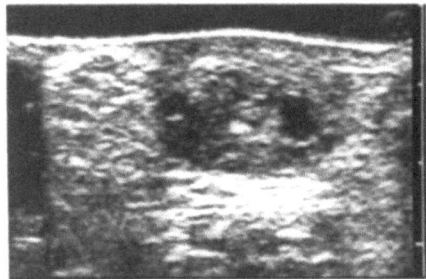 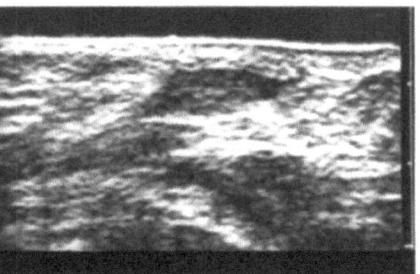 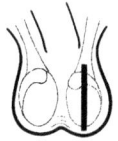

Fall 65

6 Monate alter Säugling. Der Mutter fiel ein Knoten im rechten Skrotum auf. Keine vorangegangenen akuten Schmerzereignisse im Sinne einer Hodentorsion.

Körperliche Untersuchung
Derber, schmerzloser Knoten im rechten Skrotalfach. Unauffälliger kleiner Hoden links. Unklarer diaphanoskopischer Befund.

Sonographie
Längsschnitt durch den rechten (**a**) sowie linken (**b**) Hoden.
Teils solide, teils zystische, inhomogen strukturierte Raumforderung des rechten Hodens mit Organvergrößerung. Normal großer und homogen strukturierter linker Hoden zum Seitenvergleich.

Analyse
Gerade bei fehlenden Zeichen einer älteren Hodentorsion (Hodenhochstand etc.) muß an den seltenen Befund eines Hodentumors im Kindesalter gedacht werden.

Folgerung
Hodentumor rechts.

Histologie
Reifes Teratom.

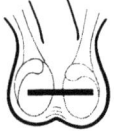

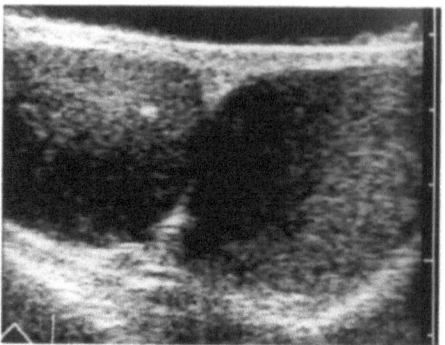

Fall 66

36jähriger Patient mit akuter lymphatischer Leukämie. Verdacht auf zusätzliche Manifestation im linken Hoden wegen aufgetretener Schwellung.

Körperliche Untersuchung
Mäßige, seitendifferente Vergrößerung des linken Hodens. Regelrechte Konsistenz beider Hoden.

Sonographie
Querschnitt durch beide Hoden.
Echoarme, unscharf begrenzte Strukturstörung in beiden Hoden. Partiell erhaltenes Echomuster des testikulären Gewebes beidseits. Zusätzlicher kleiner echoreicher Herd im rechten Hoden.

Folgerung
Beidseitige Hodenbeteiligung im Rahmen der akuten lymphatischen Leukämie. (Das kleine echodichte Areal im rechten Hoden könnte als regressive Narbe interpretiert werden.)

Verlauf
Rückbildung der echoarmen testikulären Tumormanifestation nach Radiatio mit 12 Gy sowie 3 Zyklen Chemotherapie.

Anmerkung
Testikuläre Manifestationen einer malignen Systemerkrankung (v. a. Leukämien) können mit einer diffusen, unscharf begrenzten Echoarmut einhergehen, der fokale Charakter der Läsion kann fehlen.
Siehe S. 44.

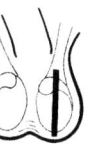 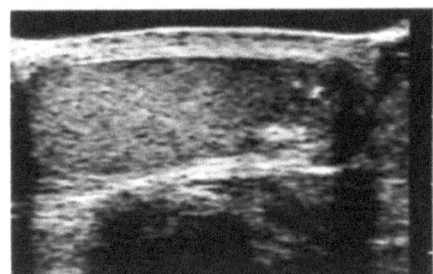 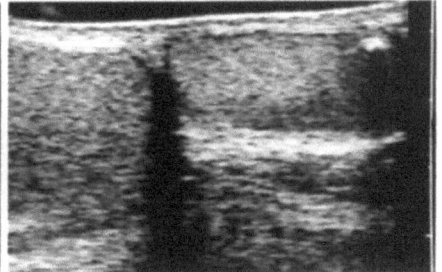 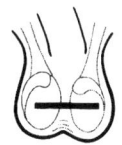

a

b

Fall 67

30jähriger Patient mit zunehmenden lumbalen Schmerzen. Nachweis paraaortaler Lymphompakete anläßlich einer computertomographischen Untersuchung. Verdacht auf malignes Lymphom.

Körperliche Untersuchung
Palpatorisch unauffälliger Skrotalinhalt. Linker Hoden etwas kleiner im Vergleich zu rechts.

Sonographie
Längsschnitt durch den linken Hoden (**a**) sowie Querschnitt durch beide Hoden (**b**).
Kleinerer Hoden links. Bei sonst regelrechter Echotextur beider Hoden finden sich im Bereich des unteren linken Hodenpols einzelne, echoreiche Strukturstörungen, z. T. in Form von Verkalkungen mit dorsalem Schallschatten.

Analyse
Dringender Tumorverdacht durch die Kombination aus fokaler testikulärer Strukturstörung und retroperitonealen Lymphomen, wobei die echodichten Läsionen Narben und Verkalkungen eines ausgebrannten Hodentumors entsprechen könnten.

Folgerung
Hochgradiger Verdacht auf tumorösen Hodenprozeß links, evtl. ausgebrannter Hodentumor.

Histologie
Fokale narbige Fibrose mit Verkalkungen und Blutungsresiduen, vereinbar mit einem sogenannten ausgebrannten Hodentumor.

Anmerkung
Kleine, nichttumoröse echodichte Narben oder Verkalkungen des Hodens werden gelegentlich nach Traumata, Operationen oder auch bei der Mikrolithiasis beobachtet. Eine sonomorphologische Differenzierung zum kleinen oder ausgebrannten Hodentumor ist nicht möglich. Diagnostisch wegweisend ist die gleichzeitige Beurteilung der retroperitonealen Lymphknotenstationen.

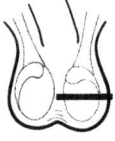
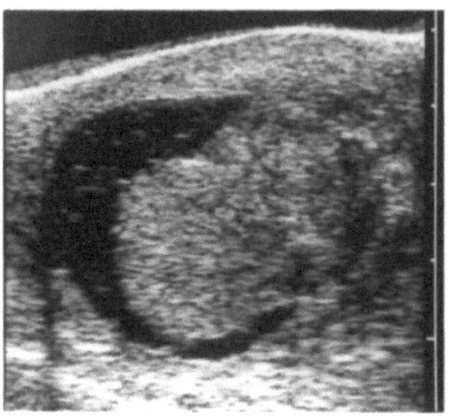

Fall 68

30jähriger Patient mit schmerzhafter Schwellung des linken Hodens seit 7 Tagen. Fieber.

Körperliche Untersuchung
Schwellung und Rötung des linken Skrotums mit praller, teils fluktuierender Konsistenz. Hoden und Nebenhoden nicht zu differenzieren. Diaphanoskopie unklar.

Sonographie
Querschnitt durch den linken Hoden.
Erhebliche Vergrößerung des Nebenhodens sowie Schwellung des paratestikulären Gewebes. Vermehrte, halbmondförmige Flüssigkeitsansammlung im Cavum serosum testis mit Binnenechos. Hoden unauffällig ohne fokale Läsionen. Skrotalhautödem.

Analyse
Die bei der Palpation bemerkte Fluktuation läßt den Verdacht auf eine Abszedierung aufkommen. Zusätzlich sollte ein zugrundeliegender Hodentumor ausgeschlossen werden. Sonographisch lassen sich weder Abszeß noch tumorverdächtige fokale Läsionen in Hoden und Nebenhoden nachweisen. Die Fluktuation findet ihre Ursache in der Hydrozele.

Folgerung
Akute Epididymitis und symptomatische Hydrozele.

Verlauf
Rückbildung des Befundes unter antibiotischer Therapie.

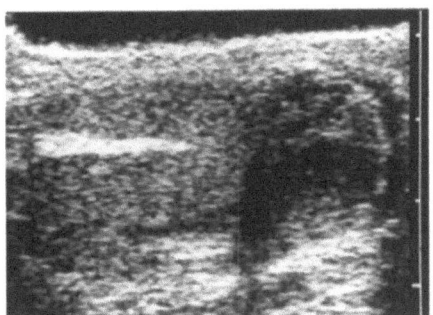 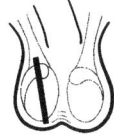

Fall 69

21jähriger Patient mit schmerzhafter Schwellung des rechten unteren Hodenpols seit 5 Tagen.

Körperliche Untersuchung
Sehr druckschmerzhafte Schwellung im Bereich des rechten Nebenhodenschwanzes. Keine Fluktuation palpabel. Leukozytose.

Sonographie
Längsschnitt durch den rechten Hoden.
Inhomogen strukturierte, echoarme Vergrößerung des Nebenhodenschwanzes. Unauffälliger Nebenhodenkopf (nicht abgebildet). Intratestikulärer hyperreflexiver Streifen bei sonst regelrechter Echotextur des Hodens.

Folgerung
Epididymitis rechts mit Betonung des Nebenhodenschwanzes.

Verlauf
Rückbildung des Befundes unter antibiotischer Therapie.

Anmerkung
Das intratestikuläre hyperreflexive Band entspricht dem Mediastinum testis (relativ stark ausgeprägte Variante).

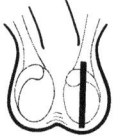
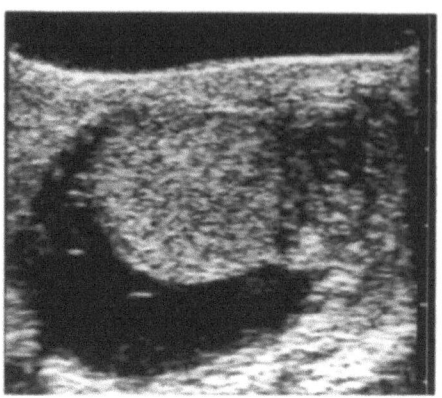

Fall 70

77jähriger Patient mit Schwellung und akuten Schmerzen des linken Skrotalinhalts seit 4 Tagen. Zustand nach mehreren Nebenhodenentzündungen.

Körperliche Untersuchung
Druckschmerzhafte Induration und Vergrößerung des linken Nebenhodens – soweit bei prall-elastischer Schwellung des linken Skrotalinhalts beurteilbar. Skrotalhautödem. Leukozytose.

Sonographie
Längsschnitt durch den linken Hoden.
Erhebliche Vergrößerung des linken Nebenhodenschwanzes mit zusätzlicher ringförmiger, echoarmer Läsion. Hoden und Nebenhoden sicher zu unterscheiden. Unauffällige Darstellung des Hodens. Vermehrte Flüssigkeit im Cavum serosum testis mit einzelnen streifenförmigen Binnenechos.

Folgerung
Epididymitis links, mit symptomatischer, entzündlicher Hydrozele sowie Skrotalhautödem. Verdacht auf kleinen Abszeß im Nebenhodenschwanz. Kein Hinweis auf einen Hodentumor.

Therapie, Histologie
In Anbetracht der rezidivierenden Entzündungen wurde eine Ablatio testis durchgeführt. Die Histologie ergab eine schwere eitrige, abszedierende Epididymitis.

Anmerkung
Hydrozelen, die im Rahmen einer Entzündung entstehen, zeigen häufig Binnenechos. Im weiteren Verlauf können sich septierte und persistierende Hydrozelen entwickeln.

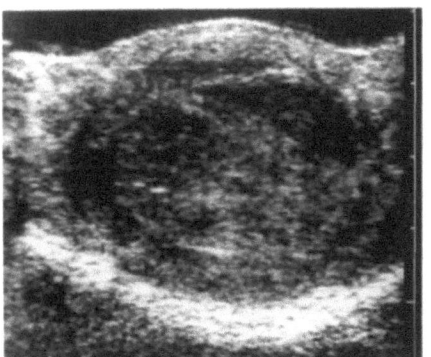
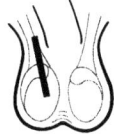

Fall 71

52jähriger Patient; Zustand nach Nierentransplantation vor 5 Monaten; seit 2 Wochen stark schmerzhafte Schwellung des rechten Hodens mit rückläufiger Tendenz in den letzten Tagen unter Antibiotikatherapie.

Körperliche Untersuchung
Sehr schmerzhafte, pralle Schwellung und Induration des rechten Skrotalinhalts. Hoden und Nebenhoden nicht differenzierbar. Rötung und Ödem der Skrotalhaut. Leukozytose. Diaphanoskopie negativ.

Sonographie
Längsschnitt durch den rechten Hoden.
Mäßige Vergrößerung des rechten Hodens mit echoarmer, inhomogener und völlig destruierter testikulärer Echotextur. Vergrößerung des Nebenhodens (nicht vollständig abgebildet). Geringe Flüssigkeitsansammlung im Cavum serosum testis und Ödem des paratestikulären Gewebes.

Analyse
Bei klinisch eindeutigem Befund einer Entzündung spricht die echoarme, inhomogene Strukturstörung des Hodens bei gleichzeitig vergrößertem Nebenhoden für eine abszedierende Entzündung.

Folgerung
Epididymoorchitis mit Verdacht auf intratestikuläre Abszedierung.

Histologie
Schwere granulomatöse Orchitis mit Abszedierung.

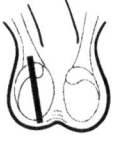
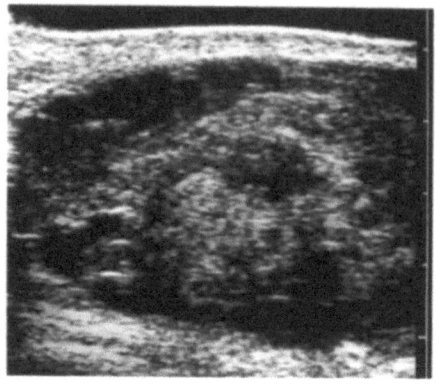

Fall 72

20jähriger Patient; akute Schwellung des Skrotums nach Motorradunfall.

Körperliche Untersuchung
Sehr schmerzhafte, prall-elastische Schwellung des rechten Skrotalinhalts. Hoden und Nebenhoden palpatorisch nicht abgrenzbar.

Sonographie
Längsschnitt durch das rechte Skrotalfach.
Inhomogen strukturierter, unscharf begrenzter Hoden.
Flüssigkeitsansammlung im Cavum serosum testis mit einzelnen Binnenechos.

Analyse
Die Inhomogenität des Hodens in Verbindung mit einer Hämatozele legt den dringenden Verdacht auf eine Organruptur nahe.

Folgerung
Hodenruptur rechts mit Hämatozele.

Operation
Hodenruptur rechts mit Hämatozele.

Anmerkung
Bei einem Skrotaltrauma dient die Sonographie dem Nachweis bzw. dem Ausschluß einer operationspflichtigen Hodenruptur.

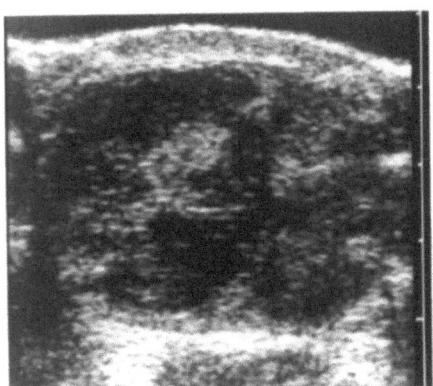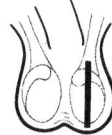

Fall 73

35jähriger Patient; Skrotaltrauma durch Sturz vom Baugerüst mit livider Schwellung des Skrotums.

Körperliche Untersuchung
Pralle Schwellung des gesamten Skrotums. Palpation nicht möglich.

Sonographie
Längsschnitt durch das linke Skrotalfach.
Flüssigkeitsansammlung im Cavum serosum testis mit einzelnen Binnenechos. Nachweis einzelner, unscharf begrenzter solider Anteile innerhalb dieser Flüssigkeit. Hodenähnliche Strukturen nicht zu erkennen.
Rechter Hoden unauffällig.

Folgerung
Skrotaltrauma mit Fragmentation des linken Hodens und Hämatozele.

Operation
Hodenruptur mit Fragmentation links.

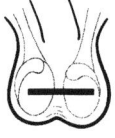
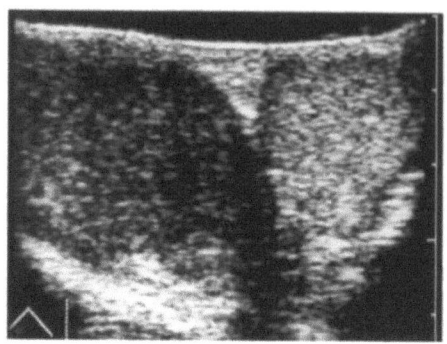

Fall 74

65jähriger Patient mit schmerzloser Schwellung des rechten Hodens. Zustand nach Epididymitis rechts vor einem Jahr.

Körperliche Untersuchung
Schmerzlose, derbe Vergrößerung des rechten Hodens. Mäßig vergrößerter rechter Nebenhoden. Diaphanoskopie negativ. Keine Entzündungszeichen.

Sonographie
Querschnitt durch beide Hoden.
Vergrößerung des rechten Hodens mit homogener Echoarmut des testikulären Gewebes.

Analyse
Durch die Kombination einer derben Resistenz mit sonographisch nachgewiesener Strukturstörung des Hodenparenchyms – auch wenn diese homogen ist – besteht dringender Tumorverdacht.

Folgerung
Hochgradiger Verdacht auf Hodentumor rechts.

Histologie
Chronische, fibrosierende Orchitis.
Siehe Operationspräparat S. 226.

Anmerkung
Gelegentlich ist das klinische und sonographische Bild einer chronischen fibrosierenden bzw. chronischen granulomatösen Orchitis nicht von einem Hodentumor zu unterscheiden.

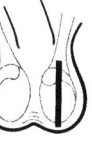 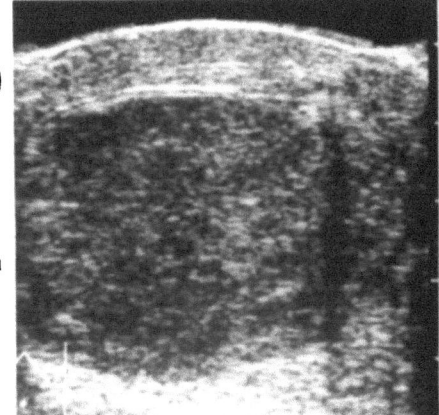 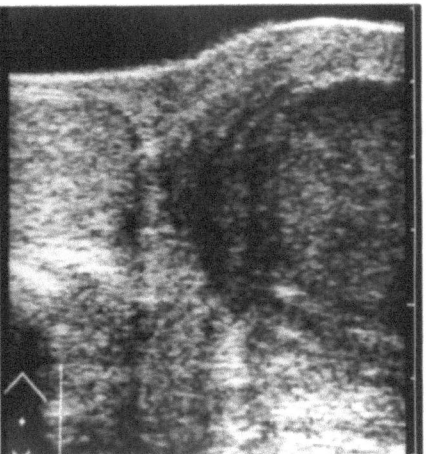 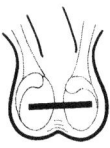

Fall 75

36jähriger Patient mit sehr schmerzhafter Schwellung des linken Skrotalinhalts und hohem Fieber. Vor 7 Tagen Harnröhrenschlitzung und transurethraler Katheter.

Körperliche Untersuchung
Sehr schmerzhafte Schwellung des linken Skrotalinhalts, Hoden und Nebenhoden nicht differenzierbar. Rötung und Ödem der Skrotalhaut. Diaphanoskopie negativ.

Sonographie
Längsschnitt durch den linken Hoden (**a**) sowie Querschnitt durch beide Hoden (**b**).
Linker Hoden und Nebenhoden deutlich vergrößert und echoarm. „Zwiebelschalenartiges" Ödem des paratestikulären Gewebes (s. Seitenvergleich), Skrotalhautödem links.

Folgerung
Ausgedehnte Epididymoorchitis links.

Verlauf
Befundverschlechterung unter Antibiotikatherapie, demzufolge Orchiektomie links.

Histologie
Abszedierende Epididymoorchitis.

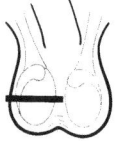
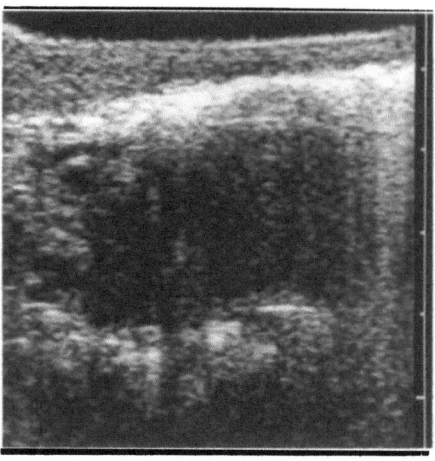

Fall 76

73jähriger Patient mit starker entzündlicher Schwellung des gesamten Skrotums. Großer perianaler Abszeß. Hohes Fieber.

Körperliche Untersuchung
Riesige Schwellung des gesamten Skrotums. Hoden und Nebenhoden beidseits nicht palpabel. Rötung und starkes Ödem der Skrotalhaut. Leukozytose.

Sonographie
Querschnitt durch das rechte Skrotalfach.
Riesige intraskrotale Flüssigkeitsansammlung. Ausgedehnte Lufteinschlüsse als echodichte Strukturen mit dorsaler Schallabschwächung. Hoden und Nebenhoden beidseits durch Luftüberlagerung schlecht beurteilbar (nicht abgebildet), jedoch normal groß.

Folgerung
Großer Skrotalabszeß.

Operation
Ausgedehnte Abszeßspaltung.

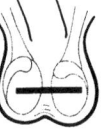 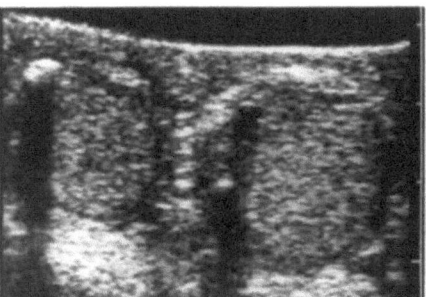 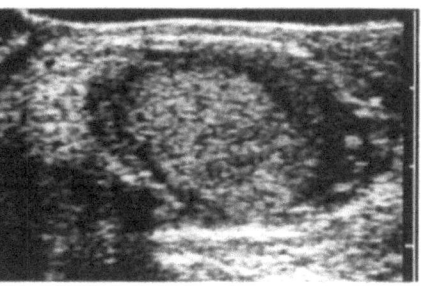 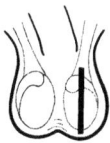

a b

Fall 77

72jähriger Patient mit einer derben Induration beider Hoden. Keine Schmerzen. Kein Fieber.

Körperliche Untersuchung
Derbe, nicht druckschmerzhafte Induration beider Hoden, links ausgeprägter als rechts. Nebenhoden beidseits nicht abgrenzbar. Keine Entzündungszeichen.

Sonographie
Querschnitt durch beide Hoden (**a**) sowie Längsschnitt durch den linken Hoden (**b**).
Beide Hoden zeigen eine homogene regelrechte Echotextur. Die Hoden sind von einem echoarmen, unregelmäßig dicken und partiell verkalkten Saum umgeben. Nebenhoden beidseits nicht abgrenzbar.

Analyse
Der dringende klinische Verdacht eines beidseitigen Hodentumors kann sonographisch in Anbetracht der homogenen Struktur der Hoden nicht bestätigt werden. Die tumorverdächtige, palpable Resistenz entspricht der saumartigen Verdickung des paratestikulären Gewebes mit einzelnen Verkalkungen. Seit 1,5 Jahren trägt der Patient einen Harnblasenkatheter und hat rezidivierende Harnwegsinfekte.

Folgerung
Ausgedehnte, chronische Periorchitis beidseits mit Verkalkungen. Kein Anhalt für Hodentumor.

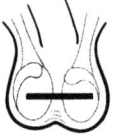

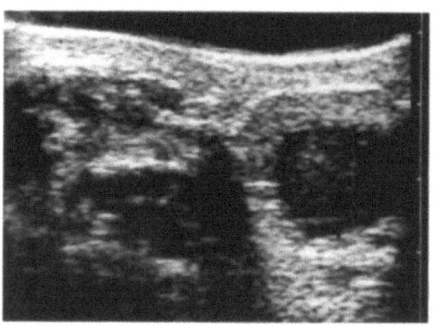

Fall 78

32jähriger Patient mit rezidivierender Schwellung des rechten Hodens und Nebenhodens seit 2 Jahren, jetzt mit entzündlicher Komponente.

Körperliche Untersuchung
Große, mäßig druckschmerzhafte Resistenz des gesamten rechten Skrotalinhalts, rechter Hoden nicht abgrenzbar. Leichte Rötung und Ödem der Skrotalhaut rechts. Diaphanoskopie negativ. Regelrechte Form und Größe des linken Hodens bei leicht vermehrter Konsistenz.

Sonographie
Querschnitt durch beide Hoden.
Sehr große, inhomogen strukturierte Raumforderung des rechten Hodens mit multiplen zystischen Anteilen. Gering verdickte Skrotalhaut rechts.
Zusätzlich fällt eine deutlich echoarme, noduläre und gut begrenzte Läsion im linken Hoden auf.

Analyse
Bei der ausgedehnten, inhomogenen Destruktion des rechten Hodens besteht kein Zweifel an der Diagnose eines Tumors, zumal entzündliche Veränderungen wie eine Nebenhodenvergrößerung oder eine homogene Hyporeflexivität des testikulären Gewebes fehlen. Die bei der körperlichen Untersuchung kaum aufgefallene Veränderung des linken Hodens ist bei nochmaliger gezielter Palpation induriert und wenig schmerzhaft – somit ebenfalls Tumorverdacht links.

Folgerung
Hodentumor beidseits.

Histologie
1. Reifes Teratom und Adenokarzinom des rechten Hodens.
2. Seminom des linken Hodens.

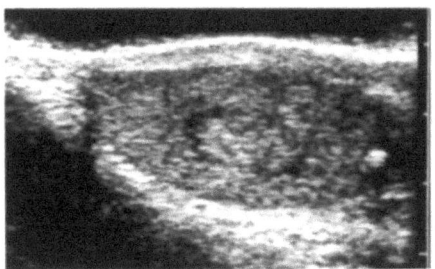
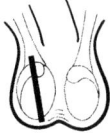

Fall 79

37jähriger Patient, dem eine Verhärtung des rechten Hodens auffiel.

Körperliche Untersuchung
Normal großer rechter Hoden mit einer derben Induration.

Sonographie
Längsschnitt durch den rechten Hoden.
Im Hoden (mittleres und unteres Drittel) findet sich eine nahezu isoreflexive Strukturstörung mit unscharfem, echoarmen Saum. Zusätzlich Verkalkung am unteren Hodenpol.

Analyse
Auf den ersten Blick erscheint das sonographische Bild nahezu unauffällig. Unter Berücksichtigung des Palpationsbefundes darf einem die intratestikuläre Strukturstörung jedoch nicht entgehen.

Folgerung
Hodentumor rechts.

Histologie
Teratom.

Anmerkung
In seltenen Fällen können Hodentumoren (vor allem Teratome) auch ein isoreflexes Echomuster zum umgebenden Hodenparenchym aufweisen. In diesen Fällen ist die klinische Untersuchung von entscheidender Bedeutung.

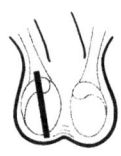
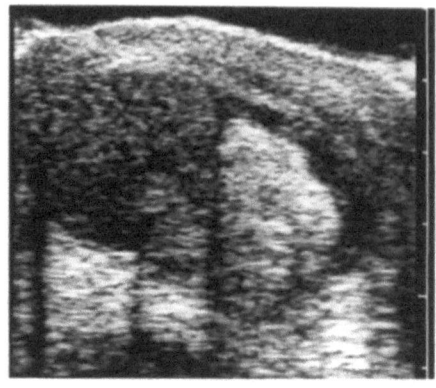

Fall 80

11jähriger Patient mit akuter Schmerzsymptomatik des rechten Hodens vor 4 Tagen und anschließender zunehmender Schwellung.

Körperliche Untersuchung
Mäßig druckschmerzhafte und erhebliche Vergrößerung des rechten Nebenhodens. Hoden mäßig induriert. Skrotalhautödem. Kein Fieber.

Sonographie
Längsschnitt durch den rechten Hoden.
Normal großer Hoden mit homogener Echoarmut. Erheblich vergrößerter, inhomogen echodichter Nebenhoden. Geringe Flüssigkeitsansammlung im Cavum serosum testis mit einzelnen Binnenechos. Schwellung des paratestikulären Gewebes sowie der Skrotalhaut.

Analyse
Das sonographische Bild allein ist uncharakteristisch. Differentialdiagnostisch wäre in erster Linie an eine Epididymoorchitis oder eine ältere Hodentorsion (akute Schmerzen, kein Fieber) zu denken. Die vermehrte Reflexivität des Nebenhodens ist häufig bei Einblutungen zu beobachten.

Farbkodierte Duplexsonographie
Fehlende Durchblutung von Hoden und Nebenhoden. Pathologisch vermehrte Durchblutung im paratestikulären Gewebe sowie in der Skrotalhaut.

Folgerung
Ältere Hodentorsion.

Intraoperativer Befund und Histologie
Hämorrhagische Nekrose von Hoden und Nebenhoden infolge einer Torsion.

Anmerkung
Das sonographische Bild der Hodentorsion ist unspezifisch. Die farbkodierte Duplexsonographie ist die Untersuchungsmethode der Wahl.

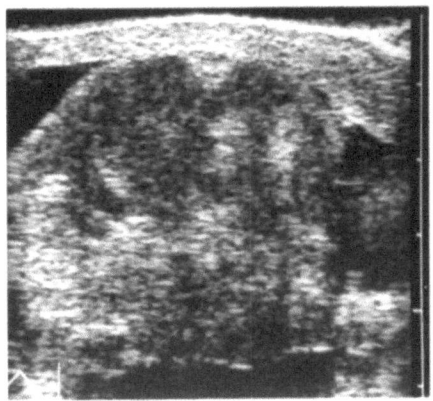
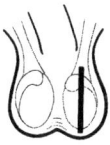

Fall 81

40jähriger Patient mit plötzlicher Größenzunahme des linken Hodens seit 6 Tagen. Erhebliche Schmerzen.

Körperliche Untersuchung
Große, indurierte Raumforderung des Hodens. Hoden und Nebenhoden nicht ausreichend zu unterscheiden. Rötung und Ödem der Skrotalhaut. Kein Fieber.

Sonographie
Längsschnitt durch den linken Hoden.
Irreguläre, teils echoarme, teils echodichte Strukturstörung des erheblich vergrößerten Hodens. Ebenfalls Vergrößerung des Nebenhodens mit vermehrter Echogenität. Mäßige Flüssigkeitsansammlung im Cavum serosum testis.

Analyse
Das sonographische Bild ist in Anbetracht der inhomogenen Destruktion und Vergrößerung des Hodens zunächst tumorverdächtig. Da der Patient jedoch glaubhaft versichert, daß der Hoden noch vor wenigen Tagen völlig unauffällig war, erscheint die Diagnose eines Tumors fraglich. In Verbindung mit den Schmerzen, der Rötung der Skrotalhaut sowie der begleitenden Vergrößerung des Nebenhodens wäre an eine schwere Epididymoorchitis zu denken, widersprüchlich ist hier jedoch die fehlende Temperaturerhöhung.

Folgerung
Verdacht auf schwere Epididymoorchitis links, möglicherweise mit Einblutungen.

Intraoperativer Befund und Histologie
Ältere hämorrhagische Nekrose von Hoden und Nebenhoden infolge einer Torsion.

Anmerkung
Das sonographische Bild der Hodentorsion ist unspezifisch.
Torsionen können (selten) auch im postpubertären Alter auftreten.

208

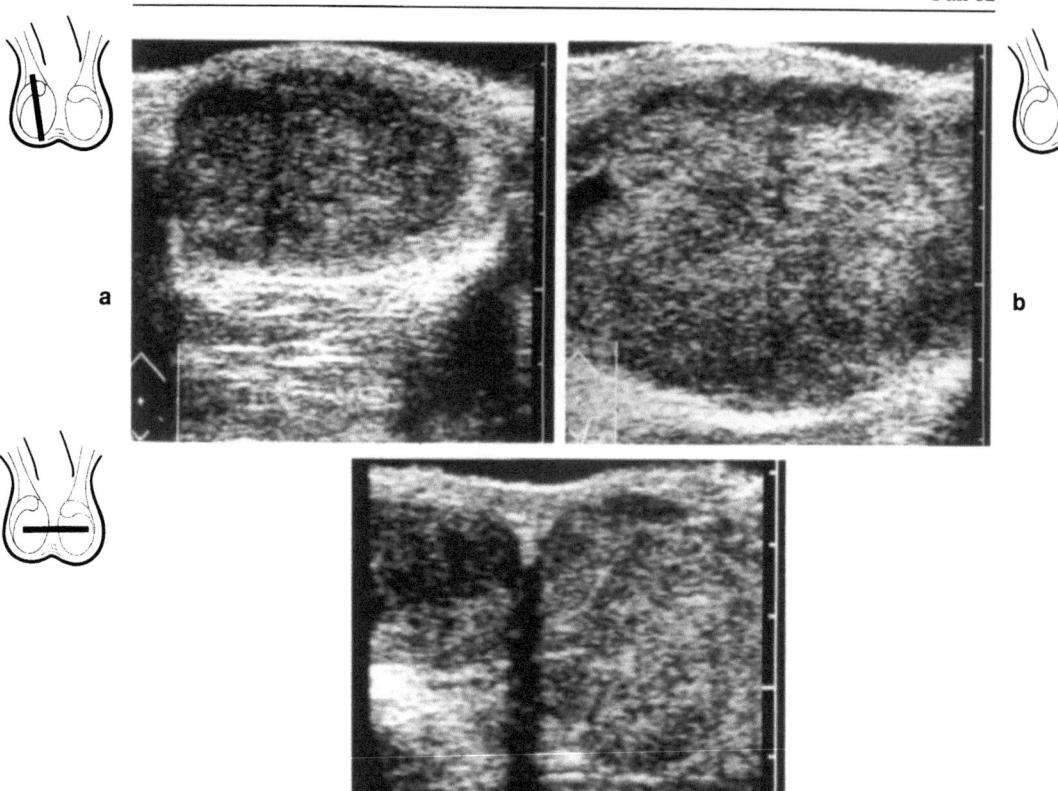

Fall 82

29jähriger Patient mit einer großen, schmerzlosen Schwellung des linken Hodens.

Körperliche Untersuchung
Große, derbe, schmerzlose Resistenz des linken Hodens. Normal großer rechter Hoden. Kein Entzündungszeichen.

Sonographie
Längsschnitt durch den rechten (**a**) und linken (**b**) Hoden sowie Querschnitt durch beide Hoden (**c**).
Hodenvergrößerung links mit kompletter, teils echoarmer Destruktion des Hodenparenchyms. Normal großer rechter Hoden mit einer echoarmen, relativ gut begrenzten Strukturstörung, ein schmaler Saum von normalem Hodengewebe scheint nur noch am unteren Pol nachweisbar.

Analyse
Klinisch bereits eindeutiger Hodentumor links. Sonographisch zusätzlicher Nachweis einer testikulären Strukturstörung rechts. Bei nochmaliger gezielter Palpation erscheint der rechte Hoden ebenfalls induriert. (Dieser Befund entging der Erstuntersuchung wegen des offensichtlichen linksseitigen Hodentumors.)

Folgerung
Hodentumor beidseits.

Histologie
Seminom beider Hoden.

Siehe Operationspräparat S. 226.

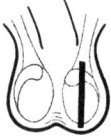
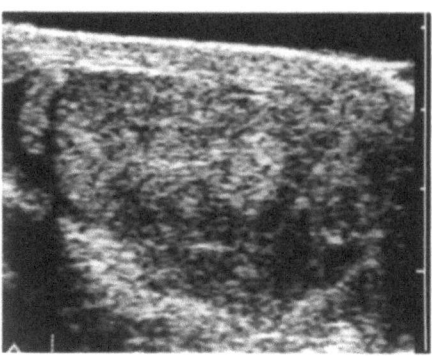

Fall 83

31jähriger Patient mit stumpfem Hodentrauma vor 2 Tagen. Jetzt Schwellung und Schmerzen.

Körperliche Untersuchung
Sehr druckempfindliche Schwellung des linken Skrotalinhalts. Hoden und Nebenhoden nicht voneinander abgrenzbar. Diaphanoskopie negativ. Kein Fieber. Keine Leukozytose.

Sonographie
Längsschnitt durch den linken Hoden.
Inhomogen strukturierte, teils echoarme Vergrößerung des Nebenhodenschwanzes von erheblichem Ausmaß. Unscharfe Begrenzung gegenüber dem benachbarten unteren Hodenpol. Nebenhodenkopf unauffällig.

Analyse
In Verbindung mit den anamnestischen und klinischen Daten legt die Schwellung des Nebenhodens den dringenden Verdacht auf eine traumatisch bedingte Einblutung nahe. Es besteht auch Verdacht auf kleine Hämorrhagien des benachbarten Hodengewebes. Da eine größere Flüssigkeitsansammlung im Cavum serosum testis fehlt, erscheint eine Hodenruptur wenig wahrscheinlich.

Folgerung
Ausgedehnte Hämorrhagien im Nebenhodenkörper und -schwanz sowie Verdacht auf kleinere intratestikuläre Hämorrhagien als Traumafolge.

Intraoperativer Befund und Histologie
Umfangreiche Hämorrhagien und partielle Nekrosen des Nebenhodens. Keine Hodenruptur.

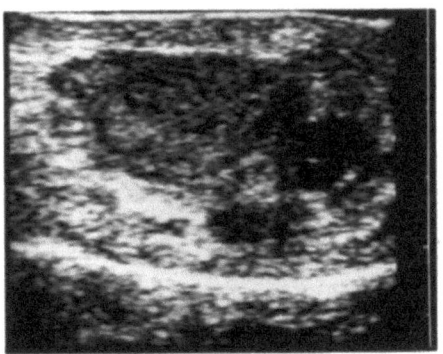
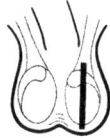

Fall 84

74jähriger Patient mit mäßig schmerzhafter Schwellung des linken Skrotalinhalts seit mehreren Wochen. Kein Fieber.

Körperliche Untersuchung
Derbe, mäßig druckschmerzhafte Schwellung im Bereich des unteren Hodenpols. Hoden und Nebenhoden nicht voneinander zu differenzieren.

Sonographie
Längsschnitt durch den linken Hoden.
Inhomogene, teils echoarme Raumforderung im Bereich des unteren Hodenpols, wohl eher dem Nebenhoden zuzuordnen. Keine sichere Differenzierung von unterem Hodenpol und Nebenhodenschwanz. Der untere Hodenpol erscheint mäßig deformiert. Übriges testikuläres Gewebe homogen.

Analyse
Trotz der Schmerzhaftigkeit muß in Anbetracht des Palpationsbefundes an einen tumorösen Prozeß gedacht werden. Dieser Verdacht kann anhand der Sonographie (solide Läsion, keine sichere Abgrenzung des vergrößerten Nebenhodens zum unteren Hodenpol, fehlendes Skrotalhautödem) nicht sicher entkräftet werden.

Folgerung
Solide Raumforderung im Bereich des Nebenhodenschwanzes; möglicherweise mit Einbeziehung des unteren Hodenpols. Differentialdiagnose: Chronisch entzündlicher oder tumoröser Prozeß.

Operation und Histologie
Chronische abszedierende Epididymitis mit ausgedehnten Fibrosen und Deformierung des unteren Hodenpols.

Siehe Operationspräparat S. 227.

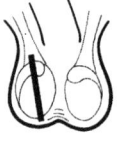 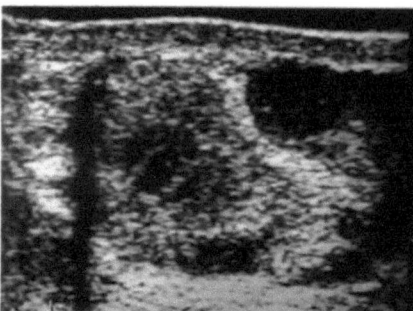 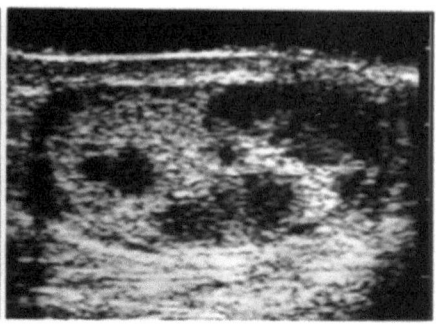 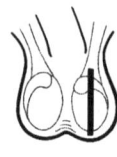

Fall 85

28jähriger Patient mit einer derben, schmerzlosen Vergrößerung des rechten Hodens.

Körperliche Untersuchung
Höckerig indurierter, mäßig vergrößerter rechter Hoden ohne Druckschmerz. Fragliche Induration des linken Hodens. Keine Entzündungszeichen.

Sonographie
Längsschnitt durch rechten (**a**) und linken (**b**) Hoden.
Mäßig vergrößerter linker Hoden. Mehrere echoarme, inhomogen strukturierte, fokale Läsionen in beiden Hoden mit guter Abgrenzung zum übrigen Hodengewebe. Mitabgebildeter rechter Nebenhodenkopf gering vergrößert.

Analyse
Bei der unklaren Befundkonstellation (palpatorisch: Hodentumor rechts; sonographisch: atypische multiple Läsionen in beiden Hoden) ist eine sichere Diagnosestellung kaum möglich. Neben dem seltenen Befund einer beidseitigen Tumormanifestation (z.B. Lymphom) wäre auch an granulomatöse entzündliche Läsionen zu denken.

Folgerung
Tumoröse oder granulomatöse Läsionen beider Hoden.

Histologie
Intratestikuläre Gummen (rechter Hoden).

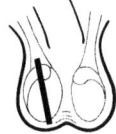

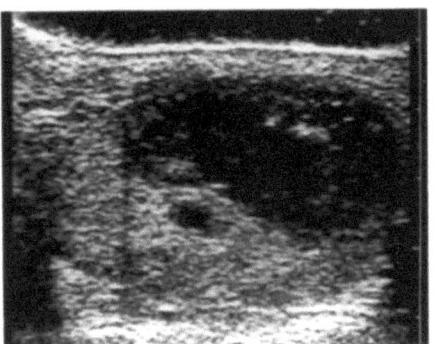

Fall 86

37jähriger Patient. Iranischer Soldat mit Zustand nach offener Unterschenkelverletzung vor 2 Monaten. Stationärer Aufenthalt jetzt wegen schwerer Osteomyelitis. Bei der klinischen Untersuchung fiel zufällig eine Raumforderung des rechten Hodens auf.

Körperliche Untersuchung
Derbe, nahezu schmerzlose Resistenz des unteren Hodenpols rechts. Äußere Zeichen einer Entzündung oder eines Traumas fehlen.

Sonographie
Längsschnitt durch den rechten Hoden.
Größere und kleine, stark echoarme fokale Läsionen des Hodens. Nebenhoden unauffällig (nur Nebenhodenkopf mit abgebildet).

Folgerung
Hochgradiger Verdacht auf zystischen Hodentumor rechts.

Intraoperativer Befund und Histologie
Älteres, teils kolliquiertes und randständig fibrosiertes Hämatom paratestikulär sowie kleines subkapsuläres intratestikuläres Hämatom.
Siehe Operationspräparat S. 227.

Anmerkung
Klinisch und sonographisch bestand der hochgradige Verdacht auf einen Hodentumor. Auffallend wäre allenfalls die starke Echoarmut der Läsionen, wovon zumindest die kleinere Läsion eindeutig intratestikulär lag. Eine ausreichende Anamneseerhebung – möglicherweise mit der entscheidenden Information über ein früheres Skrotaltrauma – war nicht möglich.

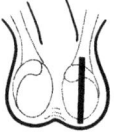
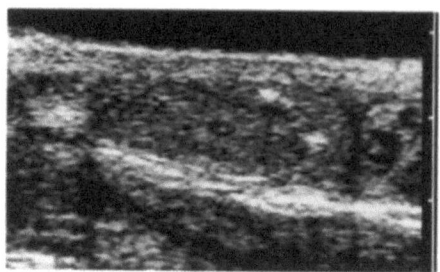

Fall 87

28jähriger Patient; Zustand nach operativer Entfernung eines retroperitonealen Teratoms vor 14 Monaten. Jetzt retroperitoneales Tumorrezidiv. Weitere anamnestische Daten: Zustand nach Orchidolyse und -pexie links in der Kindheit.

Körperliche Untersuchung
Unauffälliger Palpationsbefund beider Hoden.

Sonographie
Längsschnitt durch den linken Hoden.
Einzelne, echodichte, intratestikuläre Herde im Bereich des unteren Hodenpols bei sonst regelrechter Echotextur des Hodens. Keine Resistenz bei nochmaliger gezielter Palpation.

Folgerung
Intratestikuläre Narben im Bereich des unteren Hodenpols links bei Zustand nach Orchidopexie.

Histologie
Kleines reifes Teratom des linken Hodens mit Narben und hyalinem Knorpel.

Anmerkung
Bei der Kombination retroperitonealer Tumor und testikuläre Läsion sollte stets Tumorverdacht geäußert werden, auch bei unauffälligem Palpationsbefund oder anderen möglichen Ursachen in der Anamnese.

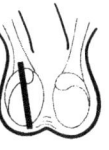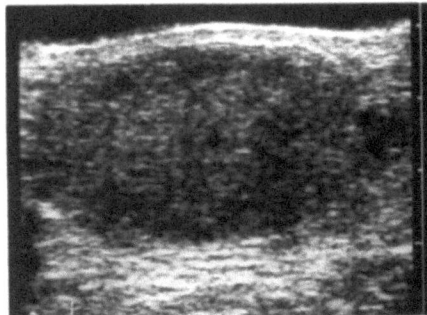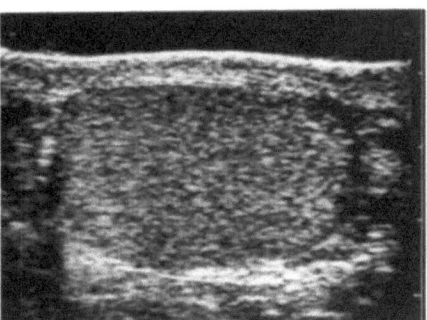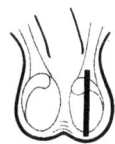

Fall 88

54jähriger Patient. Zustand nach rechtsseitiger Epididymitis vor 5 Wochen. Jetzt vergrößerter, schmerzloser rechter Hoden.

Körperliche Untersuchung
Mäßig vergrößerter, nicht druckschmerzhafter, derber Hoden rechts. Hoden und Nebenhoden nicht sicher zu differenzieren. Keine Entzündungszeichen. Keine Leukozytose.

Sonographie
Längsschnitt durch den rechten (**a**) und linken (**b**) Hoden.
Im Seitenvergleich zeigt sich ein mäßig vergrößerter rechter Hoden mit starker, teils inhomogener Echoarmut des testikulären Gewebes. Nebenhoden nicht sicher abgrenzbar. Unauffälliger Hoden und Nebenhoden links.

Analyse
Klinisch und sonographisch besteht dringender Verdacht auf einen Hodentumor rechts. Dieser Verdacht kann durch die anamnestische Angabe einer abgelaufenen Epididymitis nicht entkräftet werden, da es sich möglicherweise um einen kaschierten Hodentumor mit begleitender Entzündung handelte.

Folgerung
Hochgradiger Verdacht auf Hodentumor rechts.

Histologie
Chronische granulomatöse Orchitis.

Siehe Operationspräparat S. 227.

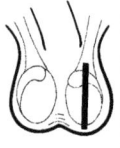
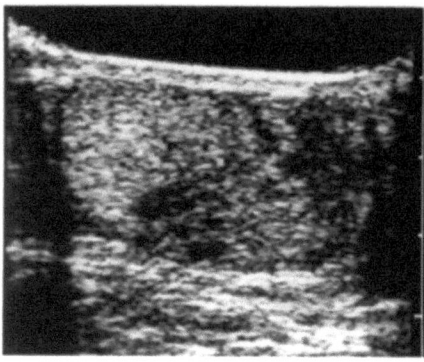
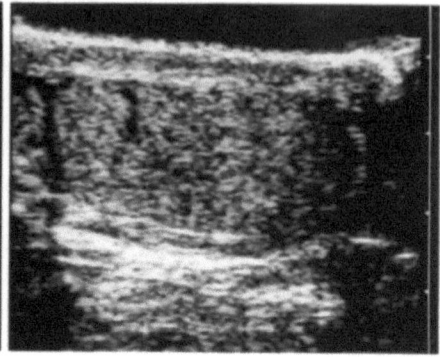
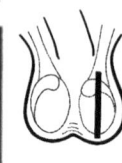

a b

Fall 89

18jähriger Patient mit Schmerzen im Bereich des unteren Hodenpols links. Zustand nach passagerem Schmerzereignis des rechten Hodens. Zustand nach Virusinfekt vor 3 Wochen. Kein Fieber.

Körperliche Untersuchung
Regelrechte Form, Größe und Konsistenz beider Hoden. Druckschmerzhafter unterer Hodenpol. Nebenhoden beidseits unauffällig. Keine Leukozytose.

Sonographie
Längsschnitt durch den linken Hoden (**a**).
Mehrere echoarme Strukturstörungen beider Hoden (dargestellt eine halbmondförmige Strukturstörung im Bereich des unteren Hodenpols sowie eine rundliche Strukturstörung im mittleren Hodendrittel links). Nebenhoden beidseits abgrenzbar und regelrecht. Keine Hydrozele, kein Skrotalhautödem.

Analyse
Bei den intratestikulären fokalen Strukturstörungen ist zunächst Tumorverdacht gegeben – atypisch sind jedoch die multiplen beidseitigen Läsionen. Wegen fehlender Induration dieser Strukturstörungen ist differentialdiagnostisch in erster Linie an entzündliche Affektionen zu denken.

Folgerung
Atypische, disseminierte Strukturstörungen beider Hoden mit Verdacht auf entzündliche Genese.

Verlauf
Beschwerdefreiheit nach Antibiotikatherapie. Weitgehende Rückbildung der testikulären Strukturstörungen beidseits bei der sonographischen Kontrolle nach 14 Tagen (**b**).

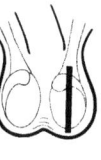 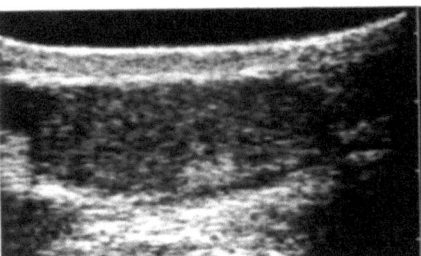 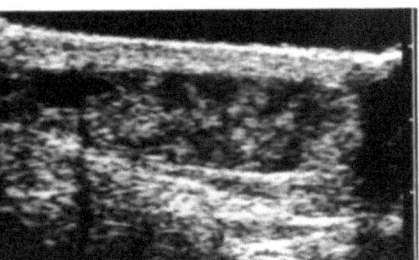 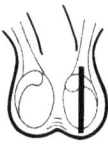

a   b

Fall 90

20jähriger Patient mit akuter Schmerzsymptomatik des linken Hodens seit 4 Tagen. Leichtes Fieber.

Körperliche Untersuchung
Stark druckschmerzhafter Skrotalinhalt links. Hoden und Nebenhoden wegen Schmerzhaftigkeit nicht ausreichend palpabel.

Sonographie
Längsschnitt durch den linken Hoden (**a**).
Regelrechte Form und Größe des linken Hodens mit homogener Echoarmut des testikulären Gewebes. Mäßig vergrößerter Nebenhoden.

Analyse
Bei dem Alter des Patienten muß zunächst an einen Hodentumor gedacht werden. Die Aussage der Palpation ist wegen erheblicher Schmerzen eingeschränkt. Die sonographisch nachgewiesene Homogenität des testikulären Gewebes spricht jedoch gegen einen Tumor.

Folgerung
Verdacht auf Epididymoorchitis links

Verlauf
Klinische Befundbesserung unter Antibiotikatherapie. Jetzt palpatorisch unauffälliger linker Hoden.
Die sonographische Kontrolle nach 3 Monaten (**b**) zeigt bei Beschwerdefreiheit und unauffälligem Tastbefund multiple, unscharfe, echoarme testikuläre Läsionen entsprechend einer postentzündlichen irregulären Fibrosierung.

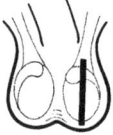
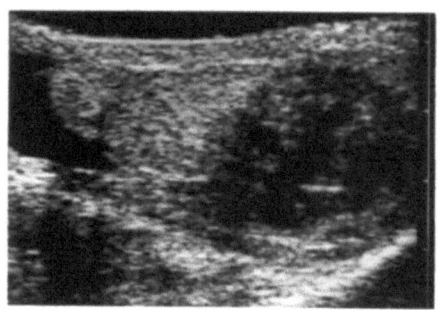

Fall 91

29jähriger Patient mit einer schmerzhaften Schwellung im linken Skrotum vor 3 Monaten. Abklingen der Schmerzsymptomatik unter Antibiotikatherapie, jedoch Größenzunahme.

Körperliche Untersuchung
Große, druckschmerzhafte Schwellung, vor allem im Bereich des linken Nebenhodenschwanzes. Hoden und Nebenhodenschwanz nicht sicher zu unterscheiden. Fragliche Fluktuation der Raumforderung. Diaphanoskopie negativ. Kein Fieber.

Sonographie
Längsschnitt durch den linken Hoden.
Große, inhomogene Raumforderung im Bereich des unteren Hodenpols und Nebenhodenschwanzes. Echoarme und fokale, nahezu echofreie Läsionen in der Raumforderung. Nebenhodenkopf und oberer Hodenpol unauffällig. Geringe Hydrocele testis.

Folgerung
Verdacht auf chronische Epididymitis unter Einbeziehung des unteren Hodenpols mit kleinherdigen Abszessen; Differentialdiagnose: Tuberkulose des Nebenhodens mit entsprechender Umgebungsreaktion; tumoröser Prozeß nicht mit Sicherheit auszuschließen.

Verlauf
Keine wesentliche Befundbesserung unter Fortsetzung der Antibiotikatherapie. Wegen des Verdachts auf eine Abszedierung und da ein tumoröser Prozeß nicht mit Sicherheit ausgeschlossen werden konnte, erfolgte die Freilegung. Hierbei zeigte sich eine ausgedehnte und abszedierende Entzündung des Nebenhodenschwanzes unter Einbeziehung des unteren Hodenpols, so daß eine Ablatio testis durchgeführt wurde.

Histologie
Ausgedehnte verkäsende Nekrosen mit säurefesten Stäbchen entsprechend einer floriden Tuberkulose.

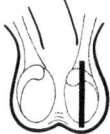
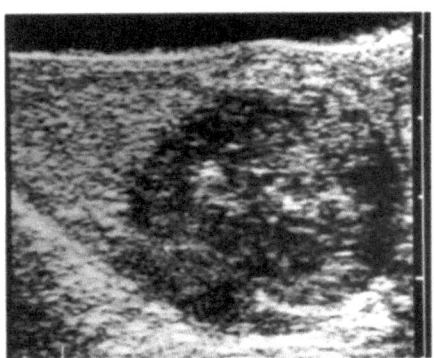

Fall 92

75jähriger Patient mit einem derben Knoten im linken Hoden. Keine entzündlichen skrotalen Erkrankungen in der Anamnese.

Körperliche Untersuchung
Derbe, kaum druckschmerzhafte Resistenz des linken Skrotalinhalts im Bereich des unteren Hodenpols. Hoden und Nebenhoden nicht ausreichend voneinander zu unterscheiden. Keine Entzündungszeichen. Diaphanoskopie negativ.

Sonographie
Längsschnitt durch den linken Hoden.
Große, echoarme und inhomogene Raumforderung. Unterer Hodenpol in diesen Prozeß mit einbezogen oder von der Raumforderung imprimiert und deformiert. Übriges Hodenparenchym regelrecht.

Analyse
Anhand der klinischen Untersuchung besteht kein Zweifel an einem tumorösen Prozeß. Sonographische Bestätigung einer soliden Raumforderung mit vorwiegend extratestikulärer Lokalisation. Eine Beteiligung des Hodens kann jedoch nicht ausgeschlossen werden. Ein chronischer granulomatösentzündlicher Prozeß am Nebenhoden erscheint in Anbetracht der leeren Anamnese sehr unwahrscheinlich.

Folgerung
Hochgradiger Verdacht auf malignen, intraskrotalen Tumor unklaren Ursprungs.

Histologie
Paratestikuläres Lymphosarkom.

Handelt es sich um einen Hodentumor?

Die Fälle 93–98 sollen das Risiko einer alleinigen Interpretation des sonographischen Bildes ohne Berücksichtigung von Anamnese und körperlichem Untersuchungsbefund dokumentieren.

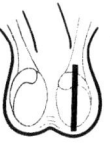 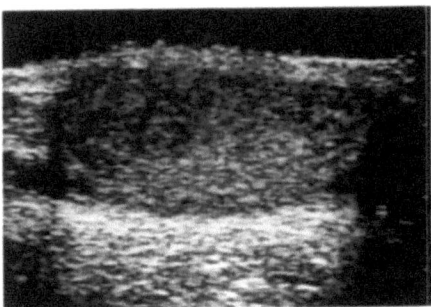 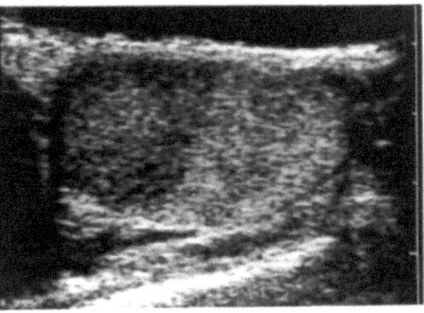 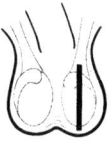

Fall 93

Fall 94

Fälle 93 und 94

Fall 93: 28jähriger Patient.
Fall 94: 36jähriger Patient.

Sonographie
Längsschnitte
Fokale, echoarme Strukturstörung des oberen Hodenpols bei beiden Patienten.

Interpretation
Hochgradiger Verdacht auf Hodentumor in beiden Fällen.

Anamnese
Fall 93: Patient bemerkte einen schmerzlosen Knoten im Hoden.
Fall 94: Zustand nach Epididymitis vor 2 Monaten. Jetzt Beschwerdefreiheit.

Körperliche Untersuchung
Fall 93: Derbe, schmerzlose Resistenz im Bereich des oberen Hodenpols. Keine Entzündungszeichen.
Fall 94: Unauffälliger Palpationsbefund von Hoden und Nebenhoden. Keine Entzündungszeichen.

Diagnose
Fall 93: Hodentumor (histologisch: Chorionkarzinom, embryonales Karzinom und Seminom).
Fall 94: Postentzündliche Veränderungen des oberen Hodenpols (klinische Verlaufskontrollen unauffällig).

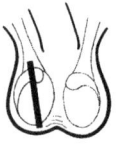
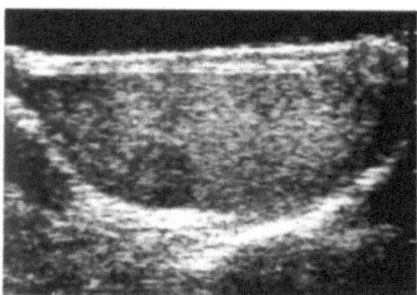
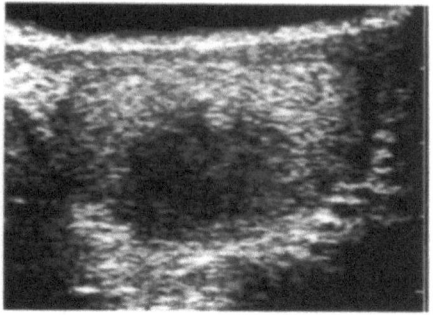
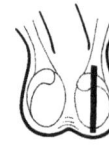

Fall 95

Fall 96

Fälle 95 und 96

Fall 95: 31jähriger Patient.
Fall 96: 25jähriger Patient.

Sonographie
Längsschnitte.
Fokale, echoarme intratestikuläre Läsion in beiden Fällen. Nebenhoden jeweils unauffällig.

Interpretation
Hodentumor in beiden Fällen.

Anamnese
Fall 95: Ziehende Schmerzen im entsprechenden Skrotalfach seit 14 Tagen. Befundbesserung unter Antibiotikatherapie.
Fall 96: Zustand nach Hodenbiopsie vor 7 Tagen.

Körperliche Untersuchung
Fall 95: Druckschmerzhafter, normal großer Hoden ohne Resistenz (auch bei sonographisch gezielter Palpation).
Fall 96: Schmerzhafter, mäßig vergrößerter Hoden. Kein Fieber. Keine Leukozytose.

Diagnose
Fall 95: Entzündliches, lymphozytäres Infiltrat des Hodens (Biopsie und Histologie).
Fall 96: Frische postoperative Veränderungen des Hodens (klinische Verlaufskontrollen unauffällig).

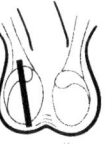
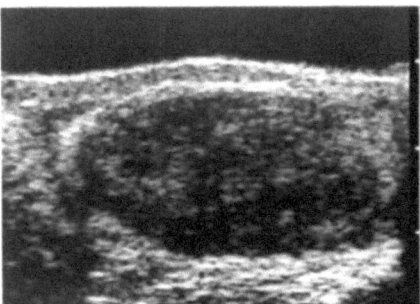
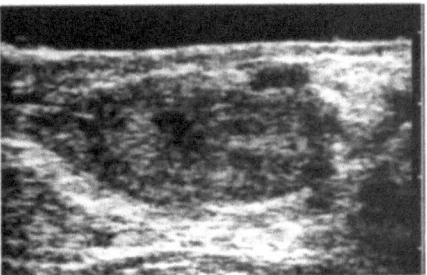
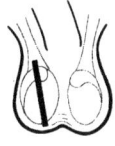

Fall 97

Fall 98

Fälle 97 und 98

Fall 97: 29jähriger Patient.
Fall 98: 51jähriger Patient.

Sonographie
Längsschnitte
Inhomogene, echoarme Destruktion des Hodenparenchyms in beiden Fällen. Nebenhoden jeweils unauffällig.

Interpretation
Hochgradiger Verdacht auf Hodentumor in beiden Fällen.

Anamnese
Fall 97: Patient bemerkte eine Verhärtung des Hodens. Keine Schmerzen.
Fall 98: Zustand nach einseitiger Nephrektomie vor 6 Monaten wegen Nierentuberkulose. Zu diesem Zeitpunkt schmerzlose Schwellung des Hodens, die sich im Verlauf der tuberkulostatischen Therapie zurückbildete.

Körperliche Untersuchung
Fall 97: Schmerzlose, derbe Resistenz des Hodens.
Fall 98: Kleiner, schmerzloser Hoden von weicher Konsistenz.

Diagnose
Fall 97: Hodentumor (histologisch: Seminom).
Fall 98: Postentzündliche Veränderungen des Hodens (klinische Verlaufskontrollen unauffällig).

Anhang:
Operationspräparate zu dargestellten Fällen

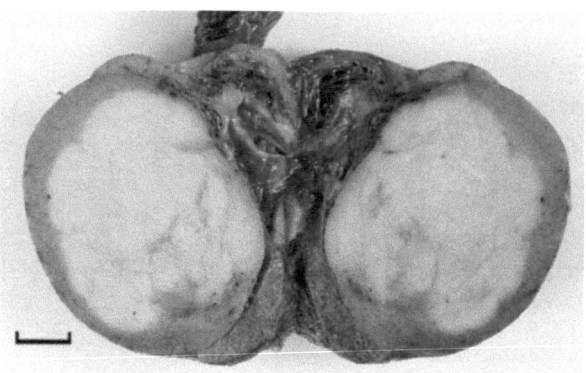

Fall 4

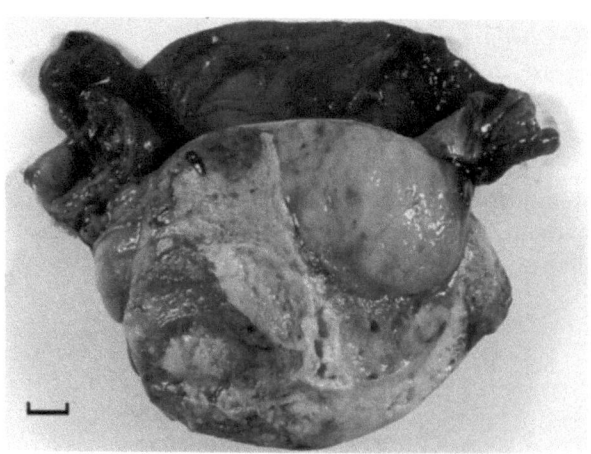

Fall 34

Operationspräparate zu dargestellten Fällen

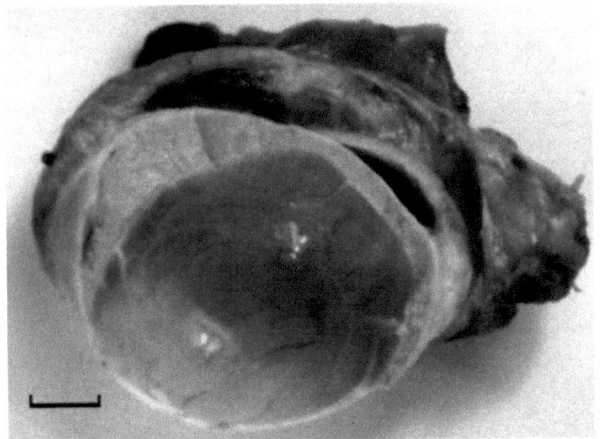

Fall 40

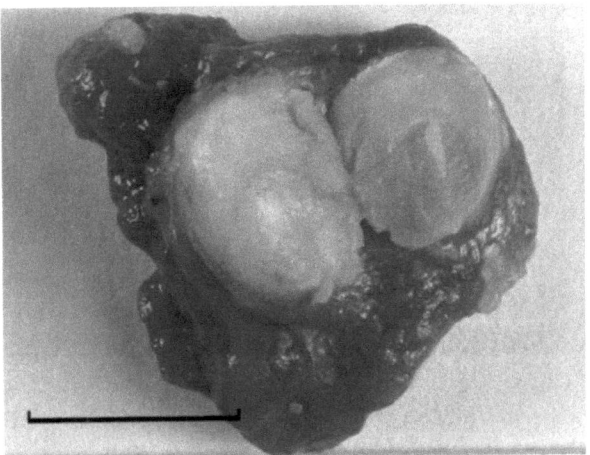

Fall 49

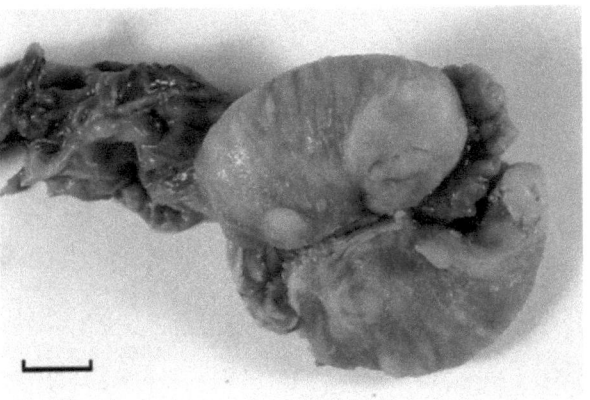

Fall 52

226 Operationspräparate zu dargestellten Fällen

Fall 53

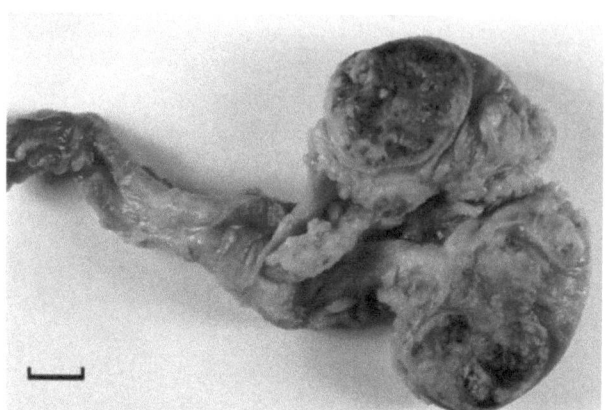

Fall 74

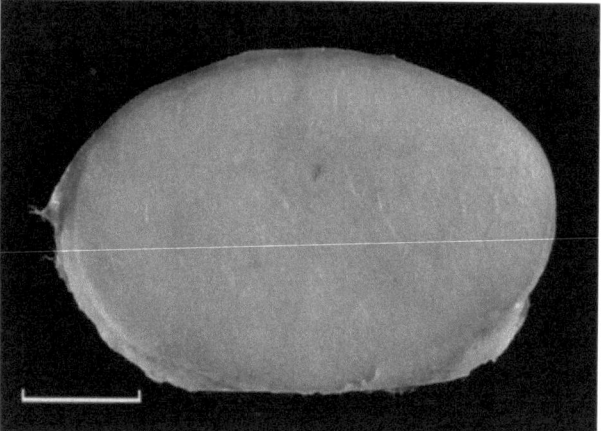

Fall 82

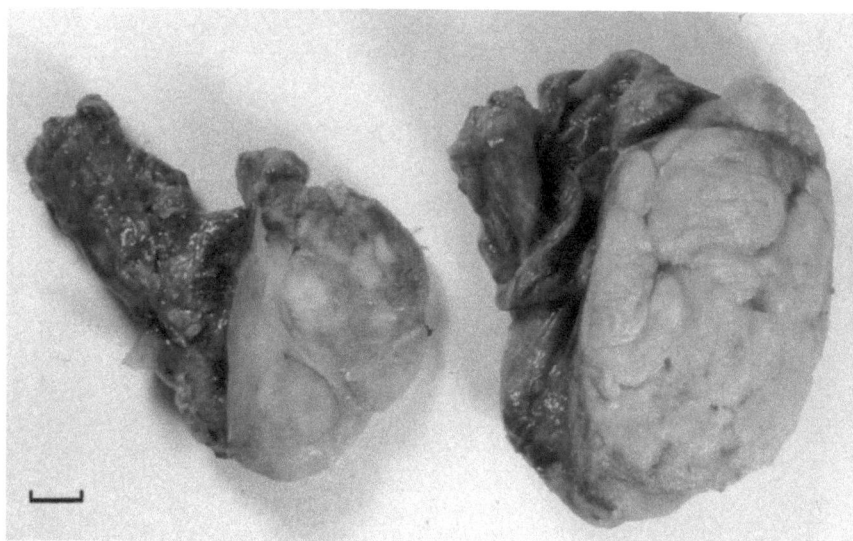

Operationspräparate zu dargestellten Fällen 227

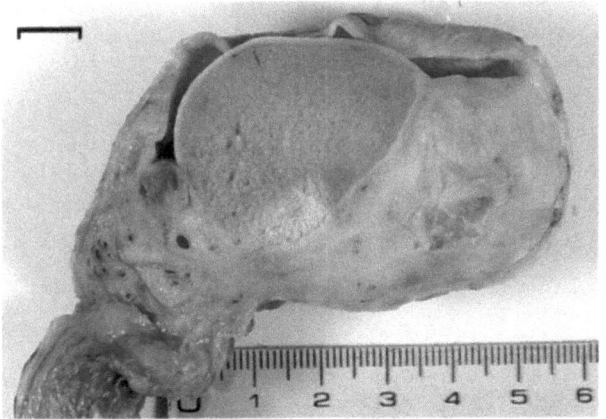

Fall 84

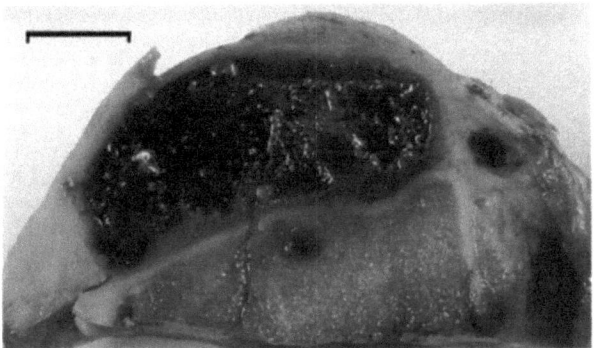

Fall 86

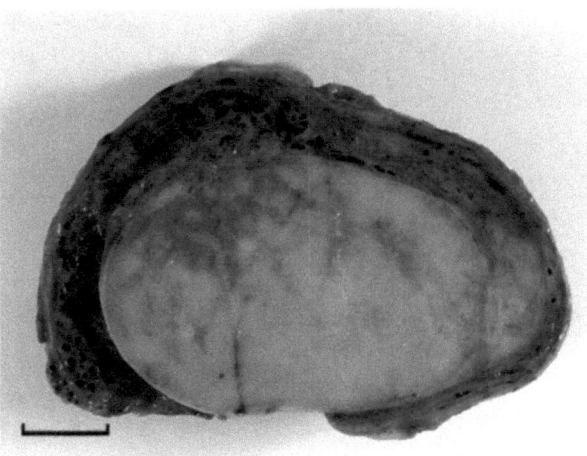

Fall 88

Verzeichnis der sonographischen Abbildungen

Die Angaben entsprechen den Seitenzahlen (die Kasuistiken des Atlas beginnen ab Seite 128).

Bildartefakte 115, 116

Epididymitis
- Abszeß 74, 155, 164
- akute 73, 134, 136, 146, 162, 164, 194, 195, 196
- chronische 75, 211
- gonorrhoica 147
- granulomatöse 170, 183
- tuberkulöse 165, 218
- mit Begleitorchitis 60, 62, 63, 122, 135, 137, 155, 157, 163, 201, 217

Epididymoorchitis (siehe Epididymitis mit Begleitorchitis)

Funikulozele 190

Gummen, testikuläre 212

Hämatozele 111, 198, 199
Hoden
- maldeszendierter 24, 129, 150, 160, 178
- Normalbefund, Erwachsener 18
- Normalbefund, Kind 20
Hodenabszeß 166
Hodenatrophie 63, 137, 154
Hodenentzündung (siehe Orchitis)
Hodennekrose 133, 137, 180
Hodenruptur 111, 198, 199
Hodentorsion 100, 101, 122, 206, 207
Hodentumor
- ausgebrannter 43, 193
- Chorionkarzinom mit anderen Gewebstypen 39, 142, 221
- Embyronales Karzinom 179
- Epidermoidzyste 46, 175, 176
- Leukämie 45, 48, 192
- Leydig-Zelltumor 143, 182
- Lymphom 159
- Seminom 10, 37, 38, 40, 42, 131, 132, 145, 148, 151, 158, 160, 161, 178, 181, 204, 209, 223
- Teratokarzinom 130, 156, 204, 205
- Teratom 40, 42, 177, 191, 214
Hodenzyste
- einfache 54, 167, 174
- tumoröse 39, 42, 142

Hydatide 107
Hydatidentorsion 107
Hydrozele
- abdomino-skrotale 84
- chronisch-entzündliche 84
- einfache 83, 138, 153, 184
- symptomatische (bei Entzündungen) 162, 163, 165, 194, 196
Hydrozelenkonkrement 85

Leistenhernie 189
Lymphosarkom, paratestikulär 219

Mediastinum testis 18, 24, 128, 195
Mikrolithiasis, testikuläre 56

Nebenhoden
- Normalbefund 19
Nebenhodenabszeß 74, 155, 164
Nebenhodenentzündung (siehe Epididymitis)
Nebenhodeninfiltration, tumoröse 40, 179
Nebenhodentumor
- Adenomatoidtumor 70, 170, 172
Nebenhodenverkalkung 169

Orchitis
- abszedierende 61, 166, 197, 201
- Begleitorchitis (siehe Epididymoorchitis)
- chronische 200, 215
- Mumpsorchitis 144

Periorchitis, chronische 203
Pyozele 88, 185

Samenstrang
- tumoröse Infiltration 179
- Lipomatose 188
Skrotalabszeß 187, 202
Skrotalhämatom 186, 213
Spermagranulom 170
Spermatozele 79, 139, 140, 152, 173
Tunica albuginea testis
- Verkalkung 149, 168
- Zyste 53

Varikozele 92, 123, 141

Quellenhinweis

Abb. 3.4, 3.5, 4.2, 4.15, 6.3, 6.5, 6.6b, 7.1, 7.2, 7.3, 7.4, 7.5, 7.6, 7.7, 7.8, Fall 17, Fall 54, Fall 63, Fall 64, Fall 65, Fall 66, Fall 80: Waldschmidt J, Hamm B, Schier F (1990) Das akute Skrotum. Hippokrates, Stuttgart

Sachverzeichnis

A
A. testicularis 6
abdomino-skrotale Hydrozele 85
abszedierende
- Epididymitis 211
- Epididymoorchitis 201
- Orchitis 61
Abszedierung
- intratestikuläre, Epididymoorchitis 197
- im Nebenhodenschwanz 155
Abszeß (siehe auch Skrotalabszeß)
- Epididymitis 72, 74
- Epididymoorchitis 166
- Hodenatrophie 62
- Skrotalabszeß 87, 89, 187
Adenomatoidtumor 45
- Nebenhoden 69, 171
akutes Skrotum (siehe Skrotum, akutes) 96
Anatomie 1
- Skrotalinhalt 4
- Skrotum 4
Anomalien, kongenitale 22
Anorchie 26
Aplasie 26
Appendix
- epididymis 2, 19
- - Hydatidentorsion 105
- testis 6, 18
ausgebrannter Hodentumor 34, 43, 193
Azoospermie 150

B
Begleitorchitis, Epididymitis 74, 163
Bioeffekte, Ultraschall 15
blue dot sign, Hydatidentorsion 106
Brunzel-Zeichen, Hodentorsion 99

C
Cavum serosum testis 19
Chorionkarzinom 221

D
Dermoidzysten 36
Descensus testis 3

Diabetes mellitus 134
Diaphanoskopie 13
Differentialdiagnose
- akutes Skrotum 97
- Hodentumoren 46
- Hydrozele 85
Dopplersonographie
- Hodentorsion 102
- Varikozele 92
Dottersacktumor 47
Duplexsonographie, farbkodierte **120**
- Hodentorsion 103
- Hydatidentorsion 108
- Varikozele 93

E
Echotextur des Hodens 17, 20, 24
- Erwachsener 17
- Hodenatrophie 65
- Hodentumoren 37
- Kinder 20, 24
- - maldeszendierter Hoden 24
- Nebenhodentumoren 70
- Orchitis 60
Ektopia testis, Maldescensus testis 22, 23
Embryonalentwicklung 1
embryonales Karzinom (siehe auch Nichtseminom) 41
Epidermoidzysten 36, 45
Epididymitis **72, 76,** 77, 121, 146
- abszedierende 72, 74, 164, 165, 211
- akute 73, 134
- - Nebenhodenkopf 136
- Begleitorchitis 74, 163
- chronische 75, 218
- - granulomatöse 183
- gonorrhoica 147
- mit Hydrozele 162, 194, 196
- Nebenhodenschwanzbetonung 195
- Prehn-Zeichen 72
- Sarkoidose 75
- Tuberkulose 75
Epididymoorchitis 131, 135, 137, 157, 217
- abszedierende 155, 166, 201
- - intratestikuläre 197

Epididymoorchitis, hämorrhagische
  Nekrosen infolge Torsion 207
Erkrankungen des Hodens 22

F
farbkodierte Duplexsonographie (siehe
  Duplexsonographie) **120**
Fehlen
– einer Hodenanlage (Aplasie) 26
– der männlichen Gonaden, vollständig
  beidseitiges (Anorchie) 26
Fibrosen der Tunica albuginea 55
Fournier-Gangrän 87, 89
Funiculus spermaticus (siehe auch Samen-
  strang) 6, 19
Funikulozele **82,** 190

G
Ger-Zeichen, Hodentorsion 99
Gerätetechnik 9
Gonadenanlage 1
granulomatöse Orchitis 59, 63
Gubernaculum testis 3, 24
Gynäkomastie 143

H
Hämatom
– abgekapseltes, Nebenhodenschwanz-
  bereich 173
– postoperatives 186
– Skrotaltrauma 110
hämatopoetisches und lymphatisches
  System, Hodentumoren 35, 44
Hämatozele
– Hodenruptur 198
– Skrotaltrauma 110, 199
Hämorrhagien als Traumafolge, Neben-
  hoden 210
Herniotomie, Nekrose nach 133
Hoden
– Echotextur (siehe auch Echotextur des
  Hodens) 17, 20, 24
– Erkrankungen 22
– Vergrößerung, asymptomatische
  (Makroorchie) 27
Hodenabszeß (siehe abszedierende und
  Abszeß)
Hodenatrophie **65,** 67, 154
– Abszeß 62
– ältere Hodennekrose 180
– Echotextur des Hodens 65
Hodeninfarkt **66,** 67
Hodenkanälchen 5
Hodenläsion, tumoröse oder granulo-
  matöse 212
Hodennekrose nach Herniotomie 133

Hodenruptur 110
– mit Hämatozele 198
Hodenschmerz, unklarer 128
Hodensepten 17
Hodentorsion **97, 103,** 146, 206
– Brunzel-Zeichen 99
– Dopplersonographie 102
– farbkodierte Duplexsonographie 103
– Formen 98
– Ger-Zeichen 99
– Häufigkeitsgipfel 97
– Perfusionsszintigraphie 102
– Sonographie 100
Hodentumor(en) **28 ff., 48,** 49, 151,
  181
– Adenokarzinom 204
– Adenomatoidtumor 45
– Ätiologie 34
– ausgebrannte 34, 43, 193
– Chorionkarzinom 221
– Dermoidzysten 36
– Differentialdiagnose 46
– Dottersachtumor 47
– Echotextur 37
– embryonales Karzinom (siehe Nicht-
  seminom) 41
– epidermale Zyste 175, 176
– Epidermoidzyste 36, 45
– Gynäkomastie 143
– Hydrocele testis 161
– mit Infiltration des Samenstrangs
  179
– mit intratestikulären Herden 158
– Keimzelltumoren 31
– klinische Stadieneinteilung 28, 30
– Leydig-Zelltumor 44, 47, 182
– lymphogen metastasierender nach Mal-
  descensus testis 178
– Maldeszensus testis 160
– malignes Teratom 177
– Metastasierung 31
– Nichtseminom 41
– Non-Hodgin-Lymphom 159
– Orchitis
– – chronisch granulomatöse 215
– – fibrosierende 200
– paratestikuläres Lymphosarkom 219
– Prognosekriterien 29
– bei retroperitonealer Metastasierung
  148
– retroperitonealer Tumor und testikuläre
  Läsion 43, 214
– sekundäre Tumoren 35, 45
– Seminom 38, 40, 41, 131, 161, 178
– Sertoli-Zelltumor 35, 48
– Sonographie 36

- Teratom (siehe auch Nichtseminom) 41, 130, 142, 156, 191, 204, 205
- tumorähnliche Veränderungen 36
- Tumoren
- – des Gonadenstromas 35
- – im Kindesalter 47
- – des lymphatischen und hämatopoetischen Systems 35, 44
- WHO-Klassifikation 33

Hodenvolumen 14
Hodenzyste **53**, 167, 174
- einfache 54, 167, 174
- epidermale 175, 176
- intratestikuläre 53
- Zyste der Tunica albuginea 53
- zystische Hodendysplasie 54

Hydatidentorsion **105**
- blue dot sign 106
- farbkodierte Duplexsonographie 108
- Formen 105
- Häufigkeitsgipfel 106

Hydrocele/Hydrozele **82, 86**
- abdomino-skrotale 85
- angeborene 82
- chronisch entzündliche 83, 84
- communicans 82
- Differentialdiagnose 85
- Epididymitis 162, 194, 196
- testis 83, 138, 140, 153, 161, 184

Hydrozelenkongrement 85
hypoplastischer Leistenhoden 150

I

Indikationen 8
- fragliche 8
Infertilität, Varikozele 90
inkarzerierte Leistenhernie **113**, 114
intratestikuläre
- Gummen 212
- Narbe 55
- Zyste 53

K

Keimzelltumoren 31
Klassifikation, WHO-, Hodentumoren 33
kongenitale Anomalien 22

L

Leistenhernie 94
- mit Darmanteil 189
- inkarzerierte **113**, 114
Leukämie, lymphatische, Hodenbeteiligung 192
Leydig-Zelltumor 44, 47, 182

Linearschallkopf mit kombinierter Wasservorlaufstrecke 10
Lipomatose, Samenstrang 81, 188
lymphatische Leukämie, Hodenbeteiligung 192
lymphatisches und hämatopoetisches System, Hodentumoren 35, 44
lymphogene Metastasierung 32
Lymphosarkom, paratestikuläres 219

M

Makroorchie 27
Maldescensus testis **22, 26,** 129, 160
- Ektopia testis 22, 23, 26
- lymphogen metastasierender Hodentumor 178
- Retentio testis 22, 23, 26
Mediastinum testis 5, 18, 128
Metastasierung 31
- lymphogene 32
Mumpsorchitis 58, 60, 144, 148

N

Narbe, intratestikuläre 55
Nebenhoden
- Erkrankungen **68**
- Granulom 71
- Hämorrhagien als Traumafolge 210
- Kanälchen 5
- Kopf 17, 19
- – Epididymitis, akute 136
- – Spermatozele 139, 140
- Schwanz, Entzündung entlang des Ductus deferens 147
- Spermagranulom 72, 76, 171
- Tumoren **68, 71**
- – Adenomatoidtumor 69, 171, 172
- – Echotextur 70
- – Nebenhodengranulom 71
- – Rhabdomyosarkom 69
- Verkalkung, posttraumatische 169
Neoplasie, testikuläre intraepitheliale (TIN) 34
Nichtseminome 41
Non-Hodgkin-Lymphom 159

O

Orchitis **58, 64,** 121, 131, 144
- abszedierende 61
- Begleitorchitis 58, 60
- chronische 59
- Echotextur 60
- fibrosierende, Hodentumoren 200
- granulomatöse 59, 63
- Mumpsorchitis 58, 60
- Periorchitis 87, 89

Orchitis, Purpura Schönlein-Henoch 59
– Sonomorphologie 60
– unspezifische 58

P

paratestikuläres Gewebe (ohne Nebenhoden)
– Entzündungen 86, 89
– Erkrankungen 80
– Tumoren 80
Perfusionsszintigraphie, Hodentorsion 102
Periorchitis 87, 89, **90**
– mit Verkalkungen 203
Polyorchie 27
Prehn-Zeichen, Epididymitis 72
Purpura Schönlein-Henoch, Orchitis 59
Pyozele **86, 88, 89,** 185

R

Raumforderung, testikuläre 10
Rete testis 5
Retentio testis, Maldescensus testis 22, 23
Rhabdomyosarkom
– Nebenhoden 69
– Samenstrang 47, 81
Risiken, Ultraschall 15

S

Samenstrang (siehe auch Funiculus spermaticus) 6
– Erkrankungen 80
– Lipomatose 188
– Tumoren 47, 80, 179
– – Lipomatose 81
– – Rhabdomyosarkom 47, 81
Sarkoidose, Epididymitis 75
Schmerzen, unklare 128
Seminome 41
Sertoli-Zelltumor 35, 48
Skrotalabszeß 87, 89, **90,** 202
Skrotalsonographie, Zuverlässigkeit 117
Skrotaltrauma **107,** 112
– Hämatom 110
– Hämatozele 110, 199
– Hodenruptur 110, 198
– intraskrotales Hämatom 132
– Penisverletzung 111
Skrotum, akutes 96
– Differentialdiagnose 97
Sonoanatomie, normal 17
Sonographie (siehe auch Ultraschall)
– Hodentorsion 100
– Hodentumoren 32
– Normalbefund 20
– Varikozele 91
– Zuverlässigkeit 117

Spermagranulom, Nebenhoden 72, 76, 171
Spermatozele **78,** 79
– Nebenhodenkopf 139, 140, 148, 152
Szintigraphie, Perfusionsszintigraphie, Hodentorsion 102

T

Teratom (Teratokarzinom, siehe auch Nichtseminom) 41, 130, 156
– 130, 156, 191, 204, 205
– malignes 177
testikuläre
– Duplikation (Polyorchie) 27
– Echogenität 21
– Raumforderung 10
– Strukturstörungen Sonderformen **53**–**57**
Testikularisphlebographie, Varikozele 91
Thermographie, Varikozele 91
TIN (testikuläre intraepitheliale Neoplasie) 34
Torsion 122
Trauma, Skrotum (siehe Skrotaltrauma) **109**
Tuberkulose, Epididymitis 75
Tubuli seminiferi 4
tumorähnliche Veränderungen 36
Tumoren (siehe auch Hodentumoren) **28 ff.**
– des Gonadenstromas 35
– im Kindesalter 47
– des lymphatischen und hämatopoetischen Systems 35, 44
– der Nebenhoden **68**
– des paratestikulären Gewebes 80
– des Samenstrangs (siehe Samenstrangtumoren) 47, 80
Tunica albuginea 4, 17
– Fibrosen 55
– Hodenzyste 53
– Verkalkung 55, 149, 168

U

Ultraschall (siehe auch Sonographie)
– Bildartefakte 115
– Bioeffekte 15
– Risiken 15
Untersuchung 11
– sonographische 13
Urniere 2

V

Varicocele/Varikozele **90, 93,** 122
– Dopplersonographie 92
– farbkodierte Duplexsonographie 93
– Infertilität 90
– Sonographie 91

– subklinische 91
– Tetikularisphlebographie 91
– Thermographie 91
Volumetrie des Hodens 14

W

Wasservorlaufstrecke 9
– kombinierte, Linearschallkopf 10
WHO-Klassifikation, Hodentumoren 33
Wolff-Gang 2

Z

Zuverlässigkeit der Skrotalsonographie 117
Zyste(n) (siehe auch Hodenzysten) **53**
– der Tunica albuginea 53
zystische Hodendysplasie 54

P. Rathert, St. Roth, Düren

Urinzytologie

Praxis und Atlas

Mit Beiträgen von A. Böcking, R. Friedrichs, F. Hofstädter, J.-D. Hoppe, C. Hunold, S. Peter, P. Röttger, H. Rübben, B. J. Schmitz-Dräger

2., völlig neu bearb. u. erw. Aufl. 1991. XI, 208 S. 187 Abb. 9 Tab. Geb. DM 248,– ISBN 3-540-52740-0

Das Buch vermittelt sowohl dem praktisch tätigen Urologen als auch dem wissenschaftlich arbeitenden Zytopathologen den aktuellen Wissensstand und die in Praxis, Klinik bzw. Forschungslabor möglichen Techniken in neuer didaktischer Aufbereitung. Damit ist das Buch die Grundlage urinzytologischer Arbeiten in Praxis, Klinik und Forschung.

Erstmalig wurde ein gemeinsames Konzept von Pathologen, Zytopathologen und Urologen zur Indikationsstellung, der histologischen Grundlagen und der derzeitigen technischen Möglichkeiten der Urinzytologie verwirklicht.

Der Schwerpunkt liegt auf der Vermittlung anwendbarer Techniken in der Urinzytologie im Hinblick auf die Zellanreicherung, Färbung und Mikroskopie. Für die neuen Techniken wird das Indikationsspektrum dargelegt und ihre Relevanz für schwierige urinzytologische Detailfragen erläutert. Der Atlasteil gibt Beispiele zur Urinzytologie, setzt sie in Vergleich mit Normalbefunden, erläutert die differentialdiagnostischen Schwierigkeiten und vermittelt Lösungswege.

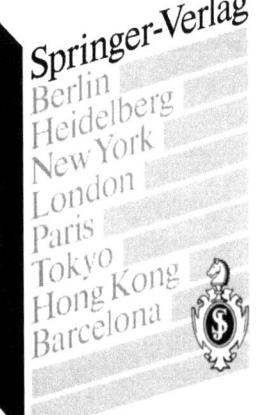

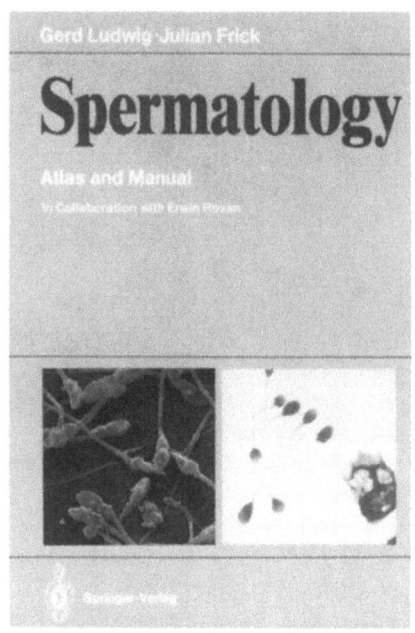

G. Ludwig, Frankfurt;
J. Frick, Salzburg

Spermatology
Atlas und Manual

In collaboration with E. Rovan

With a contribution by W.-H. Weiske and F. Maleika

Translated from the German by P. J. Gibson

1990. X, 162 pp. 101 figs., mostly in color, in 215 sep. illus. 15 tabs. Hardcover DM 160,–
ISBN 3-540-19226-3

The leading procedure now in use to determine male infertility, the spermiogram, is fully presented in this very practical manual. Step-by-step instructions for the preparation and evaluation of spermiograms are given. The numerous accompanying illustrations, mostly in color, enable accurate morphological recognition and assessment of normal and pathological spermatozoal forms as well as other cellular elements.

Video

G. Ludwig, J. Frick, E. Rovan

Das Spermiogramm

VHS Nr. 92607-0 in Vorbereitung

Preisänderungen vorbehalten.

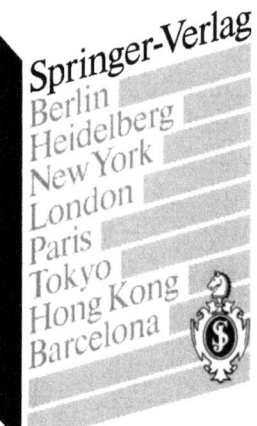

Springer-Verlag
Berlin
Heidelberg
New York
London
Paris
Tokyo
Hong Kong
Barcelona

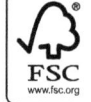

If you have any concerns about our products,
you can contact us on
ProductSafety@springernature.com

In case Publisher is established outside the EU,
the EU authorized representative is:
**Springer Nature Customer Service Center GmbH
Europaplatz 3, 69115 Heidelberg, Germany**

Printed by Libri Plureos GmbH
in Hamburg, Germany